Carpe diem

Roman Krznaric

Carpe diem

Resgatando a arte de aproveitar a vida

Tradução:
Maria Luiza X. de A. Borges

ZAHAR

Título original:
Carpe Diem Regained
(*The Vanishing Art of Seizing the Day*)

Tradução autorizada da primeira edição inglesa,
publicada em 2017 por Unbound,
de Londres, Inglaterra

Jorge Zahar Editor Ltda.
rua Marquês de S. Vicente 99 – 1º | 22451-041 Rio de Janeiro, RJ
tel (21) 2529-4750 | fax (21) 2529-4787
editora@zahar.com.br | www.zahar.com.br

Grafia atualizada respeitando o novo
Acordo Ortográfico da Língua Portuguesa

Preparação: Angela Ramalho Vianna
Revisão: Eduardo Monteiro, Carolina Sampaio
Indexação: Gabriella Russano | Capa: Tereza Bettinardi

CIP-Brasil. Catalogação na publicação
Sindicato Nacional dos Editores de Livros, RJ

Krznaric, Roman
K96c Carpe diem: resgatando a arte de aproveitar a vida/Roman Krznaric; tradução Maria Luiza X. de A. Borges. – 1.ed. – Rio de Janeiro: Zahar, 2018.
il.

Tradução de: Carpe Diem regained: the vanishing art of seizing the day
Inclui bibliografia e índice
ISBN 978-85-378-1802-2

1. Comportamento humano – Psicologia. 2. Autorrealização (Psicologia). 3. Motivação (Psicologia). I. Borges, Maria Luiza X. de A. II. Título.

CDD: 153.8
18-51232 CDU: 159.947.3

Meri Gleice Rodrigues de Souza – Bibliotecária – CRB-7/6439

"Resta somente um dia, para sempre recomeçando: ele nos é dado ao alvorecer e retirado ao cair da noite."

JEAN-PAUL SARTRE

Sumário

1. Carpe diem de Horácio a #yolo

NUMA MANHÃ DE VERÃO de 2014, Bernard Jordan, de 89 anos, decidiu fugir. O ex-oficial da Marinha Britânica estava decidido a ir para a Normandia celebrar o septuagésimo aniversário dos desembarques do Dia D com outros veteranos da Segunda Guerra Mundial. Mas havia um problema: estava preso numa casa de repouso na cidade litorânea inglesa de Hove, sem permissão para viajar. Que podia fazer? Bernard engendrou um plano astucioso. Acordou cedo e vestiu seu melhor terno, não se esquecendo de alfinetar as medalhas ganhas na guerra, depois vestiu uma capa de chuva cinza e saiu sorrateiramente da casa. Agora livre, seguiu cambaleando até a estação ferroviária, a cerca de 1,5 quilômetro de distância, e tomou o primeiro trem para Portsmouth. Uma vez lá, comprou uma passagem na barca para a França e, a bordo, juntou-se a um grupo de veteranos de guerra que o tomaram sob sua asa pelo resto da viagem.

Assim que os funcionários se deram conta de que ele tinha desaparecido, uma frenética busca policial teve início nas ruas de Hove e nos hospitais locais. Mas naquela altura era tarde demais. Bernard já estava do outro lado do canal da Mancha, cercado por bandas marciais e jovens dançarinas. "Amei cada minuto daquilo e faria tudo de novo amanhã – foi uma experiência tão emocionante", disse ele na volta. "Suponho que terei problemas com a casa de repouso, mas valeu a pena. Foi uma travessura, mas eu tinha de ir."[1]

A história da grande fuga de Bernard fez o maior sucesso na mídia britânica, tirando das primeiras páginas os sóbrios discursos de comemoração dos líderes mundiais e membros da família real. A companhia das barcas chegou a lhe oferecer passagens gratuitas para as praias da Normandia pelo resto de sua vida. Mas Bernard nunca pôde aceitar o oferecimento: seis meses depois ele morreu.

Por que a aventura de Bernard atraiu tanta atenção pública? Não foi apenas nostalgia do espírito do tempo de guerra nem sua idade venerável. As pessoas também admiraram sua coragem de aproveitar uma janela de oportunidade que poderia nunca mais se abrir. A chance estava lá, ele a agarrou. Como uma pessoa comentou num fórum on-line logo após sua morte: "RIP, sinto-me duplamente feliz por ele ter fugido e conseguido ir ao aniversário... *Carpe diem.*"[2]

Carpe diem – aproveite o dia – é um dos lemas mais antigos na história ocidental. Pronunciado pela primeira vez pelo poeta romano Horácio há mais de 2 mil anos, ele conserva uma extraordinária ressonância na cultura popular. A banda de heavy metal Metallica sacudiu plateias no mundo todo com sua canção "Carpe diem, baby", enquanto a atriz Judi Dench mandou tatuar "CARPE DIEM" no pulso por ocasião de seu 81º aniversário. Peça a alguém que explicite sua filosofia de vida, e haverá uma boa chance de você ouvir algo como "Aproveite o dia" ou "Viva como se não houvesse amanhã" – mesmo que a pessoa pareça estar aprisionada pela rotina ou paralisada pela procrastinação. Essa é uma mensagem presente em filmes de Hollywood como *Sociedade dos Poetas Mortos*, em uma das campanhas publicitárias mais bem-sucedidas do século passado ("Just do it"), e na hashtag das redes sociais #yolo (de "you only live once"). Quase todas as línguas têm uma expressão equivalente para a frase latina original. Em japonês é 今を楽しめ ("desfrute agora"), ao passo que as sensatas avós eslovacas aconselham os jovens a *ži naplno* ("viver plenamente"). *Carpe diem* foi um chamado às armas para todos, do sábio judeu Hillel o Velho, que no século I a.C. perguntava "Se não agora, quando?", ao sábio rastafári Bob Marley, que cantava "Wake up and live!". Se Horácio fosse transportado para o presente, provavelmente ficaria surpreso ao descobrir que há uma fervilhante boate na Croácia chamada Carpe Diem, e dúzias de empresas de moda com coleções de roupas *carpe diem* – inclusive uma camiseta que ordena a todos nós: CARPE THAT F*CKING DIEM.

É extraordinário que essa expressão de uma língua morta há muito tempo gere mais de 25 milhões de resultados numa busca on-line. Mas igualmente impressionante é o fato de que, embora a maioria das pessoas consiga explicar o que *carpe diem* significa para elas, a resposta varie enormemente de uma pessoa para outra. Para algumas, a expressão tem a ver com a atitude de Bernard Jordan de agarrar uma oportunidade única na vida. Outras, contudo, a associam a farras hedonísticas desenfreadas, ou a imergir calmamente no momento presente. Essa diversidade de respostas se reflete nas diversas traduções de *carpe diem* que abundam: embora usualmente traduzida como aproveite o dia, é traduzida por vezes como desfrute, agarre ou goze o dia. Podemos usar casualmente a expressão *carpe diem* ao conversar com um amigo, mas até que ponto temos consciência das muitas personalidades ocultas sob a superfície?

Este livro é minha tentativa de desemaranhar a maneira como pensamos sobre o *carpe diem* – explorar seus vários significados e mensagens, seus perigos e contradições, seu papel tanto na vida pessoal quanto na mudança social. Pode parecer estranho falar sobre *carpe diem* como se a expressão fosse um substantivo abstrato como "amor" ou "verdade", mas eu a considero um ideal filosófico que encarna uma visão de como viver, similar a conceitos como felicidade ou liberdade, e por isso escrevo sobre ela de maneira comparável. Quero compreender o que realmente a motiva e o que pode fazer dela um ideal tão difícil de seguir. Terá o *carpe diem* a ver, em última análise, com o medo da morte: um remédio para aquela percepção instintiva – mas com frequência fugaz – que tantos de nós temos de que a vida é curta e nosso tempo está se esgotando? Ou tem a ver igualmente com a expressão de nosso desejo de liberdade e de sermos os autores de nossa própria vida?

Minha abordagem é necessariamente eclética, incluindo tudo, da tradição medieval do carnaval à neuropsicologia do risco, da história do vício em ópio ao pensamento existencialista. Vou investigar a vida de grandes praticantes do "aproveite o dia", inclusive dançarinas de boate, fotógrafos de guerra e revolucionários comprometidos. Embora vá usar principalmente exemplos do mundo ocidental, esta é uma jornada que nos levará das ruas da antiga Kyoto às ruas do Rio de Janeiro contemporâneo. Ao que eu saiba, esta é a primeira biografia cultural e filosófica do *carpe diem* – o que é assombroso, dada sua onipresença na vida cotidiana.

Enquanto escrevia este livro, fiz duas descobertas. Primeiro, que o *carpe diem* foi sequestrado, e em consequência seu potencial de transformar nossas vidas está nos escapando. Segundo, que a humanidade encontrou, ao longo dos séculos, cinco maneiras diferentes de aproveitar o dia – e se quisermos resgatar o *carpe diem* da mão dos sequestradores, precisamos revivê-las. Minha esperança é nos despertar para a promessa da máxima de Horácio. O prêmio que ela oferece é grande: nada menos que a dádiva da vitalidade radical ou, para tomar uma frase emprestada de Henry David Thoreau, a possibilidade de "viver profundamente e sugar toda a essência da vida".[3] Se, no entanto, deixarmos de acatar o seu chamado, podemos acabar chegando aos nossos últimos dias e voltando os olhos para a vida com arrependimento, vendo-a como uma série de caminhos não tomados. Chegou a hora de reconquistar o *carpe diem*.

A arte de aproveitar o dia está desaparecendo

O sequestro do *carpe diem* é o crime existencial do século – e um crime que mal percebemos. Talvez pareça estranho afirmar que uma frase de um poeta romano morto foi "sequestrada", mas as evidências são convincentes. Quem, ou o quê, são os sequestradores em questão? Primeiro, o espírito de "aproveite o dia" foi sub-repticiamente sequestrado pela cultura de consumo, que o remodelou como as farras de compras da Black Friday e o sucesso instantâneo da compra on-line com um clique: em essência, "Just do it" passou a significar "Just buy it" ("Simplesmente compre"). Ao lado disso há o crescente culto da eficiência e da administração do tempo que nos impeliu para a existência hiperprogramada, transformando a espontaneidade do "Just do it" numa cultura de "Just plan it" ("Simplesmente planeje"). Um terceiro sequestrador é o entretenimento digital de 24 horas por dia, sete dias por semana, que está substituindo experiências de vida vibrantes por prazeres baseados numa tela e contribuindo para uma nova era de distração. Em vez de "Just do it", cada vez mais "Just watch it" ("Simplesmente assista"). Finalmente – e embora isso possa parecer ilógico –, o *carpe diem* foi sequestrado pelo florescente movimento da atenção plena. Embora a prática da atenção plena tenha muitos benefícios comprovados, da redução do estresse à ajuda na depressão, uma de suas consequências não intencionais foi encorajar a ideia de que aproveitar o dia tem a ver fundamentalmente com viver no aqui e agora. "Just do it" transformou-se em "Just breathe" ("Simplesmente respire").

Confrontada com esses quatro sequestradores, a arte de aproveitar o dia está desaparecendo diante de nossos olhos, e precisamos urgentemente fazer alguma coisa em relação a isso, do contrário corremos o risco de perder contato com a sabedoria *carpe diem* da humanidade que se acumulou durante os últimos dois milênios. Pretendo analisar em detalhe como esse sequestro cultural ocorreu e qual pode ser a melhor reação a isso.

E quanto à minha segunda descoberta? Curioso por descobrir mais sobre os diferentes significados que as pessoas dão a *carpe diem*, decidi investigar mais profundamente e iniciar um estudo da maneira como frases como "*carpe diem*", "aproveite o dia" e "aproveite o momento" foram usadas nas artes, ciências, literatura, cultura popular e mídia. Isso envolveu a análise de centenas de fontes originais que remontam até o século XVI, com a ajuda de uma equipe de pesquisa de primeira ordem e alguns grandes bancos de dados na Biblioteca Bodleiana da Universidade de Oxford.[4] Um padrão fascinante logo começou a emergir, revelando cinco interpretações essenciais do *carpe diem* através dos séculos; um conjunto de maneiras que a humanidade desenvolveu para aproveitar o dia.

Chamo de *oportunidade* a mais popular dessas interpretações, que diz respeito a agarrar janelas de circunstâncias favoráveis que talvez nunca voltem a se abrir, quer se trate de um ano sabático ou da chance de salvar uma relação que desmorona. Uma segunda estratégia é o *hedonismo*, na qual aproveitamos o dia por meio de prazeres sensoriais, do amor livre à exploração gastronômica. Outra é a *presença*, que inclui entrar de maneira consciente no momento presente por meio de métodos como meditação, mas também se estende a atividades mais vigorosas, como a intensa energia de esportes radicais ou do arrebatamento na dança. A quarta é a *espontaneidade*, que envolve jogar planos e rotinas para o alto e nos tornarmos mais experimentais na maneira de viver. Por fim, há a abordagem mais frequentemente esquecida: a *política*. Este é o âmbito do *carpe diem* coletivo, como tomar as ruas para derrubar um ditador ou organizar um movimento social para enfrentar a mudança climática.

Esses cinco caminhos não podem ser encontrados nitidamente expostos em nenhuma tradição espiritual ou doutrina filosófica, e em geral estamos inconscientes deles. Embora às vezes se superponham, representam uma clara variedade de tendências culturais, cada qual uma estratégia que seres humanos inventaram para se inocular contra a realidade da morte e tirar o máximo proveito de seu breve momento de existência terrena. E por que eles são importantes? Porque são essas ricas abordagens que foram sequestradas. O desafio é recuperar nossa herança cultural revivendo esse quinteto de maneiras de aproveitar o dia e valendo-nos de suas revelações para a arte de viver.

Este é um importante momento histórico para fazer isso. Apesar de viver vidas mais longas e materialmente mais prósperas que em quase qualquer momento do passado, e de gozar os benefícios de úteis iEngenhocas, voos baratos e café gourmet perfeitamente preparado, as sociedades ocidentais parecem estar deixando de proporcionar bem-estar pessoal. Há uma epidemia de doenças mentais – especialmente ansiedade e depressão – e números recorde de insatisfação no emprego. Na maioria dos países os níveis de "satisfação com a vida" permaneceram estagnados mesmo enquanto as rendas sobem. A chegada de eficientes serviços de encontros on-line foi acompanhada por índices de divórcio de cerca de 40%.[5] Uma parte cada vez maior de nosso tempo é ocupada em administrar um dilúvio de e-mails, mensagens de texto e tuítes que nos mantêm checando nossos celulares em média 110 vezes por dia, e que nos deixam num estado de contínua atenção parcial.[6] Tudo isso é agravado por uma sensação de que a sociedade está falhando num nível mais amplo, o que é visível na crescente desigualdade, na ascensão do extremismo, em políticos corruptos e ineficientes e no colapso ecológico iminente.

Não é surpresa, portanto, que a indústria da autoajuda esteja com saúde tão excelente, e agora avaliada em mais de 10 bilhões de dólares por ano somente nos Estados Unidos: está em curso a busca por novos caminhos para uma vida mais satisfatória e significativa.[7] Os gurus da felicidade estão por aí em grande número, propondo alternativas para o modelo cada vez mais obsoleto de cultura de consumo, que trouxe conforto e prazer para alguns, mas deixou tantos outros se perguntando se realmente valia a pena trabalhar tanto ou incorrer em tantas dívidas para saborear seus deleites. Poderíamos nos voltar para a psicologia positiva ou *life coaching* ("treinamento de vida"), ou talvez medicina holística, ou simplicidade voluntária. Poderíamos ingressar numa terapia de grupo, tentar um curso de administração do estresse ou encontrar consolo nesse antigo método conhecido como religião. Mas em meio a todas essas opções há uma que parece ter sido em grande parte ignorada: o *carpe diem*. Se conseguirmos resgatá-la dos sequestradores, talvez passemos a vê-la como uma maneira de elucidar o confuso conjunto de possibilidades concentrando nossa atenção não tanto *naquilo* que escolhemos, mas *no fato* de escolhermos.

Deveríamos estar esperançosos em relação ao poder do *carpe diem*, sem contudo nos tornarmos fanáticos ideológicos que acreditam que perseguir qualquer uma de suas cinco formas irá, miraculosa e automaticamente, promover nosso bem-estar. É importante encontrar o equilíbrio certo entre elas e reconhecer quando *não* as cultivar. Aproveitar o dia pode, por vezes, ser imprudente, perigoso ou até imoral. Talvez seja temerário deixar um emprego seguro para abrir o café dos seus sonhos se você tiver uma grande hipoteca a pagar. O hedonismo pode facilmente se transformar em excesso, evidente em toda parte, desde a gula em meio aos romanos antigos à moda das bebedeiras on-line do Neknomination,* em que a glória decorre de

* Neknomination: jogo on-line em que uma pessoa desafia outra a beber; pode envolver locais inusitados, combinações de bebidas fortes ou qualquer outra coisa. Há registros de mortes em consequência do jogo. (N.T.)

ser filmado ingerindo litros de bebida alcoólica.[8] Pense em quantos casos amorosos do tipo *carpe diem* levaram a casamentos desfeitos e famílias divididas. E que dizer dos banqueiros que aproveitaram oportunidades de especulação que lhes permitiram ganhar rios de dinheiro ao mesmo tempo que desencadeavam a crise financeira global de 2008?

Aproveitar o dia pode também se tornar uma ocupação da elite, acessível aos poucos privilegiados que têm recursos econômicos para tomar decisões arriscadas e fazer escolhas ousadas. Quando meu pai era um imigrante refugiado que foi da Polônia para a Austrália após a Segunda Guerra Mundial, lutando para sobreviver, uma existência *carpe diem* era um luxo fora de seu alcance: era a segurança e a estabilidade que importavam para ele. Vemos também certas diferenças entre culturas. Décadas de levantamento de dados revelam, por exemplo, que suecos, neozelandeses e mexicanos atribuem mais valor à autonomia pessoal, a ter oportunidade para se autoexpressar e fazer escolhas em suas vidas que os búlgaros, chineses e marroquinos, que dão preferência à segurança econômica e física. Essas diferenças se devem a muitos fatores, como pobreza e níveis de desigualdade, religião e ideologias políticas.[9]

E encaremos isso: aproveitar o dia pode ser simplesmente avassalador ou exaustivo demais para nos prender o tempo todo. Todos nós precisamos de distrações – até porcarias na TV – para nos ajudar a relaxar depois de um dia frustrante no trabalho ou para manter nossas mentes longe de preocupações nos relacionamentos. A procrastinação tem suas virtudes também, protegendo-nos de decisões imprudentes e impulsivas que talvez causem grandes estragos. A paixão e a intensidade do "aproveite o dia" podem precisar ser temperadas com uma abordagem da vida mais tranquila, menos ardorosa. Como T.S. Eliot escreveu em *Four Quartets*: "A humanidade não pode suportar muita realidade."

No entanto, foi um anseio por me envolver com a realidade que provocou originalmente meu desejo de escrever este livro. Tudo começou após uma epifania na escada. Eu estava subindo para meu escritório no sótão com uma biografia do escritor de viagens Patrick Leigh Fermor, ansioso para mergulhar em sua vida animada e audaciosa, que incluiu caminhar pela Europa de Hoek van Holland a Istambul no início dos anos 1930. Desde o momento em que partiu, levando um exemplar das *Odes* de Horácio no bolso, ele sentiu uma inebriante sensação de liberdade. "Vivendo numa efervescente fermentação de entusiasmo", escreveu ele, "eu me ressentia de cada segundo de sono."[10] Eu também queria sentir o gosto dessa exuberante liberdade em minha boca. A meio caminho da subida fui imobilizado por uma cascata de perguntas que inundaram minha cabeça de maneira inesperada. Por que eu estava tão ávido para *ler* sobre sua vida apaixonada, *carpe diem*, em vez de *viver* por mim mesmo uma vida assim? Estava minha própriavida cheia demais de experiências vicárias, de segunda mão? Se aproveitar o dia é tão bom para nós, por que não o fazemos mais? De fato, o que significa isso? Evidentemente não me escapou a ironia de que optei por responder a essas perguntas sobre *carpe diem* – um tema que, mais do que a maioria, deveria nos inspirar a agir – sentando em meu escritório e escrevendo um livro sobre o tema.

Houve outro motivo subjacente. Como a maior parte das pessoas, à medida que fico mais velho não posso evitar ouvir o tique-taque do relógio. Minha mente está sempre retornando a uma única e dura pergunta: como posso tirar o maior proveito do tempo que me resta? Não tenho nenhum desejo de viver à sombra do arrependimento, como o Ivan Ilitch de Tolstói, que se deu conta, em seu leito de morte, de que havia desperdiçado sua vida em vão, em buscas fracassadas e superficiais. Nossas vidas são como aquela do pardal sobre o qual o Venerável Beda escreveu no século VIII, que voa momentaneamente pelo salão de um grande rei numa noite tempestuosa:

> O pardal, eu digo, entrando a voar por uma porta, e saindo imediatamente por outra, enquanto está dentro, está a salvo da gélida tempestade; mas após um curto espaço de bom tempo ele logo desaparece de tua vista, no escuro inverno de que emergira. Assim esta vida humana aparece por um curto espaço, mas do que se passou antes, ou do que deve se seguir, somos completamente ignorantes.[11]

Somos todos pardais voando para o calor e a luz por um instante, depois desaparecendo na escuridão. Na narrativa de Beda, um missionário conclui que deveríamos por isso acreditar em Deus, para afugentar a incerteza. Minha própria conclusão é que deveríamos aproveitar o dia, abrindo nossas asas, em pleno voo, nos fugazes momentos de que dispomos.

Não acredito que haja nenhum significado supremo da vida, quer nas Escrituras, quer nas estrelas, quer em nosso DNA. Se é sentido que buscamos, podemos – e devemos – criá-lo para nós mesmos. Como o psiquiatra R.D. Laing observou: "Se não há nenhum sentido, nenhum valor, nenhuma fonte de sustentação ou ajuda, então o homem, como criador, deve inventar, fazer aparecer sentidos e valores, sustentação e socorro a partir do nada."[12] Maneiras de fazer isso emergiram em todas as sociedades humanas, variando de apoiar uma causa e seguir uma religião a nos concentrarmos em relações de família e nos esforçarmos para usar nossos dons.

Mas há outra abordagem cujas possibilidades continuam inexploradas, e cujo potencial está desaparecendo depressa: *carpe diem*. Quando fazemos a escolha consciente de aproveitar o dia, mesmo quando nossas opções são limitadas pela circunstância, estamos nos comprometendo a sermos seres ativos, e não passivos, a seguir nosso próprio caminho, em vez daquele determinado para nós, a viver o momento, em lugar de esperar pelo próximo. E com esse ato de decisão ganhamos um sentido de propósito ao nos tornarmos os autores de nossa própria vida. Escolho, logo existo.

O nascimento do carpe diem

As páginas que se seguem vão revelar o mundo do *carpe diem* em todos os seus aspectos. Investigaremos suas várias formas e as barreiras psicológicas para praticá-las. Ficaremos face a face com seus sequestradores, localizaremos seus pontos fracos éticos e perguntaremos se ele pode ser ampliado para se tornar uma força de mudança social e política. Mas há algo que devemos fazer primeiro, a fim de fornecer um fundamento para tudo o que vem a seguir: devemos descobrir sua história pregressa. Onde e quando a ideia nasceu e como desenvolveu suas muitas personalidades? A história do *carpe diem* começa de maneira muito simples: com um poema.

Seu autor foi Quintus Horatius Flaccus – mais conhecido hoje como Horácio –, importante poeta lírico que viveu durante o reinado do imperador romano Augusto e que o escreveu quando vivia confortavelmente em sua amada granja nas colinas Sabinas, perto de Roma, por volta de 23 a.C. O poema, Ode XI, de seu primeiro livro de odes, tem apenas oito linhas, contudo nele está a origem de toda a indústria cultural do *carpe diem*. Desde o Renascimento até o século XX, ser capaz de citar mesmo alguns versos desse poema era considerado um sinal de boa educação para um cavalheiro europeu em formação.[13] Outros escritores, tanto antes quanto depois de Horácio – como o antigo filósofo grego Epicuro –, tentaram expressar o sentimento de aproveitar o dia, mas foi a frase de Horácio, "*carpe diem*", no verso final do poema, que arrebatou a imaginação ocidental.

Recitar versos latinos não está muito em moda agora, mas a Ode XI ainda é objeto de discussão acalorada entre professores de literatura, gerando mais do que sua justa parte de críticas inteligentes e comentários mordazes em revistas acadêmicas eruditas. Parte do debate gira em torno de questões que só empolgariam classicistas devotados e só por eles seriam compreendidas, como o uso por Horácio do metro asclepiadeu maior, o posicionamento de unidades coriâmbicas e sua introdução radical do subjuntivo perfeito. Mas para o resto de nós a discussão realmente crucial tem a ver com a interpretação do que o famoso lírico romano quis dizer com *carpe diem*. Para desemaranhar o significado, vale a pena examinar o poema como um todo. Nesta tradução moderna, que usa "colher", em vez de "aproveitar" o dia, Horácio começa dirigindo-se a Leucônoe, uma jovem – possivelmente uma criada:

> Não indagues, Leucônoe – não desejam os deuses que o saibamos –,
> que fim eles destinaram a mim ou a ti, e não te envolvas com
> horóscopos babilônios. Melhor aceitar o que vier,
> quer Júpiter nos dê outros invernos ou quer este seja o nosso último
> agora esgotando o mar Tirreno contra os rochedos

que se lhe opõem. Sê sábia, coa o vinho e encerra em breve espaço
longa esperança. Enquanto falamos, o tempo cobiçoso
passa voando. Colhe o dia, e deixa o menos possível para amanhã.[14]

Se você gosta de impressionar seus amigos, decore as duas últimas frases no original: *Dum loquimur, fugerit invida aetas: carpe diem, quam minimum credula postero.*

Tenho de admitir que fiquei um pouco desapontado quando li a Ode XI pela primeira vez. Ela não parecia possuir a inspiradora qualidade efervescente que eu associava a aproveitar o dia. Ainda assim, dado seu status icônico na cultura ocidental por tantos séculos, certamente merece nossa atenção. Dessa forma, o que Horácio estaria nos dizendo?

A maneira mais comum de ler esse poema hoje é como um apelo apaixonado a agarrar as oportunidades fugazes que a vida oferece. O tempo voa, portanto não espere que a vida aconteça para você, comece a vivê-la agora. Corra alguns riscos e faça coisas que nunca fez antes, porque você só vive uma vez. "Deixa o menos possível para amanhã", aconselha Horácio: não adie, simplesmente faça. Fontes que vão de jornais a romances, memórias e letras de música revelam que essa foi a interpretação mais difundida de *carpe diem*, ou "aproveite o dia", pelo menos durante os últimos duzentos anos. Se você esquadrinhar exemplares do *Times* remontando ao século XIX, descobrirá que três quartos das referências a essas frases dizem respeito à ideia de tirar proveito de janelas de oportunidade.[15]

Sem dúvida é assim que *carpe diem* é compreendido no filme que fez mais que qualquer outro para popularizá-lo como filosofia de vida: *Sociedade dos Poetas Mortos*. O falecido Robin Williams, representando o professor de inglês inconformista John Keating num internato de elite da Nova Inglaterra nos anos 1950, explica o significado para seus jovens pupilos numa aula de poesia. "Somos comida para minhocas, rapazes", ele diz. "Porque, acreditem ou não, todos e cada um de nós nesta sala vamos parar de respirar, ficar frios e morrer." Ele os leva para ver fotos desbotadas de ex-alunos:

> Terão eles esperado até que fosse tarde demais para fazer da própria vida pelo menos um átimo do que eram capazes? Porque, como veem, cavalheiros, esses rapazes estão agora fertilizando narcisos. Mas se vocês escutarem bem de perto poderão ouvi-los sussurrar seu legado para vocês... *Carpe diem*. Aproveitem o dia, meninos, tornem suas vidas extraordinárias.[16]

Um grupo de estudantes toma então o *carpe diem* como seu credo. Ele os impele a escapulir da escola no meio da noite para declamar poesia numa caverna nas profundezas da mata e incentiva um deles a convidar uma menina para sair. Mas o tom feliz e um tanto meloso do filme é perturbado quando um personagem, Neil, curte a vida participando de uma peça escolar, em desafio aos desejos de seu pai autoritário. Após sua noite como Puck em *Sonho de uma noite de verão*, o sonho chega ao fim. O pai de Neil anuncia que vai enviá-lo para uma academia militar e que ele nunca mais atuará. Nessa noite, Neil se mata. *Carpe diem* levou à tragédia.

Uma concepção muito diferente da Ode XI consiste em enfatizar sua mensagem sensual, hedonística. Deveríamos tomar o imperativo *carpe* como "goza" o dia. Claramente Horácio nos insta a nos embriagarmos alegremente ("coa o vinho", por vezes traduzido como "serve o vinho"), fazer amor e gozar os bons momentos antes de nosso fim inevitável.[17] Essa perspectiva tornou-se particularmente dominante no século XVII, quando o "poema *carpe diem*" emergiu como gênero literário. Em meio aos exemplos mais renomados está "To his coy mistress", de Andrew Marvell, versão erótica da ode de Horácio que celebra os prazeres da carne (de uma perspectiva bastante masculina). Com o panorama da "carruagem alada do tempo se aproximando velozmente", o poeta implora à dama com impaciência: "E agora, como amorosas aves de rapina,/ Melhor devorar nosso tempo de uma vez" e "rasgar nossos prazeres com luta áspera/ Através dos portões de ferro da vida".[18] Muito picante. Alguns comentaristas modernos sugerem que foi exatamente isso que Horácio quis transmitir. O poema, dizem eles, é dirigido a Leucônoe, uma jovem que ele tenta seduzir. Ela está resistindo a seus avanços e ele

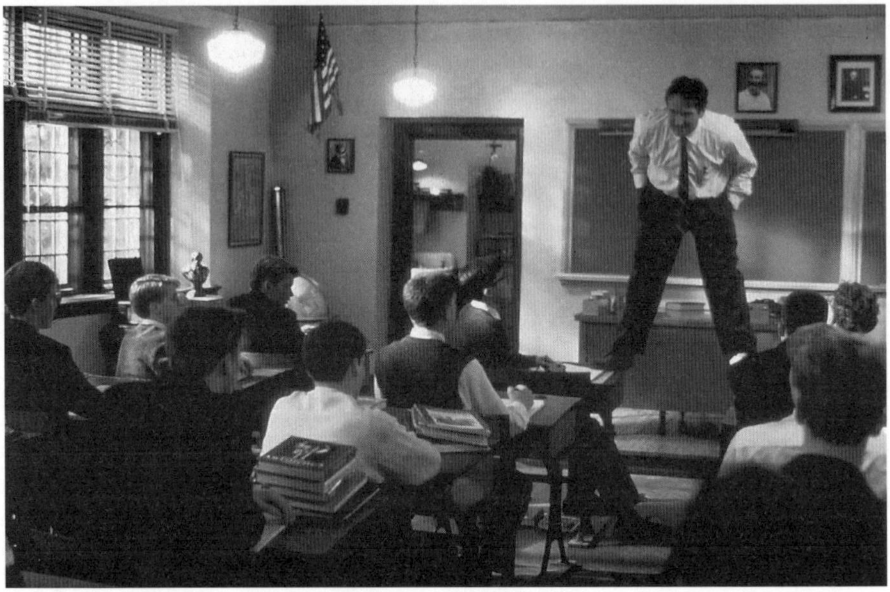

Robin Williams no papel do professor John Keating no filme *Sociedade dos Poetas Mortos*, de 1989. O tema do *carpe diem* era familiar para o ator: três anos antes ele representara o protagonista numa adaptação para o cinema do romance *Agarre a vida* (*Seize the Day*), publicado por Saul Bellow em 1956.

faz o possível para atraí-la para seu quarto. Vamos parar de perder tempo conversando ("enquanto falamos, o tempo cobiçoso passa voando") e nos entregar a isso agora mesmo.[19]

Não, não, não, respondem outros. Horácio não era um advogado do hedonismo, mas seu crítico. Ele acreditava no caminho do meio aristotélico e sua mensagem é que deveríamos viver uma vida de moderação, apreciando tranquilamente as belezas da natureza e saboreando os gostos de comida e bebida simples. Não foi Horácio que em outro lugar recomendou "as virtudes da vida despojada"? Em vez de "aproveitar" o dia agressivamente, deveríamos "colhê-lo" como a flor mais delicada e valorizar cada momento de nossa existência, não importa o que a vida acaso nos ofereça ("aceitar o que vier"). Não desperdice seu precioso tempo especulando sobre o futuro. Em vez disso, "encerra em breve espaço longa esperança", cultive um sentido de presença. Esteja aqui no eterno agora, *neste* dia, e não em qualquer outro. Para realmente compreender o poema de Horácio deveríamos nos concentrar no *diem*, não no *carpe*.[20]

Essa interpretação do *carpe diem* tornou-se proeminente na mídia e na cultura pública desde a virada do milênio, em grande parte graças ao movimento da atenção plena. De fato, minha pesquisa revela que, para cerca de um quinto das pessoas hoje, *carpe diem* significa imergir no momento presente, em contraposição a, digamos, aproveitar uma janela de oportunidade.[21] Esse é um desenvolvimento historicamente sem precedentes: poucas pessoas no século XIX teriam associado *carpe diem* ao que o especialista contemporâneo em atenção plena Jon Kabat-Zinn chama de "consciência do momento presente". No entanto, como vamos descobrir, esse é precisamente o tipo de linguagem com que agora ele é muitas vezes descrito.

Outra abordagem popular foi adotar *carpe diem* como o moto para uma existência espontânea. Isso parece pertinente, dado que historiadores culturais como Barbara Ehrenreich identificaram um declínio de longa data da espontaneidade na sociedade ocidental. Ela argumenta que talvez nunca tenhamos sido tão espontâneos quanto na Idade Média tardia, que não era simplesmente um tempo de medo e miséria, mas também "uma longa festa ao ar livre", estrondosos carnavais de rua, danças, jogos e bebedeira entremeados com períodos de trabalho árduo.[22] Começamos a perder contato com nossa espontaneidade em grande parte devido à Reforma Protestante e à Revolução Industrial, que deram lugar a uma abordagem mais controlada à vida cotidiana dominada pelo ritmo do relógio da fábrica. Hoje ela se esforça para emergir em face da sobrecarga de informação digital e uma cultura obsessiva de administração do tempo que resulta em pessoas planejando rigorosamente seus horários com dias e semanas de antecedência. Poderíamos nos esforçar para aproveitar o dia jogando fora nossos horários e nos tornando especialistas num modo de vida improvisado, ao sabor do momento.

Uma última tendência de pensamento que emerge da Ode XI diz respeito à política. Horácio não era uma figura extremamente política. Embora ocupasse um alto posto militar e mais tarde tenha se tornado partidário do regime de Augusto, ele se manteve afastado dos assuntos públicos. Portanto é provável que seja excessivo defender a leitura de seu poema como manifesto político. Mas pelo menos desde o século XVIII as expressões *carpe diem*, "aproveite o dia" e "aproveite o momento" foram comumente usadas como sinônimos de tirar o máximo proveito de aberturas ou possibilidades políticas.[23] Em 1933, reportagens descreveram a situação política incerta na Espanha como uma chance para as forças esquerdistas "aproveitarem o momento e começarem sua própria revolução".[24] Quando fez sua histórica visita à China em 1972, Richard Nixon declarou que a China e os Estados Unidos deveriam "Aproveitar a hora! Aproveitar o dia!", ao passo que Bill Clinton usou "aproveite o dia" onze vezes em discursos públicos no último dia de sua campanha pela reeleição em 1996.[25] Quando dezenas de milhares de alemães romperam o Muro de Berlim na noite de 9 de novembro de 1989, isso foi amplamente descrito como um dos grandes momentos "aproveite o dia" da história recente. Em 2011, os manifestantes do Movimento Occupy na cidade industrial inglesa de Sheffield receberam a visita de uma banda anarquista cujas canções radicais teriam provocado um arrepio no conservador Horácio. O nome da banda? Seize the Day.[26]

Horácio era poeta, não um filósofo, mais interessado na expressão estética que em apresentar suas ideias com rigor analítico e definições precisas. Talvez não surpreenda, portanto, que as pessoas tenham interpretado seu poema de maneiras tão diferentes. *Carpe diem* claramente se apresenta em muitos sabores, por isso, se alguém o instigar a "aproveitar o dia", você tem bons fundamentos para perguntar o que quer dizer exatamente. Está falando sobre agarrar oportunidades pessoais ou desfrutar prazeres hedonísticos? Está se referindo a presença, espontaneidade ou política? Nos capítulos seguintes explorarei cada uma dessas cinco abordagens e o modo como oferecem diferentes maneiras de enfrentar a brevidade da vida. Mas primeiro quero discutir o que as une: o medo da morte. Na raiz psicológica do modo de vida *carpe diem* está o conhecimento de que somos, como disse o sr. Keating (e também Shakespeare), comida para minhocas. Enquanto gastamos grande parte de nossa energia tentando negar essa realidade, um gosto de morte em nossos lábios pode ser exatamente o que precisamos para apreciar verdadeiramente a sabedoria do antigo ideal de Horácio e trazê-lo para nossas vidas.

2. Dançando com a morte

Estou sentado numa pequenina e despojada cabana de pedra no topo de um penhasco em North Devon, com vista para o mar, envolta em redemoinhos de vento e chuva. Lá fora há uma tabuleta sedutora: "A cabana onde Ronald Duncan escrevia está aberta." É aqui que o poeta e dramaturgo do West Country* – mais conhecido por ter escrito o libreto para a ópera de Benjamin Britten *The Rape of Lucretia* – costumava passar seus dias de trabalho. Sua antiga casa, West Mill, onde me hospedo atualmente, fica logo abaixo no íngreme caminho costeiro.

Folheando sua autobiografia, *All Men Are Islands*, dou-me conta de que o que me interessa em Duncan não são suas amizades literárias com pessoas como T.S. Eliot, Ezra Pound e Gerald Brennan, mas seu traço aventureiro e seu apetite voraz por viver. Após deixar Cambridge no início dos anos 1930, ele pôs suas roupas no prego, comprou um paletó de segunda mão e um chapéu de aba larga e depois caminhou por entre os montes de escória de Chesterfield em busca de trabalho numa mina de carvão. Confundido com um cigano por causa da pele escura, e afirmando ter trabalhado com cavalos num circo, Duncan arranjou um emprego para tomar conta de 35 pôneis de mina no fundo de um poço. Essa imersão de um mês na vida da classe trabalhadora – que lembra as excursões "na pior" de George Orwell pelas ruas de East London – foi uma escapada incomum para um esteta em formação, descendente de ricos aristocratas austro-alemães.

* West Country: nome não oficial, mas popular, da região Sudoeste da Inglaterra. (N.T.)

Em seguida Duncan partiu para a Índia, onde viveu num *ashram** com Gandhi. Durante a Segunda Guerra Mundial, essa experiência o inspirou não só a se tornar um objetor de consciência, mas a realizar o experimento de uma existência utópica, dirigindo West Mill como uma comuna. Infelizmente, vários dos poetas e pacifistas que se uniram a ele estavam mais interessados em escrever versos e brigar do que em ordenhar vacas, e o empreendimento fracassou. Apesar disso, foi emblemático dos esforços de Duncan para fazer alguma coisa, em vez de pontificar sobre seus ideais políticos.

O que realmente motivava Ronald Duncan? O que estava na raiz psicológica de seu ser? Encontro a resposta enterrada no meio de seu livro, onde ele explica sua filosofia de vida – ou melhor, de morte. É uma das descrições mais evocativas que já li do que pode significar aproveitar o dia:

> Eu estava, e estou, agudamente consciente de que a vida é efêmera, limitada e breve. Nunca acordei de manhã sem me surpreender por estar vivo: nunca vou dormir sem me perguntar se despertarei. A morte para mim era a realidade. No entanto, todas as pessoas que conheci e vi pareciam não perceber isso. Elas pareciam viver como se fosse para sempre. De que outra maneira passar quarenta anos corrigindo cadernos, indo para um escritório ganhar o dinheiro que lhes permitiria continuar a ir para um escritório ganhar o dinheiro que lhes permitiria... Eu podia ver um crânio debaixo de cada chapéu-coco... Estava obcecado pela sensação de que eu era um barquinho flutuando num oceano, e o oceano era a morte.[1]

Estava acomodado na antiga cabana no alto do penhasco onde Duncan escrevia, tomando notas sobre essa passagem, quando escuto uma súbita batida na porta. Uma mulher com sapatos de caminhada espia e me vê à velha escrivaninha, com os dedos pousados sobre o laptop, mirando o Atlântico. Ela me olha de alto a baixo e pergunta, hesitante: "Você é Ronald Duncan?"

---

* *Ashram*: eremitério hindu. (N.T.)

Não sou. E a maioria das pessoas tampouco é, no sentido de que relativamente poucos de nós sentimos uma proximidade tão diária com a morte, e tamanha afinidade com ela. No entanto, reconhecer a natureza efêmera da existência e ser capaz de olhar a morte nos olhos ou flutuar sobre seu oceano talvez sejam os ingredientes mais essenciais do modo de vida *carpe diem*. Algumas pessoas – como Ronald Duncan – parecem ter nascido com essa capacidade de consciência da morte, ou podem tê-la absorvido de sua educação religiosa, como é o caso de muitos católicos e budistas. Outros, contudo, têm de fazer um esforço consciente para trazer a realidade da mortalidade para suas mentes, de modo que ela possa estimulá-los a despertar e agarrar as possibilidades da vida. Como Albert Camus rabiscou num de seus cadernos: "Chegue a um acordo com a morte. Daí em diante tudo é possível."[2]

O desafio é que tanto a psique humana quanto as sociedades em que vivemos fazem o melhor que podem para nos proteger de pensar na morte. Assim, neste capítulo, com alguma ajuda de um empresário tecnológico californiano, um burocrata japonês entediado e um arrivista social russo, quero explorar de que modo podemos trazer a morte para mais perto de nossas vidas para que ela nos instigue a aproveitar o dia. Ao longo dos séculos a humanidade inventou várias maneiras de fazer isso, maneiras que tomam a forma de experimentos mentais imaginativos que chamo de "provas da morte", servindo para nos lembrar do nosso fim. De alguns deles, como a máxima estoica "Viva cada dia como se fosse o último", deveríamos nos aproximar com cautela. Mas há alternativas menos conhecidas, a serem vistas como engenhosos estratagemas mentais para assegurar que não cheguemos ao fim de nossos dias oprimidos pelo supremo arrependimento: o de termos desperdiçado nossas vidas e vivido em vão. Antes de revelá-los, porém, é essencial compreender como a negação da morte coloniza sub-repticiamente nossas mentes.

Quando a morte queima os lábios

Dado que a única certeza da vida é nossa inevitável morte, é curioso que não dediquemos mais tempo a aproveitar o dia. É extraordinário que estejamos dispostos a passar tantas horas vendo televisão, percorrendo ociosamente as atualizações do Facebook, seguindo links aleatórios da web para vídeos de gatos acendendo a luz, acompanhando fofocas sobre celebridades ou apenas perambulando de um lado para outro de pijama. Pense naqueles que morreram tragicamente jovens – um adolescente em botão destruído pela leucemia, um bailarino talentoso morto num acidente de carro – e no quanto eles teriam dado para que lhes fosse concedido só mais um dia de vida. Não devemos fazer mais da preciosa dádiva da existência humana?

Por outro lado, talvez não devêssemos nos surpreender com quanto é fácil pôr o *carpe diem* no segundo plano existencial. A maior parte das culturas hoje perdeu a preocupação com a morte tão prevalente em sociedades medievais e renascentistas, quando as paredes das igrejas estavam cobertas de afrescos de esqueletos dançando e as pessoas conservavam crânios humanos em suas escrivaninhas – conhecidos como *memento mori*, "lembra-te de que vais morrer" – como um sinal de que a morte poderia levá-las a qualquer momento. Era uma época de pestes mortíferas, chocante mortalidade infantil e violência endêmica de que não deveríamos ser muito nostálgicos. Ao mesmo tempo, saber que sua existência mortal poderia ser apenas a mais breve das chamas impelia as pessoas a viver com uma paixão e intensidade que não mais possuímos – evidente, por exemplo, na vibrante tradição do carnaval na Europa pré-industrial. Foi por isso que o historiador da morte Philippe Ariès concluiu: "A verdade é que em nenhum momento o homem amou tanto a vida quanto no final da Idade Média."[3]

A sociedade moderna, ao contrário, está organizada para nos distrair da morte. A publicidade cria um mundo em que todos são eternamente jovens. Empurramos os idosos para casas de repouso, para fora da vista e da mente. A morte em hospitais, o moribundo coberto de tubos e fios, eclipsou o velho costume de morrer em casa, uma das razões pelas quais as crianças se veem tão raramente diante da morte. A pergunta "Você tem medo de morrer?" está longe de ser um assunto preferido em programas da TV. Falar sobre a morte não está completamente fora da pauta: os dilemas da eutanásia e os cuidados paliativos estão chegando ao debate público, e há uma moda recente de Cafés da Morte em cidades como Boston e Pequim, onde as pessoas se reúnem para refletir sobre a mortalidade e o significado da vida enquanto tomam chá e comem bolo: desde 2011 realizaram-se mais de 3 mil encontros em mais de trinta países.[4] Contudo, em geral a morte continua a ser um tópico tão tabu quanto o sexo durante a era vitoriana.

"A palavra morte não é pronunciada em Nova York, em Paris, em Londres, porque queima os lábios", escreveu nos anos 1950 o poeta e ensaísta mexicano Octavio Paz. "O mexicano, ao contrário, tem familiaridade com a morte, conta piadas sobre ela, acaricia-a, dorme com ela, celebra-a; ela é um de seus brinquedos favoritos e seu mais constante amor."[5] Isso foi um certo exagero, mesmo naquela época, mas é fascinante como algumas culturas exibem tanta franqueza em relação à morte, ausente em muitas outras. Quando o México realiza seu festival anual do Dia dos Mortos, famílias fazem vigílias durante a noite toda junto aos túmulos de seus parentes, as crianças brincam com esqueletos de papel machê e comem Pan de Muerto – "pão de morto" na forma de ossos humanos. Vá a um velório irlandês ou a um *jazz funeral* em Nova Orleans e você também encontrará atitudes vibrantes e abertas em relação à morte. Tudo isso contrasta com minha própria experiência de crescer na Austrália. Depois que minha mãe morreu de câncer, quando eu tinha dez anos, quase não se falou dela em nossa família e não visitei seu túmulo durante vinte anos. O véu de silêncio em torno de sua morte, e meu esforço pessoal para me envolver com ela, foi resultado de uma cultura que censura conversas sobre a morte e evita manifestações públicas de luto.

Num nível mais sutil, grande parte da vida social pode ser interpretada como uma maneira complexa de nos proteger de nossa ansiedade inerente em relação à morte. Conversei sobre isso com o psicólogo Sheldon Solomon, que passou três décadas pesquisando como o medo da morte motiva uma porção extraordinária de nosso comportamento cotidiano, mesmo que não pensemos conscientemente sobre a morte com tanta frequência:

> Literalmente centenas de experimentos mostraram que quando as pessoas são lembradas de sua mortalidade – como ao serem entrevistadas em frente a uma casa funerária ou ao terem a palavra "morte" mostrada numa tela de computador, de maneira tão rápida que não podem vê-la –, elas reagem se comportando de formas que reforçam a fé em suas visões de mundo culturais e fortalecem sua autoestima. Por exemplo, depois de serem lembradas da morte, pessoas materialistas ficam mais interessadas em possuir itens de luxo associados a status elevado como carros e relógios sofisticados, e pessoas que extraem autoestima de sua aparência pessoal relatam que pretendem passar mais tempo numa cabine de bronzeamento e usar um filtro solar menos potente na praia.[6]

Outros estudos de Solomon e colegas mostram que quanto mais as pessoas pensam sobre a morte, mais propensas se mostram a ter filhos, e pessoas obsessivo-compulsivas lavam as mãos com mais frequência quando lhes fazem alusões à morte. Suas descobertas têm implicações profundas, sugerindo que tanto do que fazemos e nos esforçamos para alcançar – como status social e sucesso na carreira – consiste, no nível mais profundo, em maneiras de nos proteger de nossos medos existenciais e manter o espectro da morte à distância.[7] Como escreve o psiquiatra Irvin Yalom: "O terror da morte é onipresente e de tamanha magnitude que uma porção considerável da energia de nossa vida é consumida na negação da morte."[8]

A religião continua a ser o modo mais comum de fazer face a esse terror. A crença na vida após a morte e na imortalidade da alma ajuda muitos a superar o medo de que tudo chegue a um fim abrupto depois que exalarem o último suspiro. Tanto o cristianismo quanto o judaísmo e o islã desenvolveram visões sedutoras da existência eterna num paraíso celeste como recompensa para o devoto, ao passo que o budismo, o hinduísmo e outras fés oferecem a reencarnação como forma alternativa de compreender a morte e chegar a um acordo com ela. Essas doutrinas têm milhões de adeptos: três quartos dos americanos, por exemplo, acreditam no céu e na vida após a morte.[9] Os que não têm fé podem agora se voltar, em vez disso, para a ciência: por US$80 mil você pode ter o cérebro congelado na esperança de que, em décadas ou séculos, a nanotecnologia molecular virá salvá-lo e o trará de volta à vida.[10]

Poucas pessoas admitiriam abertamente que suas vidas são dirigidas por um medo da morte. Contudo a perspectiva da morte está sempre em nossas mentes, quando não em nossos lábios. Temos de passar pela morte de um parente ou amigo chegado, tememos que nossos filhos sejam atingidos por um carro ou enfrentamos sobressaltos de saúde pessoais. Nossa iminente mortalidade pode até se tornar desconcertantemente real quando olhamos no espelho e de repente nos vemos mais velhos (aquele chocante primeiro fio de cabelo branco, as rugas que se aprofundam), ou percebemos que não conseguimos mais andar morro acima sem pausas para tomar fôlego. Além disso, embora cerca de 70% das pessoas afirmem não ter medo de morrer, nossos sonhos são cheios de imagens e símbolos da morte. Estudos revelam que quase um terço de todos os sonhos contém ansiedade manifesta em relação à morte, e que o fenômeno de sonhar com a morte é mais pronunciado entre aqueles cuja ansiedade consciente em face da morte é muito alta *ou* muito baixa.[11] O pesadelo da morte nos assombra como nenhuma outra coisa, mesmo que tentemos negá-lo.

Quando se trata de pensar sobre nossa própria morte, a maioria das pessoas vive num lusco-fusco entre saber e não querer saber. Como a espada de Dâmocles, a morte paira no ar, pronta a nos abater. Mas permitir que esse pensamento habite nossas mentes é demais para nossas psiques suportarem. Assim, nós o enterramos, o negamos, nos distraímos com os desafios e alegrias da vida cotidiana ou o conforto da religião. Ao fazer isso, no entanto, podemos roubar de nós mesmos o mais requintado elixir existencial: um gosto da morte que nos inspira, ou mesmo nos compele, a tirar o máximo proveito do tempo limitado que temos antes que a Nefasta Ceifeira nos carregue para o céu, o inferno ou o esquecimento.

Isso nos deixa com uma tarefa delicada: aproximar a realidade da morte o bastante para molhar nossos lábios, sem queimá-los. Precisamos

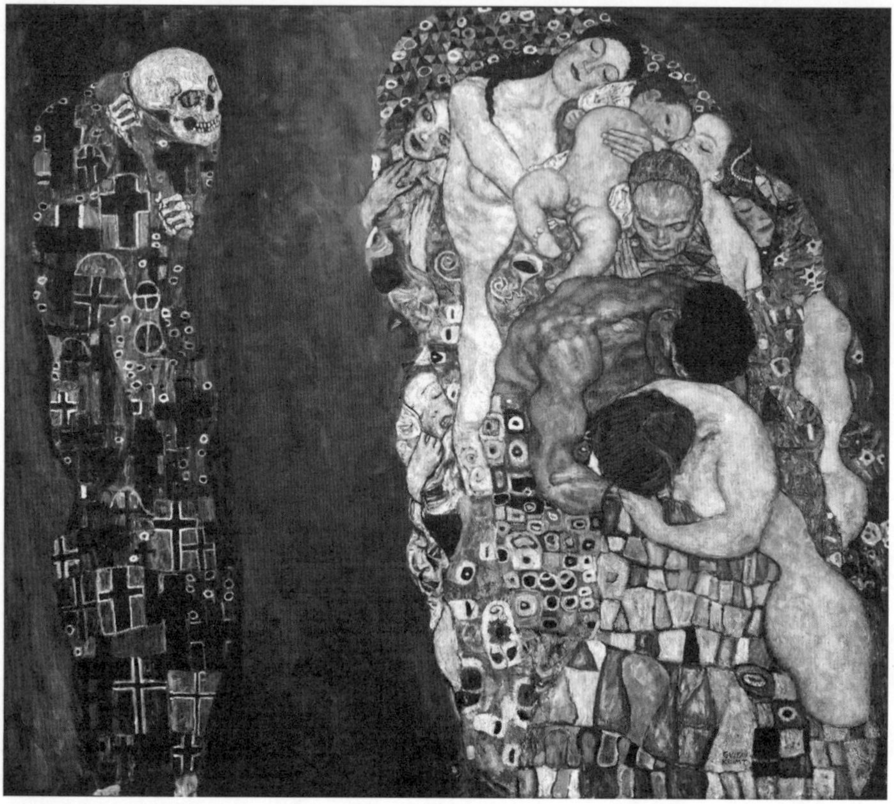

nos tornar como a jovem na pintura de Gustav Klimt, de 1916, *Morte e vida*, que parece disposta a encarar a morte de olhos abertos, impassível. Ela, a única entre as outras figuras, tem a coragem de iniciar uma dança com a morte.[12] A questão é como pensar sobre nossa mortalidade de maneira que nos abra para aproveitar o dia. Para isso podemos nos voltar para uma intrigante série de experimentos mentais de *carpe diem*, ou antecipações da morte, que emergiram ao longo dos últimos 2 mil anos. Vamos começar nossa jornada explorando o mais conhecido – no entanto talvez o mais falho – de todos eles: viver cada dia como se fosse o último.

Devemos viver cada dia como se fosse o último – ou o primeiro?

Gerações de estudiosos e sábios meditaram sobre a morte e a brevidade da vida, do antigo filósofo chinês Lao Tsé ao teólogo medieval Venerável Beda, do ensaísta do Renascimento Michel de Montaigne ao antropólogo Ernest Becker. Uma das figuras mais recentes na cena – indiscutivelmente um sábio da era digital – é Steve Jobs.

Em 2005, o fundador da Apple deu uma aula inaugural na Universidade Stanford que logo se tornou viral no YouTube sob o título "Como viver antes que você morra". Jobs contou que fora diagnosticado com uma forma rara de câncer pancreático um ano antes. Tendo sobrevivido a essa experiência de quase morte (de fato, uma reincidência do câncer tirou-lhe a vida em 2011), ele disse ao público: "Lembrar que logo estarei morto é a ferramenta mais importante que encontrei para me ajudar a fazer as grandes escolhas na vida." A perspectiva da morte não somente faz nossos medos e vergonhas cotidianos se reduzirem a insignificâncias, mas nos impele a seguir nossos sonhos e intuição, correr riscos e desafiar a convenção. "Seu tempo é limitado, por isso, não o desperdice vivendo a vida de outra pessoa", Jobs aconselhou aos estudantes. Ele também lhes ofereceu uma útil máxima para a arte de viver:

> Quando eu tinha dezessete anos, li uma citação que dizia mais ou menos isso: "Se você viver cada dia como se ele fosse o último, algum dia você estará indubitavelmente certo." Isso me impressionou, e desde então, nos últimos 33 anos, me olhei no espelho cada manhã e perguntei a mim mesmo: "Se hoje fosse o último dia de minha vida, ia querer fazer o que estou prestes a fazer hoje?" E sempre que a resposta foi "não" por vários dias seguidos, sabia que precisava mudar alguma coisa.[13]

Sem nunca usar a expressão "aproveite o dia", Jobs estava expondo uma filosofia de vida *carpe diem* que ecoou através dos séculos. Dois milênios antes, o imperador romano Marco Aurélio disse que "a perfeição de caráter é isso: viver cada dia como se ele fosse o último, sem exaltação, sem apatia, sem hipocrisia".[14] De maneira semelhante, outro pensador estoico, o filósofo Sêneca – nascido apenas alguns anos depois da morte de Horácio –, lamentou que tantas pessoas desperdicem suas vidas com vinho, luxúria, ganância e ambição. O problema, ele escreveu, "não é que tenhamos um curto espaço de tempo, mas desperdiçarmos tanto dele... Não há nada de que o homem ocupado se ocupe menos que viver". O sábio, ao contrário, "planeja cada dia como se ele fosse o último".[15]

Qual é a mensagem subjacente de "viva cada dia como se ele fosse o último"? Para começar, a frase não deveria ser tomada num sentido tão literal. O recado não é agir como se não tivéssemos nenhum futuro, correndo para lá e para cá como se só restassem 24 horas em nosso relógio pessoal. Steve Jobs não está dizendo que não deveríamos planejar nossa aposentadoria ou nos dar ao trabalho de ter filhos. Ao contrário, para ele, trata-se de conservar a ampla perspectiva de que não vivemos para sempre e deveríamos nos concentrar em fazer o que realmente importa, permanecer fiéis aos nossos valores e visão pessoal. Podemos pensar nisso como um check-in existencial. Para os estoicos, a ênfase é ligeiramente diferente: tem mais a ver com apreciar cada dia ao máximo. Como escreve o filósofo William Irvine, "quando os estoicos vivem cada dia como se fosse o último, não é porque planejam tomar medidas para torná-lo o último; é para que possam extrair o pleno valor daquele dia".[16]

Embora viver cada dia como se fosse o último à primeira vista pareça um ideal sábio, ele contém algumas suposições questionáveis. Embora essa seja apenas uma expressão com sentido figurado, sua formulação estimula uma concepção de curto prazo da vida, dirigindo nossa atenção mais para o dia presente e para a gratificação instantânea que para o longo prazo. Isso levaria, por exemplo, algumas pessoas a desperdiçar suas economias numa farra de gastos ou a arruinar seu relacionamento com alguém – mesmo que não seja isso que os filósofos estoicos pretendiam originalmente. E por que a unidade de medida deveria ser um só dia? Por que não um ano, ou dez anos? Se isso fosse formulado como "viva cada *década* como se ela fosse a última" talvez perdesse seu sentido de imediatismo e urgência, mas talvez nos inspirasse a iniciar projetos significativos de longo prazo (aprender guitarra flamenca ou escrever um livro) que exijam suor e esforço hoje em troca de benefícios futuros.

Além disso, por que o foco deveria estar em tratar cada dia como se fosse o *último*? Por que não viver cada dia como se fosse o *primeiro*? Talvez isso nos enchesse de um profundo sentido de assombro e admiração diante do mundo, de modo a nos comportarmos como crianças espantadas ao tocar a neve pela primeira vez, ou encantadas ao descobrir que girafas são criaturas reais. Poderíamos fazer mais esforço para apreciar o calor do sol em nossa pele ou o gesto bondoso de um estranho.

Um problema mais fundamental é que Steve Jobs fala como se não existisse uma coisa chamada sociedade, mas apenas um mundo de indivíduos cujas ações não têm nenhum impacto aparente umas sobre as outras. Este talvez fosse o *seu* último dia, mas isso não significa que seja o de todas as outras pessoas também. Viver como se não houvesse amanhã é exatamente o tipo de visão de mundo que está enviando a humanidade violenta e rapidamente rumo à sua própria destruição. Derrubamos florestas pluviais, queimamos combustíveis fósseis e poluímos nossos rios e oceanos pensando pouco nos futuros habitantes de nosso único e frágil planeta. A Apple podia ser uma das companhias tecnológicas mais inovadoras de nosso tempo, mas ela foi responsável por 34 milhões de toneladas de emissões de gases de efeito estufa em 2014 (aproximadamente a mesma quantidade que toda a Croácia), a maior parte emitida a partir de fábricas na China.[17] A tragédia de nossa era é que temos os olhos pousados sobretudo no presente, a imaginação presa numa disposição para pilhagem e farra no aproveitamento de recursos que nos deixará com uma ressaca planetária da qual a sociedade talvez nunca se recupere. É sábio aprender com a Grande Lei da Paz dos iroqueses – conhecida como Kaianerekowa –, um conjunto de princípios indígenas tradicionais que aconselha a tomar decisões com base na reflexão sobre sete gerações adiante.[18] Isso se assemelha mais a aproveitar dois séculos que a aproveitar o dia.

Assim, deveríamos tentar viver cada dia como se ele fosse o último? Para algumas pessoas esse é um ideal potencialmente atraente, em particular se elas estiverem em busca de confiança para superar medos, desafiar convenções e viver uma vida feita por elas próprias. Acho isso extremamente útil quando estou com meu pai e minha madrasta idosos, que só costumo ver por algumas semanas a cada ano, quando eles vêm da Austrália me visitar. Sinto-me aguda e penosamente consciente de que eles não estarão aqui para sempre, por isso trato cada dia que passo com eles como se fosse o último juntos, o que me ajuda a ouvir com mais atenção, a rir com mais desprendimento, a demonstrar amor e recebê-lo também.

Para outras pessoas, no entanto, a ideia de viver cada dia como se fosse o último deixa de fazer sentido por razões como sua visão excessivamente de curto prazo e individual. A boa notícia é que há maneiras alternativas e mais eficientes de entrar em contato com a morte, cada qual com sua peculiaridade.

O significado oculto de um parque de Tóquio

Uma nova expressão curiosa entrou em uso popular em dezembro de 2007: *bucket list*.* Sua origem coincide com o lançamento da comédia dramática *Antes de partir* (*The Bucket List*), filme estrelado por Jack Nicholson como o bilionário corporativo Edward Cole e Morgan Freeman como o mecânico da classe trabalhadora Carter Chambers. Esses dois personagens muito diferentes se conhecem quando compartilham um quarto de hospital e descobrem que têm uma coisa em comum: ambos sofrem de doenças terminais e lhes resta menos de um ano de vida. Por isso começam a anotar todas as coisas que sempre sonharam em fazer antes de bater as botas, e passam o resto do filme ticando itens em sua lista.

Durante os meses seguintes, a dupla incongruente vai saltar de paraquedas, acelerar bólidos Shelby Mustang numa pista de corrida, voar so-

* *Bucket list:* refere-se a uma lista de coisas que devem ser feitas antes de morrer; a origem é a expressão idiomática *to kick the bucket*, ou literalmente "chutar o balde", com sentido equivalente em inglês à nossa expressão "bater as botas". (N.T.)

bre o polo Norte, jantar num restaurante da Côte d'Azur com estrelas no Michelin, contemplar o Taj Mahal, andar de motocicleta sobre a Grande Muralha da China, fazer um safári na África e chegar ao acampamento base do Everest. Finalmente, no alto da Grande Pirâmide no Egito, os dois se dão conta de que ter todas essas incríveis experiências está longe de ser tão satisfatório quanto esperavam. O que realmente importa para cada um deles são suas relações pessoais. Cole quer se reconciliar com a filha, que se recusa a vê-lo, e Chambers espera redescobrir seu amor pela esposa. Num final hollywoodiano previsivelmente comovente, mas feliz, é isso o que acontece antes que os dois morram.

Desde o lançamento do filme, a ideia de criar uma *bucket list* tornou-se mania on-line. Agora você encontra inúmeras listas de dez melhores, cem melhores e até mil melhores coisas em blogs, revistas digitais e no YouTube. Apesar da mensagem do filme sobre a suprema importância das relações familiares e da conexão emocional, a maioria das *bucket lists* parece folhetos para férias aventurescas e viagens exóticas, e estão muitas vezes cobertas de anúncios de empresas de turismo. Itens típicos incluem fazer mergulho autônomo na Costa Rica, escalar o Kilimanjaro, praticar *bungee jumping* e hospedar-se no Ice Hotel na Suécia. Algumas pessoas preferem programas mais comuns como visitar o Vaticano ou passar um fim de semana romântico em Paris, altamente recomendado por guias como *1000 lugares para conhecer antes de morrer*. A característica predominante das *bucket lists* é abordar a vida como uma autocomplacente viagem de compras, em que o objetivo é acumular o maior número possível de experiências perfeitas e adquirir os maiores prazeres sensoriais em oferta – e sem nenhum pensamento para sua pegada de carbono. Quanto mais itens da sua lista você ticar, mais feliz será. O fenômeno da *bucket list* é um resultado de nossa cultura yolo hiperindividualista que atribui valor a novidades efêmeras e à busca hedonista de emoção acima de tudo.

No entanto, há uma interessante questão existencial pairando por trás do filme e do frenético culto on-line que ele gerou: o que você faria se soubesse que tem apenas um determinado período para viver, como seis meses ou um ano? Trata-se, claro, de uma questão real para muitas pessoas diagnosticadas com doenças terminais. Mas é também um clássico experimento mental de *carpe diem* ou "antecipação da morte", que merece séria contemplação em qualquer estágio da vida.

A mais profunda exploração cinematográfica dessa questão não é *Antes de partir*, porém um filme muito mais sutil e intenso do diretor japonês Akira Kurosawa. Lançado em 1952, *Viver* (*Ikiru*) conta a história de Kanji Watanabe, um burocrata de nível médio, de meia-idade, na Tóquio do pós-guerra. Nas três últimas décadas Watanabe trabalhou como chefe de seção do Departamento de Assuntos Públicos, um órgão municipal, revirando papéis, carimbando documentos e poupando seus centavos. E está terrivelmente entediado. De fato, "daria no mesmo se ele fosse um cadáver... O homem está morto há mais de vinte anos", segundo o narrador do filme.[19] Mas sua vida muda num instante quando ele descobre que tem câncer de estômago e apenas seis meses de vida. Assim, aqui está seu dilema: confrontado com sua última janela de oportunidade, o que fazer?

A princípio Watanabe sente o terror e o isolamento de sua nova situação. Ele soluça sob as cobertas, pensa em suicídio e enfrenta a verdade de que desperdiçou seus dias. A solução para sua angústia existencial surge quando decide fazer alguma coisa significativa ajudando um grupo de mães pobres a criar um parque para os filhos. Em completo contraste com seu antigo caráter oprimido e egoísta, Watanabe luta contra os burocratas mesquinhos com toda a determinação, supera a intransigência de políticos locais e ameaças de gângsteres para alcançar seu objetivo. No fim, é bem-sucedido, realizando um único ato para o bem comum que dá sentido à sua vida. Morre feliz num balanço do novo parque, cantando uma canção cujo refrão ecoa através do ar de inverno – "A vida é breve".[20]

O filme imprime uma sutil variação no slogan estoico que manda "viver cada dia como se fosse o último", transformando o prazo para oferecer uma alternativa convincente: "Viva como se lhe restassem apenas seis meses." Essa modificação faz uma diferença. Ela afasta nosso olhar mental de pensamento e prazeres de curto prazo e nos encoraja a iniciar projetos potencialmente significativos que exigem atenção e esforços constantes – mas sem oferecer tanto tempo que nos sintamos tentados a

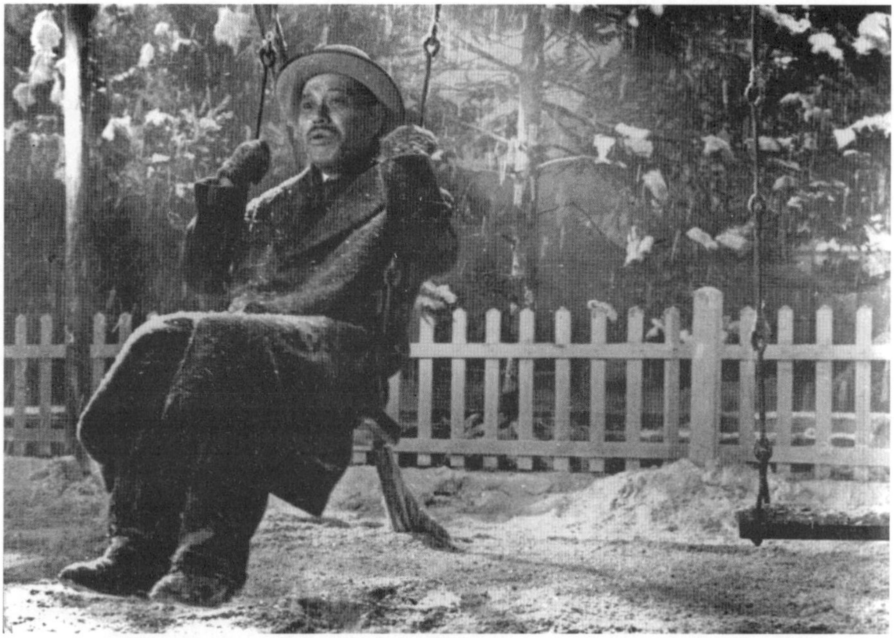

Kanji Watanabe profundamente contente em seu parque cantando "A vida é breve" momentos antes de sua morte.

postergar interminavelmente as coisas ou a não ter nenhum sentido de urgência. Descobri-me tomando essa antecipação da morte de maneira bastante literal desde a primeira vez que assisti a *Viver*: ela me estimula a experimentar novos desafios, aproximadamente a cada meio ano – o mais recente foi começar a ter aulas de canto, apesar de estar convencido de que tenho uma voz péssima –, e a abandonar essas atividades e experimentos após cerca de seis meses caso não tenham funcionado.

O enfrentamento de nossa mortalidade, como fez Kanji Watanabe, pode nos despertar da modorra existencial, nos ajudar a reavaliar nossas prioridades e nos estimular a curtir a vida e fazer mais alguma coisa dela. A tarefa que enfrentamos é inventar atos e projetos significativos para nós mesmos sem recorrer à opção fácil de ticar itens de uma *bucket list* de prazeres hedonísticos que ainda nos deixam perguntando: "Para que tudo isso?" Embora as causas a que escolhemos nos dedicar exijam um grau de esforço e sofrimento de nossa parte, precisamos lembrar o dito de Nietzsche: "Aquele que tem uma *razão* para viver pode suportar quase qualquer como."[21] O supremo ato de criação é fazer surgir essa "razão" em nossa imaginação. Isso deixa cada um de nós com uma pergunta: "Qual é o nosso equivalente do parque de Watanabe?"

Os benefícios – e os ônus – de viver mais de uma vez

"Viva como se estivesse vivendo pela segunda vez e como se tivesse agido da primeira vez de modo tão errado quanto está prestes a agir agora."[22]

Esse impressionante conselho é uma cortesia de Viktor Frankl, psicoterapeuta existencial austríaco e sobrevivente de Auschwitz. Ele via isso como uma forma de nos confrontar com a "finitude da vida" e de nos encorajar a assumir responsabilidade por nossas ações. Mas o que isso realmente quer dizer, e que luz lança sobre aproveitar o dia?

Uma interpretação aparece no filme de 2013 *Questão de tempo*, dirigido por Richard Curtis, que a princípio parece ser uma típica comédia romântica, mas acaba se tornando – em minha visão – uma fascinante exploração da ideia de Frankl. Ele é sobre um jovem, Tim, que em seu 21º aniversário é informado pelo pai de que, como todos os homens de sua família, possui a habilidade de reviver (e até revisar) o passado transportando-se de volta no tempo para qualquer data e lugar em sua memória. Após superar a descrença, Tim primeiro usa seu novo poder para arranjar uma namorada. Mas o filme se torna muito mais interessante perto do fim, quando o pai de Tim está morrendo de câncer e revela seu segredo para viver uma vida feliz: viva cada dia como algo normal, com todas as tensões e preocupações, depois volte e viva-o novamente, mas dessa vez fazendo um esforço para perceber todos os belos momentos e pequenos prazeres que a vida tem a oferecer.

Tim experimenta o conselho, mas depois descobre uma filosofia ainda mais rica e que não requer viagem no tempo: "Eu apenas tento viver cada dia como se tivesse voltado deliberadamente para esse único dia, para desfrutá-lo." Nós o vemos pondo isso em prática – beijando sua mulher ternamente quando ela desperta de manhã, em vez de sair correndo da cama; divertindo-se com os filhos enquanto lhes prepara o café da manhã antes da escola; fazendo um esforço para olhar o caixa nos olhos e sorrir ao comprar seu almoço. A lição do *carpe diem* aqui tem a ver com estar no agora, sendo atento e presente, notando a doçura do mundo. Como Richard Curtis disse numa entrevista, "o filme está dizendo que deveríamos desfrutar cada dia normalmente e vivê-lo apenas por ele próprio, não pelo que esse dia pode oferecer".[23]

Frankl provavelmente teria se sentido desconfortável com essa interpretação de sua máxima, pois achava importante concentrar-se em metas futuras na vida, em vez de dar prioridade a viver no momento presente (uma questão que vou examinar num capítulo posterior). Penso que ele a tratou mais como uma ferramenta útil para evitar o arrependimento. A mensagem é esta: seja o que for que você esteja prestes a fazer, imagine que provavelmente vai fazer a escolha errada e se arrepender dela, por isso assegure-se de fazer a coisa certa. Você talvez se sinta tentado a repetir um velho padrão de dar rédea solta a seu lado agressivo ou sarcástico durante uma tensa discussão de família. Invocar a ideia de Frankl pode lhe proporcionar uma pausa para pensar. Ou é possível que você evite assumir trabalhos desafiadores por falta de autoconfiança, e se veja arrependido de sua decisão. Assim, da próxima vez que esse tipo de oportunidade surgir, fazer esse experimento mental pode inspirá-lo a topar o trabalho.

O filósofo Friedrich Nietzsche propôs uma antecipação da morte ainda mais radical. Ela é conhecida como "eterno retorno" e se classifica como uma das doutrinas mais deslumbrantes que emergiram da tradição filosófica ocidental. O próprio Nietzsche a considerava a descoberta mais importante de sua vida, e referiu-se a ela como sua "fórmula para a grandeza". Não se trata de imaginar viver os dias de sua vida uma segunda vez, mas de vivê-los repetidamente para sempre. Eis como ele expressa a ideia:

> Esta vida, tal como você a vive no presente, e a viveu, deve vivê-la mais uma vez, e também inúmeras vezes; e não haverá nada de novo nela, mas cada dor, cada alegria, cada pensamento, cada suspiro e todo o indizivelmente pequeno e grande em sua vida deve voltar para você novamente, e tudo na mesma série e sequência.[24]

Estudiosos passaram décadas debatendo se Nietzsche acreditava que o eterno retorno era uma realidade.[25] Acho que é mais útil vê-lo como um experimento mental provocativo. A princípio ele parece o oposto da ideia de *carpe diem*: a visão de Nietzsche é contemplar a vida como interminável, e não limitada, uma espécie de ciclo sem fim de reencarnação. Mas há uma poderosa mensagem de "curta o dia" no âmago do eterno retorno: se você não está disposto a viver sua vida repetidas vezes, então provavelmente não a está vivendo com sabedoria, e deveria fazer uma mudança.[26] Por que passar anos num emprego que paga bem mas o deixa completamente estressado e com pouco tempo livre se não está disposto a fazer isso de novo numa vida subsequente, ad infinitum? Por que se perder em ciumeiras, rancores ou autopiedade se não está disposto a fazê-lo por toda a eternidade? Ou imagine-se simplesmente condenado a assistir aos jogos na TV durante eras.

Na visão de Nietzsche, o teste para determinar se estamos fazendo as escolhas certas consiste em estarmos ou não dispostos a arcar com as consequências num mundo de eterno retorno. Para alguns essa seria uma carga pesada demais, com todo o nosso sofrimento e egoísmo retornando para nos assombrar. Para outros, seria uma liberação, oferecendo uma útil regra geral para se fazer escolhas de vida. É o próprio fato de que a vida é finita e não se repete (até onde sei) que torna tão importante acertar da primeira vez, e o eterno retorno é nosso truque engenhoso para assegurar que o façamos.

O astuto conceito de Nietzsche é parte de uma longa tradição intelectual de tratar o tema da repetição, variando do anti-herói Sísifo de Camus, que empurra interminavelmente uma pedra morro acima apenas para que ela volte a rolar assim que ele chega ao topo, a Bill Murray, que retorna eternamente ao pesadelo da pequena cidade do Dia da Marmota. Ele sem dúvida nos leva numa direção muito diferente que um adágio como "viva cada dia como se fosse o último". Em vez de fazer escolhas como se não houvesse amanhã, o eterno retorno nos pede que imaginemos milhares de amanhãs, e viver com as consequências de nossas decisões ao longo de toda a vida.

Pequenas mortes, muitas vidas

O monge budista japonês Kamo no Chomei, nascido em 1153, começou sua carreira como poeta e músico da corte em Kyoto. Mas quanto mais velho ficava, mais queria trocar os assuntos mundanos pelo isolamento monástico. Finalmente, aos sessenta anos, ele construiu para si mesmo uma pequenina cabana de madeira, de três metros quadrados, próximo ao monte Hino. Como o naturalista Henry David Thoreau mais de seiscentos anos depois, Chomei encarou isso como o experimento de uma existência simples e autossuficiente, sobrevivendo de castanhas colhidas na encosta e confeccionando suas próprias roupas a partir de bambu. Cercado pelo som de cucos e cigarras, ele escreveu *Hōjōki* (*Um relato sobre minha cabana*), um ensaio cujas linhas de abertura tornaram-se uma declaração clássica do conceito budista de impermanência ou *mujo*:

> A corrente do rio que flui não cessa, e no entanto a água não é a mesma que antes. A espuma que flutua em poços estagnados, ora desaparecendo, ora se formando, nunca é a mesma por muito tempo. Assim, também, se passa com as pessoas e moradas do mundo.[27]

A extraordinária obra de Chomei registra os desastres que testemunhou durante sua vida. Ele recorda o incêndio de 1177, que queimou Kyoto até reduzi-la a cinzas, um tufão que aplainou tudo em seu caminho, um violento terremoto que destruiu as casas de ricos e de pobres e a terrível fome de 1181, que deixou dezenas de milhares de mortos e tantos cadáveres nas ruas que as carruagens não podiam passar. Reflete sobre o significado de toda essa mortandade e destruição do ponto de vista de seu retiro na montanha:

> Não está tampouco claro para mim, à medida que pessoas nascem e morrem, de onde elas vêm e para onde vão. Nem por que, sendo tão efêmeras neste mundo, elas se esforçam tanto para tornar suas casas agradáveis à vista. O senhor e a morada competem em sua transitoriedade. Ambos vão desaparecer desse mundo como a glória matinal que floresce no orvalho da manhã... Quando, depois que um barco passa, as ondas brancas imediatamente se desvanecem, vejo nisso minha própria experiência passageira.[28]

Estamos assim imersos num universo de impermanência. Não há como escapar da natureza fugaz da existência. Passamos a vida nos esforçando para criar permanência – as casas que construímos, as carreiras que seguimos –, mas essa busca, acredita Chomei, é fútil. Por que se apegar à riqueza material ou lutar por prestígio quando, no fim, tudo isso está destinado a desaparecer? Em vez disso, ele prefere passar os dias de vida que lhe restam orando para o Buda e tocando seu *koto* sozinho em sua cabana, tentando imitar o som do vento quando passa pelos pinheiros.

A ideia de impermanência ressoou através das culturas humanas, tanto no Oriente quanto no Ocidente, por mais de dois milênios. Como Chomei, o antigo filósofo grego Heráclito voltou-se para a metáfora do rio, observando: "Tudo muda e nada permanece... Não podes entrar duas vezes no mesmo rio." Reconhecer a natureza efêmera da vida e que tudo está em fluxo proporciona uma importante maneira de antecipar a morte. Sugere não apenas que nossas vidas são passageiras, mas que elas são compostas de um número infinito de "pequenas mortes" ou momentos que se transformam em nada. Um vento surge e depois passa, para nunca mais ser sentido da mesma maneira de novo. Nossos filhos crescem apenas uma vez, e, se não prestamos atenção, perdemos seus preciosos primeiros anos. Como *As sete idades do homem*, de Shakespeare, a vida é episódica: temos nossos anos de descoberta e angústia adolescente, seguidos pelos despreocupados vinte anos, que depois morrem e se transformam em sensata meia-idade, quando a mente amadurece mas o vigor declina, até que, no fim, ficamos "sem dentes, sem olhos, sem paladar, sem nada". Estamos morrendo constantemente desde o momento em que nascemos.

Para Chomei, ver a vida dessa maneira o leva a renunciar aos bens terrenos em conformidade com o princípio budista do desapego e a viver no presente absoluto tanto quanto possível, apreciando as sublimes e transitórias belezas da natureza. Isso lembra um encanador que conheço, o qual, quando vê flores à beira da estrada, para seu furgão e desce para cheirá-las. "Você precisa parar", ele me diz, "porque elas simplesmente não estarão aqui amanhã." Mas uma filosofia de "pequenas mortes" nos leva em muitas outras direções. Sexo, drogas e rock'n'roll, por exemplo. Se tudo é impermanência, e passado e futuro são meros construtos de nossas mentes, então por que não seguir as pegadas do viciado em ópio Samuel Taylor Coleridge e dar a nós mesmos uma passagem só de ida para o majestoso domo do prazer de Kublai Khan, onde podemos beber o leite do paraíso?

Vejo outra abordagem à impermanência nas muitas vidas de David Bowie. Ao longo de toda a sua carreira ele foi conhecido pela capacidade de se reinventar, em especial por meio da criação de novos personagens públicos. Estes tiveram origens complexas, inclusive em seu estudo do teatro Kabuki e na influência de seu primeiro professor de dança, Lindsay Kemp.[29] Após começar como roqueiro acústico hétero nos anos 1960, ele explodiu no palco em 1972 com seu alter ego Ziggy Stardust, uma estrela do rock bissexual alienígena. Reinventou-se de novo com personas como Aladin Sane e Thin White Duke, depois emergiu nos anos 1980 como ídolo pop oxigenado que fez álbuns como *Let's Dance*. Ao mesmo tempo, Bowie se transformou em ator, assumindo papéis importantes em filmes como *O homem que caiu na Terra* e produções teatrais como *O homem elefante*.

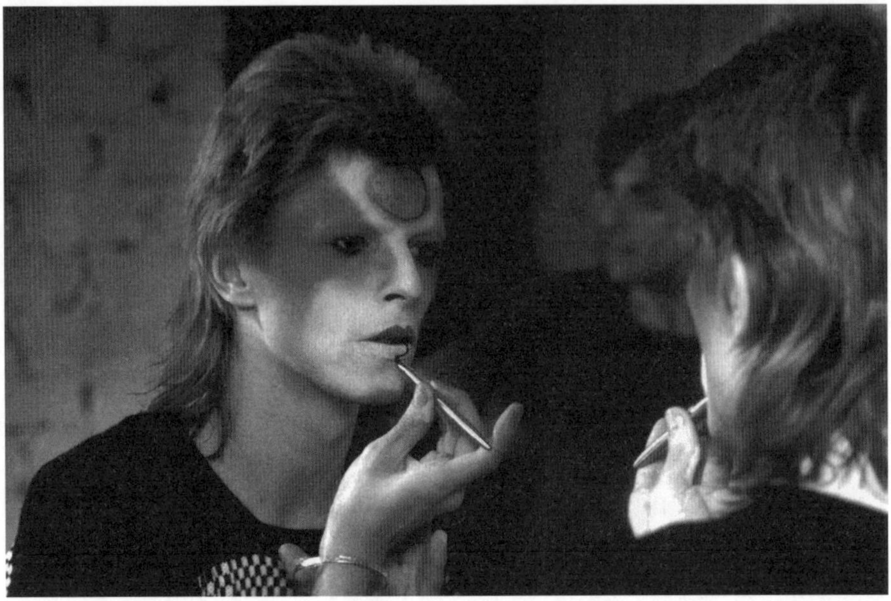

David Bowie transformando-se em Ziggy Stardust num camarim, 1973.

A natureza enigmática de suas metamorfoses foi comentada pelo próprio Bowie em 1976, numa declaração classicamente elíptica: "Bowie nunca foi destinado a existir. Ele é como uma caixa de Lego. Estou convencido de que não gostaria dele, porque é oco e indisciplinado demais. Não há um David Bowie definitivo."[30] Quer sejam feitas ou não a partir de uma caixa de Lego, as muitas vidas públicas de Bowie podem ser vistas como uma série de "pequenas mortes", em que novos Bowies nasciam regularmente à medida que velhos Bowies morriam. Como artista, ele estava sempre num estado de transitoriedade, personificando a ideia de impermanência – tema refletido em sua canção "Changes". No fim ele abandonou de fato o fluxo de impermanência morrendo de câncer no fígado, mas não antes de aproveitar o dia e fazer um último álbum, *Blackstar*, em que chega a cantar sobre sua própria morte. Muitas pessoas tiveram suas vidas mudadas por David Bowie, mas acho que um de seus legados é oferecer inspiração àqueles que podem sentir muitos eus se agitando dentro de seu ser, à espera de irromper – do adolescente que sonha em assumir em público sua sexualidade ao contador frustrado que quer viver uma vida mais criativa e aventureira. A filosofia de pequenas mortes pode nos galvanizar para aproveitar o momento, deixar um velho papel para trás e nos inventarmos de novo.

O teste do leito de morte

"E se minha vida inteira realmente estiver errada?"[31] Essas são as atrozes palavras de Ivan Ilitch em seu leito de morte, atormentado pela ideia de ter vivido em vão. O protagonista da novela de Tolstói *A morte de Ivan Ilitch* é um promotor judicial que dedicou sua carreira a progredir através dos postos legais e ajudar a família a obter um lugar na sociedade burguesa respeitável. Seu sucesso profissional lhe deu status social, ele tem uma bela casa com móveis antigos e criados enluvados, oferece jantares íntimos e exclusivos para todas as "pessoas certas", e a filha está prestes a se casar com um próspero magistrado. Que mais pode querer?

Mas enquanto jaz moribundo aos 45 anos, tendo se ferido mortalmente numa queda quando pendurava cortinas em seu aristocrático apartamento de São Petersburgo, ele chega à conclusão de que sua vida de aspirações foi inútil. "Eu estava subindo na opinião pública, mas na mesma medida a vida fugia de mim", reflete amargamente.[32] Talvez tivesse as cortinas perfeitas, mas seu casamento era desprovido de amor e não tinha nenhum amigo verdadeiro. Como juiz, era poderoso e respeitado, mas seu trabalho o fazia se sentir oco e entediado. Suas melhores lembranças estavam distantes, na infância. E assim ele morre, na dor, solitário e sozinho diante da morte, convencido de que desperdiçara a vida.

A história de Tolstói nos fornece uma última antecipação da morte *carpe diem*: se projetamos a mente para o fim de nossa vida, quando estivermos deitados no leito de morte, como nos sentiríamos olhando para trás? Estaríamos orgulhosos de nossas realizações? Sentiríamos que sugamos a essência da vida? Ou, como Ivan Ilitch, estaríamos cheios de arrependimento?

Embora personagens ficcionais nos ajudem a refletir sobre essas difíceis questões, talvez seja ainda mais útil descobrir o que pessoas reais que estão perto da morte tendem a pensar sobre a maneira como viveram. Quais são os arrependimentos mais comuns dos moribundos? Quando uma enfermeira de cuidados paliativos australiana, Bronnie Ware, estudou essa questão com seus pacientes, a quem restavam entre três e doze semanas de vida, temas particulares sempre voltavam à baila. Um dos mais comuns – especialmente entre os homens – era: "Eu gostaria de não ter trabalhado tanto." As pessoas se arrependiam profundamente de ter dedicado muito tempo à rotina do trabalho e sentiam que não tinham acompanhado o crescimento dos filhos nem desfrutado a companhia de seus parceiros. Outra resposta era: "Eu gostaria de ter tido a coragem de viver uma vida fiel a mim mesmo, não a vida que os outros esperavam de mim." Outros pesares comuns, encontrados em muitos estudos feitos com doentes terminais, incluem o desejo de ter feito mais esforço para se manter em contato com seus maiores amigos, e de serem emocionalmente mais abertas e sinceras com as pessoas que amavam – num caso, um rapaz que estava morrendo de HIV/aids lamentou ter escondido sua homossexualidade dos pais a vida inteira.[33] No fim das contas, quando voltam os olhos para a vida passada, as pessoas raramente estão preocupadas com conquistas mundanas tais como sucesso na carreira ou reputação. O que parece importar acima de tudo são as relações íntimas.

Há, no entanto, certa tendenciosidade nesses estudos. Ao se concentrarem nas pessoas em seus momentos finais, encontram-nas quando elas estão mais propensas a se sentir amedrontadas, sozinhas e necessitadas de estreita conexão pessoal e conforto. Isso não significa que o apego emocional não tenha importância, apenas que ele poderia estar supervalorizado em relação a outras questões, tais como se a pessoa "fez a diferença" durante a vida, ou se foi capaz de incentivar e expressar plenamente seu talento e sua paixão.

Por isso acho que deveríamos suplementar esses estudos fazendo algumas de nossas próprias análises mentais, mais pessoais, que nos ajudam a olhar para nossas vidas pregressas. Psicoterapeutas referem-se às vezes a elas como "fantasias guiadas", que se destinam a nos ajudar a refletir sobre a vida (e a morte). Um exercício comum é a pessoa se imaginar no fim da vida e escrever seu próprio obituário (ou mesmo escrever dois obituários, um "real" e um "ideal"). Outro exercício é imaginar o próprio funeral e os elogios que as pessoas iriam proferir. Elas falariam sobre alguém que tinha vivido com integridade e feito a diferença no mundo? Ou talvez, lendo nas entrelinhas, que a pessoa tinha sido um pouco egocêntrica e um tanto indolente? Uma abordagem mais estruturada usada por alguns terapeutas é pedir à pessoa que trace numa folha de papel uma linha reta, que representa seu nascimento numa ponta e morte na outra. Depois ela põe um X para indicar onde está agora. A tarefa é simplesmente meditar sobre isso durante cinco minutos.[34]

Esses exercícios nos ajudam a pensar seriamente sobre nossas próprias vidas em retrospecto e ver se, no fim, nos consumimos em arrependimento. Embora artificiais, para algumas pessoas eles são um incentivo para reavaliar suas prioridades e tomar novos caminhos. Em outras palavras, para aproveitar o momento. Entre as muitas maneiras de nos imaginarmos no fim da vida, minha favorita – que acho ao mesmo tempo divertida e profunda – é inspirada por um experimento mental do neurocientista David Eagleman.[35]

Imagine-se num jantar na vida após a morte. Lá também estão presentes todos os outros "vocês" que você teria sido se tivesse feito escolhas diferentes. O você que estudou com mais afinco para os exames. O você que abandonou o primeiro emprego e seguiu seu sonho. O você que se tornou alcoólatra, e outro você que quase morreu num acidente de carro. O você que dedicou mais tempo a fazer seu casamento dar certo. Você inspeciona esses eus alternativos. Alguns deles são impressionantes, enquanto outros parecem presunçosos e irritantes. Alguns o fazem sentir-se inadequado e preguiçoso. Então, quais deles você tem curiosidade de encontrar, com quais gostaria de conversar? Quais deles você preferiria evitar? Quais deles inveja? E há algum desses muitos vocês que você preferiria ser – ou se tornar?

Lançando o Dado da Morte

Manter uma consciência da morte pode ser difícil quando nossa mente e nossa cultura cotidiana são tão eficientes para nos distrair do fato árduo e elementar de que nosso tempo na Terra é efêmero, limitado e breve. As várias antecipações da morte que examinei atuam todas, cada uma à sua maneira, como um revelador *aide-mémoire*, lembrando-nos de honrar o credo do *carpe diem* de Horácio, e de que somos como o pardal do Venerável Beda, só com alguns momentos para abrir nossas asas no calor e na luz antes de voar para fora da sala rumo à escuridão.

No espírito daquela velha frase "A vida é um jogo", fiz para mim, só por diversão, um Dado da Morte, que tem escrito em cada lado uma das antecipações da morte. Manter um desses dados no bolso é um equivalente do costume medieval de pôr um crânio humano sobre a própria escrivaninha – embora um pouco menos conspícuo e nem de longe tão macabro. Sempre que tenho de fazer uma escolha difícil, ou me sinto frustrado ou empacado de alguma maneira, simplesmente pego meu dado e o lanço. Não posso dizer que sempre sigo rigorosamente a instrução que está no lado que sai para cima, mas isso serve como uma deixa para novos pensamentos e perspectivas que me ajudam a evitar os perigos do arrependimento. Como meu Dado da Morte provavelmente ainda não está disponível em lojas perto de você, criei uma versão que pode ser feita em casa usando apenas tesoura, cola e um pouco de paciência.

Lançar o Dado da Morte é apenas o começo de uma jornada de *carpe diem*. As antecipações da morte em si mesmas não nos dizem como deveríamos proceder em relação a curtir a vida. Elas nos dirigem tanto para o hedonismo quanto para uma presença atenciosa, ou nos levam a aproveitar oportunidades arriscadas, a nos deleitar na espontaneidade, ou a entrar na luta da ação política. Portanto, ainda precisamos investigar essas diferentes maneiras que os seres humanos encontraram para aproveitar o dia e descobrir que papel elas poderiam desempenhar em nossas vidas. Antes disso, porém, enfrentaremos uma barreira fundamental que Horácio nunca teria previsto: o sequestro de sua mais famosa ideia.

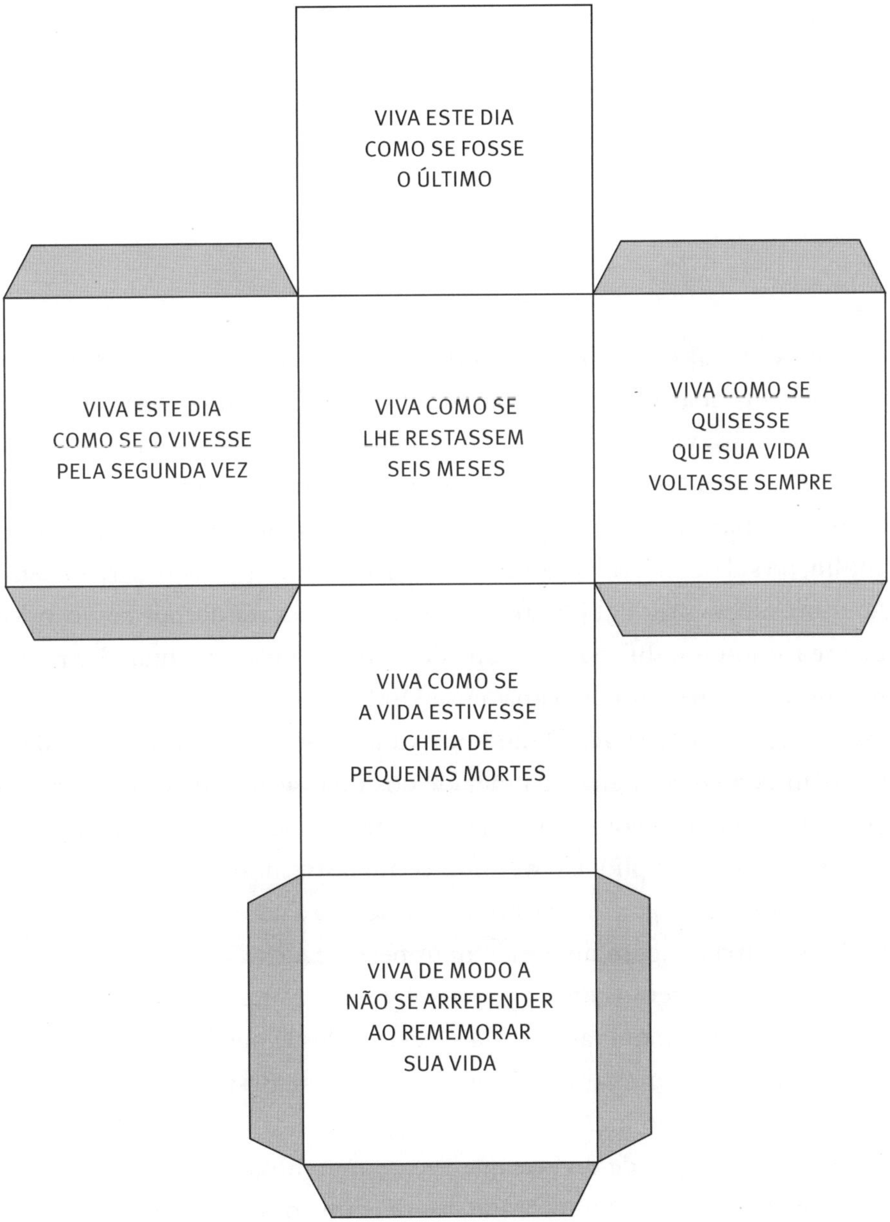

Faça seu próprio Dado da Morte. Recorte e monte na forma de cubo. Lance diariamente ou ao tomar decisões importantes. Siga as instruções. Não exige a supervisão dos pais.

3. Como o carpe diem foi sequestrado

NÃO É FÁCIL FURTAR uma filosofia de vida, mas não há dúvida de que foi feito, e bem debaixo de nossos narizes. O *carpe diem* foi sequestrado.

À primeira vista isso parece improvável. Tanto "*carpe diem*" quanto "aproveite o dia" continuam a ser apreciados lemas cotidianos com um alcance global: se você for à minúscula aldeia de Shi Ban Qiao, perto de Guilin, no sul da China, vai topar com um albergue chamado Carpe Diem. Ao moto latino original juntaram-se equivalentes modernos como yolo, que se tornou um difundido meme de estilo de vida e hashtag das redes sociais desde que o rapper canadense Drake o popularizou com sua canção "The Motto", de 2011. O modo de vida espontâneo, "aproveite o dia", também está em alta: mais da metade dos turistas britânicos reserva viagens de lazer curtas com menos de uma semana de antecedência graças à tecnologia do smartphone e websites como lastminute.com.[1]

Portanto, o *carpe diem* parece gozar de boa saúde. Mas arranhe a superfície e uma imagem diferente, mais perturbadora, começa a aparecer. Todos nós conhecemos bem as persistentes barreiras impostas à ordem de aproveitar o dia, muitas das quais existem desde que Horácio escreveu sua célebre ode: uma falta de autoconfiança que destrói nossa determinação, nossa aversão inerente ao risco, que engendra tomadas de decisão cautelosas, encargos de dívidas que acorrentam nossas vidas e empregos exaustivos, com longas horas, que nos deixam com pouco *diem* restante para *carpe*.

Mais surpreendente, no entanto, é a emergência de um astuto triunvirato de sequestradores que distorceram – sem que nem sequer notássemos – a maneira como pensamos sobre aproveitar o dia e a praticamos e a arrastaram para o domínio das escolhas relativamente triviais e superficiais. Os sequestradores em questão? O culto da eficiência, herdado do cristianismo do século XVII e da Revolução Industrial; a ideologia trapaceira do capitalismo de consumo que se desenvolveu após a Primeira Guerra Mundial; e aquele vício cultural enganosamente prazeroso conhecido como televisão, que passou a colonizar nossas vidas nos anos 1950 e continua a dominar na era do entretenimento digital 24 horas por dia, sete dias por semana. Juntas, essas forças profundamente enraizadas desalojaram o ideal do *carpe diem* do "simplesmente faça" e o substituíram por um novo conjunto de aspirações: "simplesmente planeje", "simplesmente compre" e "simplesmente assista". Num capítulo mais adiante descobriremos também que há um quarto sequestrador – o movimento da atenção plena, que nos envia a mensagem "simplesmente respire".

Assim que compreendermos a extensão desse sequestro, teremos ganhado os insights e a inspiração de que precisamos para recuperar o ethos de "aproveite o dia" e adotá-lo em nossas vidas.

Simplesmente planeje – Como o culto da eficiência apropriou-se de nós

Durante uma recente viagem ao Brasil, fiquei impressionado com o estilo espontâneo, *carpe diem*, da vida cotidiana. Amigos se visitam uns aos outros de forma aleatória e passam horas conversando. Um punhado de garotos na favela começa de repente um jogo de futebol em alta velocidade no meio da rua, sem se dar conta do tráfego que passa. Alguém leva o violão para um churrasco comunitário e dentro de instantes todos estão cantando. As pessoas ficam fora de casa dançando até de madrugada, mesmo que isso signifique não acordar a tempo e chegar atrasado ao trabalho. Os ônibus continuam a passar, as lojas são abertas e as crianças vão à escola, mas de alguma maneira parece uma nação sem lista de coisas a fazer, onde o calendário eletrônico deixou de projetar sua longa sombra digital.

Eu estava consciente de que me deixava enganar por uma versão romantizada da espontaneidade brasileira: conheci muitas pessoas estressadas, nervosas também, constantemente correndo para reuniões e passando mais tempo aos celulares que olhando para o mundo à sua volta. Mesmo assim, depois de voltar à minha casa em Oxford decidi trazer um pouco do Brasil idealizado para minha vida. Mas todos os meus esforços para promover um modo de vida *carpe diem* malograram desoladoramente. Um sábado, tentei convidar vários amigos para um almoço de domingo na última hora (com bebidas brasileiras à vontade), mas todos estavam previsivelmente ocupados, ocupados, ocupados. Tentei bater na porta dos vizinhos convidando para um bate-papo amigável à tarde, mas tive a impressão de que estava me intrometendo. Tentei incentivar encontros espontâneos de brincadeiras para meus filhos, mas descobri que eles precisavam ser marcados com duas semanas de antecedência. Convidei três amigos para se juntarem a mim quando descobri que um de meus músicos favoritos estava tocando na cidade aquela noite: um deles tinha de fazer a declaração de imposto de renda e os outros dois lidavam com um acúmulo de e-mails de trabalho. Há uma única conclusão a extrair disso: eu estava envolvido por uma cultura de "simplesmente planeje", e não de "simplesmente faça".

Nem sempre foi assim. Segundo a historiadora cultural Barbara Ehrenreich, a quantidade de existência espontânea, "aproveite o dia", e festividade vigente na Europa medieval e pré-industrial "é quase inimaginável para nós hoje".[2] Havia festivais da colheita e dias santos cheios de festas, jogos e pândega, além de feiras rurais com teatro de fantoche, comédia e ruidosa bebedeira. Na época do carnaval, os homens se fantasiavam de mulher ou de animais selvagens, e os camponeses vestiam trajes de padre ou de senhores para zombar de seus amos. O carnaval era uma tradição regularmente programada, mas estava cheio de imprevisível efervescência. Uma mania de dançar se espalhou pelo continente nos séculos XIII e XIV. "Na Idade Média as pessoas dançavam tanto nas igrejas quanto nos cemitérios, especialmente em feriados como a Festa dos Tolos", segundo um cronista, enquanto outro registrou que, em 1278, duzentas pessoas dançaram sem parar o dia inteiro numa ponte em Utrecht até que ela

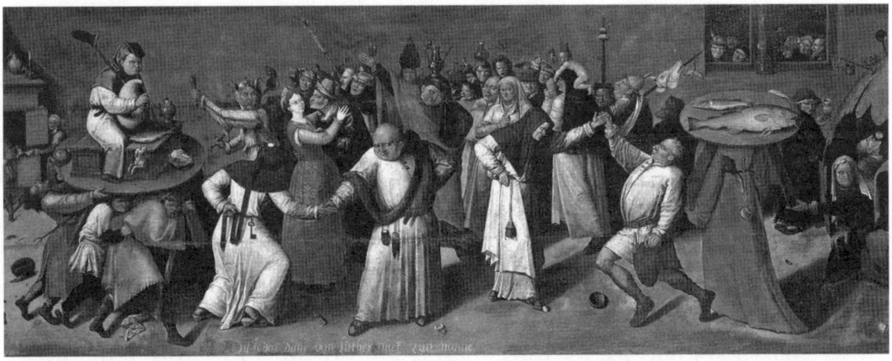

Monges na pista de dança. Nesta pintura holandesa de um discípulo de Hieronymus Bosch (c.1600-20), o homem que toca a gaita de foles na mesa elevada representa a figura do carnaval. A mulher carregando os peixes é a Quaresma, e todos os demais estão envolvidos em folia *carpe diem* antes que o jejum comece.

desabou (e todas se afogaram).[3] Até o século XVIII, o horário de trabalho estava longe de ser regular para a maioria dos trabalhadores. Havia um grande número de feriados, e muitos profissionais, como os tecelões e os sapateiros, nunca trabalhavam nas segundas-feiras, conhecidas como "Segunda-Feira Santa" ou "Segunda-Feira do Sapateiro".[4] Não há dúvida de que a existência diária era cheia de trabalho fatigante, indigência, miséria e medo, porém era pontuada por pulsações de exuberância e festividade que fazem a vida contemporânea parecer embaraçosamente enfadonha.

Como perdemos essa ânsia dionisíaca pela vida? O sociólogo Max Weber apontou o dedo para a difusão dos ideais protestantes nos séculos XVI e XVII. O ascetismo puritano "baixou como uma geada" sobre a vida social na Inglaterra e outros países, e "se voltou com toda a sua força contra uma coisa: o gozo espontâneo da vida e tudo que ela tinha a oferecer".[5] Autoridades eclesiásticas aboliram carnavais e festividades, ao mesmo tempo que foram introduzidos milhares de leis para proibir feiras, danças, esportes e teatro. Em seu lugar veio uma nova e metódica uniformidade de vida que não via com bons olhos a existência livre e exuberante. Esperava-se que as pessoas mantivessem a cabeça baixa, cuidassem de seu trabalho e frequentassem a igreja. A "perda de tempo" foi elevada a pecado mortal, e a pontualidade tornou-se uma virtude.[6] Essa ideologia repressora harmonizava-se perfeitamente com uma ideia cristã mais antiga, que remontava a santo Agostinho, no século V, de que a felicidade não devia ser desfrutada nesta vida, sendo, antes, uma recompensa concedida por Deus aos verdadeiros crentes na próxima vida. Em outras palavras, estamos condenados a sofrer durante nosso tempo na Terra e deveríamos nos contentar com uma gratificação tardia.[7] Uma promessa nunca cumprida nesta vida deveria ser suficiente para nos manter felizes.

O *carpe diem* não foi extinto apenas pelo protestantismo. Uma força mais poderosa e penetrante foi a difusão do capitalismo industrial e sua maior ferramenta: o relógio da fábrica. Desde o século XVIII, aproximadamente, o crescimento da industrialização urbana envolveu milhões de trabalhadores num modo de vida mais controlado e regulamentado que servia aos interesses dos negócios burgueses. O relógio punia trabalhadores que se atrasavam com descontos em seus salários e os mantinha confinados em usinas têxteis e minas de carvão até o apito final. Entre 1780 e 1830, escreveu o historiador E.P. Thompson, o trabalhador inglês do sexo masculino "médio" tornou-se mais disciplinado, mais sujeito ao ritmo produtivo do "relógio", mais reservado e metódico, menos violento e menos espontâneo.[8] Essa disciplina foi reforçada pela inovação de Henry Ford, a linha de montagem móvel, adotada em 1913, e pela introdução de estudos de "tempos e movimentos" que intensificaram o trabalho na fábrica num esforço para aumentar a produtividade e a eficiência.

Tudo isso parece história, mas seu legado permeia nosso pensamento ainda hoje. Explica por que um amigo meu me cumprimenta perguntando "Teve uma manhã produtiva?". É a razão pela qual frequentemente nos sentimos culpados por "perder tempo", como se tivéssemos um pregador puritano dentro da cabeça nos cutucando para não sermos ociosos. É um dos motivos por que programamos tantas atividades para nossos filhos após a escola e nos fins de semana, roubando-lhes a brincadeira livre e autônoma. E o porquê de estarmos constantemente checando a hora nos relógios que colonizaram nossos celulares, pulsos, mesas de cabeceira, computadores, fornos de micro-ondas e ruas das cidades. É também a razão por que uma amiga consulta o calendário em seu celular quando sugiro um encontro para tomar um café, e diz, não de todo brincando: "Vou ver se consigo encaixá-lo." A maioria de nós está ocupada demais para aproveitar o dia, e mal percebemos o que estamos perdendo. As liberdades do passado pré-industrial parecem ter sido apagadas de nossa memória cultural.

Vivemos no que o filósofo francês Michel Foucault chamou de sociedade "disciplinar", em que ordem e controle – grande parte dele autoimposto – são muito mais penetrantes do que nos dispomos a admitir.[9] Nas duas últimas décadas, o impulso para a disciplina e eficiência foi reforçado e exacerbado pelo que concebo como uma "bomba de informação" que explodiu em nossas telas e dentro de nossas cabeças.[10] Em 1621 o escritor Robert Burton, que tinha 1.700 livros em sua espaçosa biblioteca, queixou-se do problema da crescente sobrecarga de informação: "Novos livros todos os dias, panfletos, folhetos informativos, histórias, volumes inteiros de todos os tipos, novos paradoxos, opiniões, cismas, heresias, controvérsias."[11] Mas seria impossível prepará-lo para a pletora digital de hoje – milhões de verbetes na Wikipedia e vídeos no YouTube, bilhões de tuítes, atualizações de Facebook e e-mails em cópia. Através do portal de nossos celulares, mais espaçoso do que parece, temos acesso a um mundo que se assemelha à biblioteca universal que Jorge Luis Borges descreveu em seu conto de 1941 "A biblioteca de Babel", que contém todos os livros escritos em todas as línguas, o catálogo fiel da biblioteca e todos os catálogos falsos, comentários sobre os evangelhos e comentários sobre esses comentários.

A disciplina nos é imposta atualmente não apenas pelo legado do relógio da fábrica e do pregador piedoso, mas pela sobrecarga digital. Tentamos inventar sistemas eficientes para lidar com tudo isso – maneiras inteligentes de filtrar nossos e-mails, racionar nosso tempo nas redes sociais, aplicativos para nos ajudar a rotular e organizar artigos que queremos ler, pôr-nos em dia com podcasts enquanto corremos e com *news feeds* no banheiro (75% das pessoas usam celular no banheiro) –, mas é difícil não se sentir esmagado.[12] Fazer várias tarefas ao mesmo tempo é uma estratégia comum para lidar com o excesso de bits e bytes que enchem nossas vidas, mas somos menos hábeis nisso do que pensamos ser: nos alternamos rapidamente entre as tarefas em vez de realizá-las simultaneamente, e nos tornamos menos eficientes no processo, em parte porque a rápida alternância provoca a produção do hormônio do estresse, o cortisol. Isso gera algumas estatísticas alarmantes: saber que há um e-mail não lido em sua caixa de entrada enquanto você está se concentrando em outra tarefa reduz dez pontos de seu QI efetivo.[13]

O resultado é que gastamos uma enorme quantidade de tempo e energia tentando administrar o dilúvio de informação, e todas as escolhas e decisões que ele gera. Não mais apenas escolhemos – escolhemos *como* escolher, tornando-nos meta-administradores de nossos eus digitais.[14]

Por que nos parece tão difícil lidar com a bomba de informação? Um motivo é que nossos cérebros não são bem calibrados para lidar com tamanha abundância eletrônica. O córtex pré-frontal tem uma inclinação pela novidade, de modo que somos facilmente distraídos por uma nova mensagem de texto ou vídeo que aparece na tela e emite seu canto de sereia "clique em mim". Prestar atenção neles libera uma explosão de opioides do bem-estar que nos recompensa por nos distrairmos de nosso foco (mesmo que no fim nos amaldiçoemos pelo que pode se transformar numa digressão de vinte minutos seguindo links).

Segundo Tristan Harris, um ex-"eticista de projeto" no Google, parte do problema é que a tecnologia digital é projetada de modo a "sequestrar nossas vulnerabilidades psicológicas". A oferta de "recompensas variáveis intermitentes" é uma forma de se fazer isso, tal como os caça-níqueis, que criam milhões de viciados: você puxa a alavanca e imediatamente ou ganha uma recompensa sedutora ou não recebe nada, e fica viciado, na esperança de que o próximo será seu dia de sorte. De fato, diz Harris, "vários bilhões de pessoas têm um caça-níqueis no bolso". Pegamos o celular e pressionamos atualizar, na expectativa de ter um novo e-mail, ou clicamos num ícone de rede social para checar se há notificações. E depois não conseguimos evitar a repetição, para saber se ganhamos alguma coisa.[15] Se você pensa que não é uma vítima, baixe um aplicativo chamado Checky, que lhe diz com que frequência você desbloqueia seu celular diariamente – e prepare-se para um choque desagradável.

Diante de tantos e-mails, mensagens e outras ofertas digitais, podemos nos esforçar para ser eficientes, programar nosso tempo meticulosamente e sentir uma onda de satisfação ao ticar itens de nossa lista de coisas a fazer. Mas essa mentalidade administrativa aparentemente benévola tem um custo: ela expulsa cada vez mais o espírito do *carpe diem* de nossas vidas, com a consequência de que simplesmente planejamos em vez de simplesmente fazer. Quase nos esquecemos de como ser livres e espontâneos, como agarrar o momento e mergulhar no presente a exemplo de nossos antepassados medievais loucos por dançar. Essa é uma assombrosa perda cultural que equivale a um sequestro sub-reptício de nossas almas "aproveite o dia".

Simplesmente compre – Como a Nike nos ensinou a aproveitar o cartão de crédito

Eles não usam balaclavas. Não portam armas nem enviam bilhetes de resgate. Você os conhece por suas hábeis alcunhas – "estrategista de marca", "planejador", "criativo" e "administrador de e-commerce". Sim, é a indústria da publicidade e do marketing. E eles estão decididos a sequestrar seu *carpe diem*.

Desde o surgimento da psicanálise, nos anos 1920, os cérebros por trás das marcas – juntamente com psicólogos a seu soldo – tentaram desencadear nossas emoções, estimular nossos desejos inconscientes e provocar nossas psiques de modo a comprarmos mais coisas e alimentar nossa cultura de consumo turbinada. Uma das estratégias mais poderosas usadas pelos sequestradores foi criar ambientes e formas de envio de comunicações eletrônicas que tiram proveito de nossos instintos de aproveitar o dia. A compra é deliberadamente estruturada para estimular o comportamento impulsivo e o desejo de gratificação instantânea que existe ao lado de nossos eus mais cautelosos e avessos ao risco.

Um bom exemplo é o que os especialistas em marketing chamam de "posicionamento na loja". Em quase todos os caixas de supermercado você encontrará guloseimas, artigos com desconto e revistas de fofocas sobre celebridades, colocados ali especificamente para induzir um impulso de compra "aproveite o dia". Somos propensos a isso, argumentam os psicólogos, porque uma exaustiva ida ao supermercado durante a qual nossos cérebros muitas vezes tomam centenas de decisões enquanto andamos para cá e para lá nos corredores levam ao que é conhecido como "fadiga de decisão". Quando chegamos ao caixa, nossa limitada reserva de força de vontade se esgotou e não resistimos a jogar uma barra de chocolate no carrinho. Esse é um caso de aproveite o açúcar.[16] Essas estratégias de posicionamento ajudam a explicar por que cerca de 40% das pessoas gastam mais do que tinham planejado nas lojas e um terço relata fazer uma compra considerável por impulso toda semana, com valor médio de US$30. Nos Estados Unidos, as compras por impulso geram mais de US$4 bilhões em vendas por ano.[17]

Outro método é o uso de linguagem destinada a canalizar nossos instintos *carpe diem* indicando janelas de oportunidade – o que no jargão do marketing é conhecido como "venda da escassez". Pense naqueles cartazes alardeando "Enquanto durar o estoque!", "Liquidação para encerrar as atividades!", ou no slogan "Quando acabar, acabou", usados por supermercados e outros varejistas (aliás, cartazes em vermelho e amarelo parecem funcionar melhor). A invenção da Black Friday levou tudo isso mais adiante, com multidões enlouquecidas precipitando-se para lojas que oferecem megassaldos "por apenas um dia".

Essas estratégias estão longe de ser novas. Elas remontam à emergência de liquidações sazonais em lojas de departamento como Selfridges, Macy's e Bon Marché após a Primeira Guerra Mundial.[18] O fundador da Selfridges, Harry Gordon Selfridge, ficaria impressionado com a maneira como a tecnologia atual transformou o varejo e criou novas oportunidades para a compra por impulso. Quantos de nós resistimos à rápida e fácil conveniência da compra on-line e às tentações daquele botão de compra com um clique, com o bônus adicional de opções de entrega super-rápida? Como prova, não precisamos olhar além das extraordinárias estatísticas de vendas da Amazon. Mais de 304 milhões de pessoas no mundo inteiro têm contas na Amazon, enquanto o número de seus clientes Prime – que pagam um valor adicional para remessa de alta velocidade e outros benefícios – chegou a 54 milhões apenas nos Estados Unidos, com cada qual gastando em média US$1,100 por ano.[19]

Fazer compras tanto on-line quanto off-line muitas vezes parece uma excitante ou espontânea experiência de aproveitar o dia, embora eu duvide que Horácio tenha escrito a Ode XI para nos inspirar a conseguir uma pechincha na Forum. No entanto, isso apenas roça a superfície da maneira como a cultura de consumo sequestra o ideal *carpe diem*. Para explorar como isso acontece num nível mais profundo, mais sistêmico, vale a pena examinar a suprema companhia simplesmente faça: a Nike.

Ao longo da década de 1980, a Nike estava perdendo terreno para sua rival corporativa, a Reebok, que vinha dominando o florescente mercado de aeróbica e boa forma. Entre 1988 e 1998, porém, a Nike conseguiu virar a mesa, aumentando sua participação no negócio de calçados esportivos nos Estados Unidos de 18% para 43%, e elevando as vendas no mundo todo de US$877 milhões para US$9,2 bilhões. Em apenas dez anos – e apesar de vigorosas campanhas acusando-a de conivência com a exploração de mão-de-obra em condições desumanas de trabalho – a companhia convenceu milhões de pessoas a usar calçados esportivos e roupas atléticas não apenas para correr ou jogar basquete, mas como itens de moda cotidianos. No início dos anos 1990, o americano médio tinha quatro pares de tênis, e o menino típico tinha o dobro desse número.[20] Uma parcela estimada em 80% dos tênis Nike nunca era utilizada para as atividades a que se destinava: era muito mais usada para bater perna em shopping centers que para correr nas pistas.[21]

Como a Nike conseguiu essa espetacular façanha de marketing? A chave foi seu novo slogan publicitário *carpe diem*: "Just do it". Lançado em 1988 e ainda funcionando bem até hoje, "Just do it" é regularmente classificado como uma das campanhas mais bem-sucedidas de todos os tempos. Voltada não apenas para homens atléticos – o foco da estratégia de publicidade inicial da Nike –, a nova campanha procurou atrair todo mundo, de mulheres trabalhadoras e pais barrigudos a adolescentes inseguros e fashionistas. O slogan tirava proveito tanto das obsessões emergentes com a saúde pessoal quanto de um desejo em expansão de crescimento em todos os aspectos da vida. Usando heróis esportivos célebres como Michael Jordan cobertos com o logo "*swoosh*"*, ele enviava a mensagem de que, seja você quem for e faça o que fizer, com garra e determinação irá superar as expectativas e alcançar a excelência. Logo apareceram pôsteres em ginásios, dormitórios de faculdades e locais de trabalho mostrando um corredor numa estrada rural acompanhado pela mensagem: "Há clubes a que você não pode pertencer, bairros onde não pode morar, escolas em que não pode ingressar, mas o caminho está sempre aberto. Simplesmente faça."[22] A campanha publicitária não só entusiasmou telemaníacos a começar a treinar para correr maratonas, como também animou algumas pessoas a deixar seus relacionamentos abusivos e até tentar fazer salvamentos heroicos de prédios em chamas.[23] E o slogan vendeu uma grande quantidade de calçados: na virada do milênio, a Nike estava faturando cerca de 100 milhões de pares por ano.[24] "Simplesmente faça" tornara-se "Simplesmente compre".

A genialidade da estratégia da Nike é que ela nada tinha de engenhosa. Ela simplesmente se baseava num dos esteios do crescimento do capitalismo de consumo, que consiste em associar o ato de comprar com a transformação do eu. Durante quase um século a publicidade se concentrou em nos vender não apenas produtos, mas aspirações de estilo de vida e a promessa de mudança pessoal.[25] Esqueça o conselho de Gandhi de ser a mudança que você quer ver no mundo – a publicidade nos convence a comprar a mudança que queremos ver em nós mesmos. Pagando US$100 por um par de sapatos, você também reinventa quem você é, se torna mais rápido, mais forte, mais bem-sucedido e melhor que o resto. Você pode se tornar só um pouquinho um Michael Jordan, um Tiger Woods ou uma Maria Sharapova. É um negócio quase irresistível. Essa variedade de estratégia baseada em celebridades funcionou comigo. Lembro-me de comprar meus primeiros tênis Nike quando era aspirante a jogador júnior e de experimentar uma sensação de rapidez e leveza, além de me sentir

* *Swoosh:* onomatopeia de movimento rápido do ar ou da água. (N.T.)

literalmente *mais confiante* – como se pudesse entrar em quadra e devolver saques como John McEnroe.

Ao oferecer uma fórmula para remodelar o eu, a estratégia da Nike – como toda publicidade que nos convida a reinventar quem somos, seja por meio das roupas que usamos, seja pelo carro que dirigimos – arrastou uma crescente parcela de nossas escolhas de vida para o domínio do consumo material. Isso foi parte de um processo cultural mais amplo, evidente desde os anos 1970, em que buscamos sempre autoestima, reconhecimento social, expressão pessoal e uma sensação de pertencimento através de nossas compras. Uma nova filosofia de vida começava a dominar a sociedade ocidental: compro, logo sou. O crítico cultural John Berger comentou esse desenvolvimento em seu livro e documentário de 1972 *Ways of Seeing*:

> A publicidade não é só uma reunião de imagens concorrentes: é uma linguagem em si mesma, que está sempre sendo usada para fazer a mesma proposta geral. Dentro da publicidade, são oferecidas escolhas entre este creme e aquele creme, aquele carro e este carro, mas a publicidade como sistema faz somente uma única proposta. Ela propõe a cada um de nós que nos transformemos, ou às nossas vidas, comprando mais alguma coisa.[26]

As consequências para a prática de aproveitar o dia foram devastadoras. Se aceitarmos o consumismo como uma chave para a autotransformação, será nisso que tenderemos a concentrar uma quantidade cada vez maior de nossas energias *carpe diem*. Ao fazê-lo, acabamos voltando as costas para experiências de vida que não são facilmente encontradas em lojas ou grandes centros de vendas on-line. Como diz o analista social George Monbiot:

> Quantos [de nossos ancestrais] teriam adivinhado que pessoas detentoras de riqueza inimaginável, ócio e liberdade iriam passar seu tempo comprando óculos especiais para descascar cebolas e um extrator de clorofila? O homem nasceu livre, e ele está em toda parte nas grandes lojas.[27]

Pela primeira vez na história, fazer compras tornou-se uma das atividades de lazer mais populares, de modo que em vez de aproveitar o dia estamos ocupados aproveitando o cartão de crédito.[28] A cultura de consumo deslocou uma enorme série de atividades vibrantes, empolgantes e potencialmente significativas: não somente aventuras pessoais épicas como alpinismo, mas também experiências comuns como aprender dança de salão ou jogar Ultimate Frisbee com os amigos. E pelo que o consumismo substituiu essas coisas? Por uma versão insípida de liberdade que a redefine como uma escolha entre marcas. Nos anos 1990 era Nike ou Reebok. Hoje é Nike ou Adidas, iPhone ou Samsung, ou aquele velho dilema favorito de Coca-Cola ou Pepsi.[29] Enquanto nossa atenção é distraída por um assalto diário de publicidade em outdoors, anúncios pop-up e comerciais de TV, começamos a perder contato com o que é realmente valioso na vida, e nossa vitalidade "aproveite a dia" fica enredada numa multidão de escolhas relativamente triviais.

Mas espere um momento. Não seria isso apenas uma repetição da velha crítica marxista do capitalismo de consumo segundo a qual somos todos ingênuos, manipulados por hábeis e desonestos executivos de marketing que na verdade tomam nossas decisões de compra por nós, inventam maneiras ardilosas de tirar proveito de nossos instintos impulsivos e nos levam a comprar coisas de que não precisamos? Não há razões muito boas e relativamente inocentes pelas quais comprar um par de tênis Nike – porque, por exemplo, eles são um produto melhor, e precisamos deles para correr? E o que há de errado em comprar coisas se isso o faz se sentir bem consigo mesmo?

Estou entre os que acreditam que críticos como John Berger e George Monbiot estão em grande parte corretos. Ninguém acredita realmente na conversa oficial da indústria, de que a publicidade é um meio neutro que nos fornece uma informação objetiva para nos ajudar a fazer escolhas melhores. Os especialistas em marketing e marca são incrivelmente bem-sucedidos em criar necessidades que nunca soubemos ter e em nos fazer comprar seus produtos – será que alguém realmente precisa de óculos especiais para descascar cebolas? A razão pela qual são gastos bilhões de dólares em publicidade a cada ano e contratam-se psicólogos como consultores extremamente bem pagos é que isso funciona. Poucos de nós gostamos de admitir que estamos pessoalmente propensos a ser afetados por suas táticas. Desejamos acreditar que nossas escolhas de consumo são de nossa livre vontade e refletem nossa estética pessoal. Assim, você decide comprar aquele esplêndido abajur *art déco* ou aquela nova poltrona de estilo retrô anos 1960 de que realmente gosta. Mas então, por que será que itens extraordinariamente similares aparecem nas casas de três de seus amigos? Porque os cérebros por trás dos cérebros fizeram algumas de nossas escolhas em nosso lugar. Chamamos isso, de uma forma um tanto inocente, de moda.

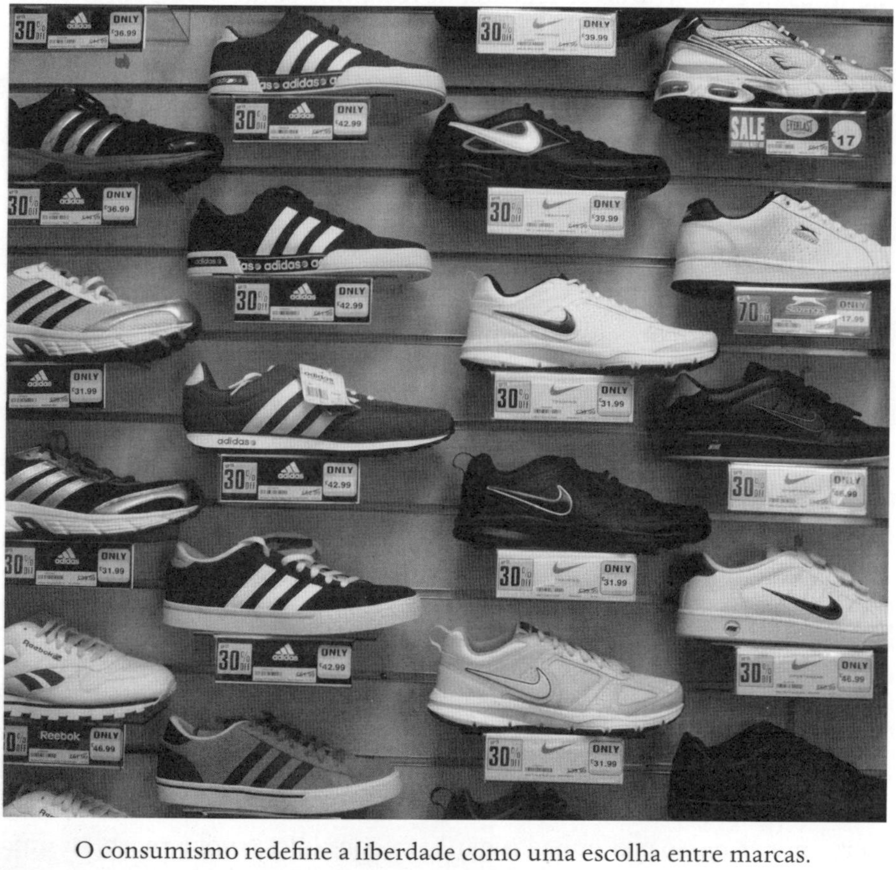

O consumismo redefine a liberdade como uma escolha entre marcas.

Não estou dizendo que todas as nossas compras são produto de manipulação psicológica – qualidade, conveniência, beleza e pura utilidade ditam muito do que compramos. Seu iPhone não apenas parece bacana, como lhe permite também encontrar o caminho quando está perdido, chamar um reboque quando seu carro quebra ou filmar seu filho dando os primeiros passos. A questão, no entanto, é que há mais persuasão oculta em jogo do que pensamos.[30] Qualquer pessoa que leve o *carpe diem* a sério precisa dar um passo atrás e considerar as maneiras como sua vida é moldada pela sociedade de consumo, e não sucumbir à crença reconfortante de que todas as pessoas, exceto nós, são influenciadas por ela.

Enquanto o carrossel do comércio continua a girar, e passamos cada vez mais tempo trabalhando duro para comprar todas as coisas que acreditamos que nos trarão felicidade, deveríamos parar para pensar sobre se aproveitar o cartão de crédito ou encher o carrinho de compras é realmente a melhor maneira de aproveitar o dia. Talvez desejássemos desfrutar os prazeres da escolha de consumo. Mas qual o valor de ser capaz de escolher entre 63 modelos de calçado Nike Air Max (sim, 63), dezessete tipos de café numa cadeia corporativa de cafeterias ou mais de trinta tipos de pás para jardinagem na Amazon? Será esse o tipo de liberdade que realmente importa? A grande tragédia que devemos enfrentar é que, durante o século passado, nossas vidas foram cada vez mais envolvidas por uma cultura do *carpe diem* impregnada de consumo, em que nossa maneira de simplesmente fazer é simplesmente comprar. É tempo de nos libertarmos das cadeias de lojas.

Simplesmente assista – Como os prazeres da TV produziram uma era de vida por procuração

Eu gostava de TV quando criança, assistindo uma hora antes da escola, todos os dias (*Thunderbirds*, *Superheroes*), e pelo menos uma hora e meia antes do jantar (17h30: *Wheel of Fortune*; 18h: *The Goodies*; 18h30: *Dr. Who*). Pergunte às pessoas o que elas ganham com isso, e você receberá uma variedade de respostas que ajudam a explicar por que essa é a atividade de lazer mais apreciada no mundo ocidental. Ajuda-nos a relaxar depois de um dia estressante no trabalho. Oferece uma fuga para mundos inacessíveis: o romance de um drama de época, o suspense de um thriller de ação, uma jornada arriscada pelas florestas de Bornéu. É um remédio para a solidão, especialmente para os idosos e sozinhos. Pais exaustos sabem que é uma excelente maneira de manter as crianças tranquilas enquanto eles fazem o jantar ou descansam por meia hora. Famílias confraternizam em frente ao aparelho, conversando e pondo-se em dia durante os anúncios. E espectadores encontram um grande número de programas educativos e informativos: noticiários, programas sobre a natureza, documentários históricos.[31]

O que eu não percebia quando adolescente, sentado em minha poltrona na Sydney suburbana tomando a atroz decisão de romper ou não a tradição para assistir a *Gilligan's Island* em vez de *The Goodies*, era que eu estava absorto num ritual que se classifica como uma das transformações culturais mais importantes jamais experimentadas pela humanidade. Menos de cinquenta anos depois da primeira demonstração de uma TV na loja de departamento Selfridges em Londres, em 1925, por volta de 99% das famílias ocidentais tinham um aparelho em suas casas. Hoje os europeus ou americanos típicos assistem em média a três horas de televisão por dia, quer em TVs de tela plana, computadores, celulares, quer em outros aparelhos (a maioria das pessoas, aliás, subestima enormemente o quanto assistem). Isso não leva em conta o tempo envolvido em atividades digitais como surfar na internet, redes sociais, envio de mensagens de texto ou videogames. Assim, a TV consome nada menos que 50% de nosso tempo de lazer e mais tempo do que passamos exercendo qualquer outra atividade isolada, exceto trabalhar ou dormir.[32] Talvez a melhor maneira de compreender quanto a TV colonizou nossas vidas seja pregar com fita adesiva a seguinte estatística em seu controle remoto: supondo-se que seus hábitos estejam aproximadamente próximos da média, se você viver até os 75 anos terá passado cerca de *nove anos* assistindo à TV.

Deixe-me tentar de novo. Imagine que você está no seu leito de morte, voltando os olhos para sua vida – sucessos e fracassos, amores, arrependimentos, bons e maus momentos. Aproximadamente uma década dela terá sido passada de olhos fixos na televisão. Suspeito que muitos de nós olharão para trás e apreciarão as lembranças de ter assistido às reprises de *The Big Bang Theory*.

Num mundo digital de smartphones e iPads, você pensa que a TV já não conserva tanto domínio sobre nossas vidas, e que, se há alguma coisa que ameaça sequestrar o *carpe diem*, é mais provável que seja todo o tempo que passamos mexendo em celulares e checando *feeds* nas redes sociais. Mas os dados de tempo de uso revelam que a TV continua a ser, de longe, a força dominante em nossa existência digital de 24 horas por dia, sete dias por semana. Segundo um dos estudos mais detalhados sobre quanto tempo os adultos americanos passam usando diferentes aparelhos eletrônicos, 12% do total diário são passados usando um smartphone, 9% num PC, 4% com um tablet e 18% ouvindo rádio. E o número que supera todos eles? A TV, com 51%, que vemos em horas programadas e para o que usamos cada vez mais serviços "sob demanda" e de "*catch-up*".*[33] É verdade que as pessoas que têm entre dezoito e 35 anos tendem a ver menos TV que a média, e que durante grande parte do tempo que as pessoas passam vendo TV elas estão também fazendo mil outras coisas em outros aparelhos. Mas, em geral, mesmo os viciados em checar seus celulares acabam dedicando uma parte considerável de cada dia à maravilhosa invenção de John Logie Baird. Um relatório seminal sobre o uso de mídia por adolescentes concluiu que, "mesmo neste mundo de novos meios, a atividade de ver TV – de uma forma ou outra – continua a dominar o consumo de mídia".[34]

Portanto, aqui está a pergunta que precisamos formular: como a quantidade absolutamente assombrosa de tempo que concedemos à atividade de ver TV – como quer e onde quer que a exerçamos – impacta nossa capacidade de curtir a vida?

Desde que se tornou uma força cultural globalmente dominante nos anos 1970, a TV atraiu sérias críticas. A violência na TV gera violência na

---

* Os serviços de *catch-up* permitem ver programas depois que foram transmitidos, usando dispositivos conectados à internet. (N.T.)

sociedade? Está a mídia corporativa distorcendo as notícias? Estão os comerciais de fast-food transformando nossas crianças em obesos viciados em junk food? A maior parte das críticas e do debate dizia respeito ao conteúdo. Meu interesse, entretanto, é mais pelo meio em si que pela mensagem.

Se eu lhe pedisse para aproveitar o dia, exatamente aqui e agora, seria improvável que você ligasse a televisão e começasse a zapear. A maioria das pessoas reconhece que a TV está a um passo de distância da experiência da vida real. *Carpe diem* tem a ver com aproveitar experiências para nós mesmos, não contemplar outras pessoas aproveitando-as numa tela. Há uma grande diferença entre frequentar aulas de tango e assistir a celebridades dançando tango. De maneira semelhante, você fica com as palmas das mãos suadas ao assistir a uma empolgante partida de tênis na TV, mas isso está longe de ser o suor que derramaria correndo numa quadra.

Essa ideia foi poderosamente defendida no livro clássico *Four Arguments for the Elimination of Television*, de 1978, escrito pelo ex-executivo de publicidade televisiva Jerry Mander. "Em uma geração, de centenas de milhares na evolução humana", escreveu ele, "os Estados Unidos haviam se tornado a primeira cultura a substituir a experiência direta do mundo por versões secundárias, mediadas, de experiência."[35] Mander enfatizava que a experiência mediada não era em si mesma um novo desenvolvimento. Com a expansão da alfabetização no século XVIII, por exemplo, os livros tornaram-se um importante canal através do qual ganhávamos conhecimento ou nos entretínhamos. Na visão de Mander, porém, a TV nos submergiu num ambiente artificial como nunca antes, acelerando a difusão da experiência mediada e nos introduzindo numa nova era de vida por procuração. Tornou-se normal sentar em frente a uma tela e passar uma porção substancial do dia assistindo a outras pessoas viverem suas vidas – ou atores fingindo ser outras pessoas –, em vez de vivermos a nossa. Em termos históricos, isso foi nada menos que bizarro.

Não estava Mander indo longe demais ao tachar a TV de atividade artificial distinta de genuína experiência de vida? É verdade que ver TV é uma espécie de experiência. Envolvemos nossos sentidos (pelo menos nossos olhos e ouvidos), e ela pode ser um passatempo comunitário – como quando vamos a um bar assistir à final da Copa do Mundo ou ao Super Bowl. Além disso, graças à gravação digital e à tecnologia de *streaming*, agora escolhemos ativamente o que ver e quando ver.

Em geral, no entanto, trata-se de uma maneira excepcionalmente passiva de se envolver com a vida. Sem dúvida, às vezes apertamos um botão que nos permite votar num reality show, mas na maior parte do tempo estamos apenas contemplando a tela, interrompidos por conversas fragmentadas durante os intervalos comerciais ou pelo envio de uma breve mensagem de texto para um amigo. Ao contrário de outras atividades digitais, como conversar pelo Skype com sua mãe ou jogar palavras cruzadas on-line contra seu melhor amigo que mora em outra cidade, a TV oferece pouco escopo para participação ou interação, o que a coloca na extremidade do espectro da experiência passiva. A TV é uma excelente maneira de relaxar, nos faz rir ou chorar, e decerto é mais informativa ou esclarecedora que rolar pelas atualizações do Facebook. Mas trata-se de um pobre substituto para a sensação pulsante de vivacidade e envolvimento ativo que é a essência do *carpe diem*. Experimentamos o mundo filtrado através de um prisma de cintilações eletrônicas de luz, de um modelo bidimensional da realidade criado para nós por comédias, noticiários, desenhos animados, séries policiais e reality shows (os quais, como todos sabemos, são cheios de momentos fabricados e drama induzido). Como expressou profeticamente o crítico cultural Guy Debord no final dos anos 1960, mergulhamos numa "sociedade do espetáculo" em que "tudo que era diretamente vivido foi transferido para uma representação".[36] Bem, nem tudo. Apenas nove anos.

Apesar de todos os prazeres que a TV proporciona, é difícil evitar a conclusão de que o simples volume de experiência de segunda mão que passou a ocupar a vida da maioria das pessoas – independentemente de classe, raça, gênero ou idade – representa um colossal sequestro de nosso potencial de *carpe diem*. Enquanto nossos ancestrais medievais se lançavam no carnaval, contentamo-nos agora em assistir a um documentário de trinta minutos sobre ele. Não só isso, as três horas por dia que dedicamos à

TV nos roubam um tempo precioso que estaríamos usando para desempenhar uma multidão de outras atividades, quer seja aprender a tocar ukulele, quer seja treinar seu cachorro para agarrar um frisbee, quer seja fazer uma sessão diária de meditação ou inventar um novo tipo de painel solar na garagem. É improvável que você faça muito progresso em qualquer dessas coisas se sua atividade usual à noite for instalar-se diante da TV. Será que os maiores aventureiros do *carpe diem* da história, de Marco Polo a Amelia Earhart, seriam viciados em TV? Duvido. Eles eram viciados na ocupação embriagante da vida experiencial (embora eu tenha certeza de que Marco Polo teria escrito um diário on-line e postado tuítes em suas viagens).

Um programa sobre viagens não nos inspira a nos lançarmos numa expedição de bicicleta através do Saara, um programa infantil criativo não mostra às crianças como fazer um forte com palitos de pirulito?[37] A TV não nos motiva a nos levantarmos do sofá e partir para a vida? Sim... mas só ocasionalmente. Décadas de pesquisa mostram que a TV atua como soporífero experiencial. O ato de ligá-la tende a nos desligar de muitas outras coisas. Para começar, é uma má notícia para nossa vida sexual: pessoas que têm um aparelho de TV no quarto fazem metade do sexo que aquelas que não têm.[38] Isso nos torna menos ativos: telespectadores muito intensos tendem a fazer menos esporte ou atividade física, especialmente as mulheres.[39] O consumo elevado de TV está associado a baixos níveis de envolvimento cívico e político, por exemplo, realizar trabalho voluntário, votar e protestar.[40] E não é muito bom para as crianças: pré-escolares que passam tempo demais olhando para telas dedicam-se menos a brincadeiras criativas e à solução construtiva de problemas.[41]

Outro pequeno detalhe que me esqueci de mencionar: a televisão vai matá-lo. No curso de minha pesquisa, topei com um surpreendente artigo no respeitado *British Journal of Sports Medicine* que concluía: "Em média, cada hora de TV vista após os 25 anos de idade reduz a expectativa de vida em 21,8 minutos."[42] Se alguma coisa o impede de aproveitar o dia – ou fazer qualquer outra coisa –, essa coisa é a morte prematura. Mas essa estatística é mesmo verdadeira? Assistir a uma hora de *Sherlock* seria de fato uma sentença de morte? O que descobri foi todo um campo de pesquisas em saúde pública, baseadas no estudo de dezenas de milhares de pessoas, provando reiteradamente que ver TV e outras formas de comportamento sedentário, como passar o dia todo sentado a um computador, andam de mãos dadas com um risco de morte aumentado, em particular por doença cardiovascular. Especialistas em medicina preventiva estão começando a reconhecer que os seres humanos não foram projetados para passar longos períodos sentados imóveis. Fazer isso pode, por exemplo, ter um efeito maléfico sobre o modo como nosso corpo processa as gorduras e outras substâncias, levando a um maior risco de graves problemas cardíacos.[43]

Uma coisa curiosa em relação a esses argumentos é que é improvável que eles o convençam a ver menos televisão. O motivo é que a TV tem qualidades viciantes muito poderosas. As pessoas às vezes têm uma forte compreensão de que deveriam ver menos, mas são incapazes de reduzir o tempo em que o fazem: pesquisas revelam que 40% dos adultos e 70% dos adolescentes dizem que veem TV demais, e 10% dos adultos se descrevem como viciados. Pesquisadores na Alemanha descobriram que pessoas que tentam resistir à ânsia de ver televisão fracassam em cerca de metade das vezes, e resistem muito mais ao desejo de tirar um cochilo ou comer entre as refeições. Outros estudos mostram que quanto mais tempo as pessoas veem TV, menos prazer extraem disso – entretanto não têm força de vontade para desligar o aparelho, mesmo quando o programa é enfadonho.[44] Pense em quantas vezes você chegou ao fim de um programa ou filme e perguntou a si mesmo: "Por que desperdicei meu tempo assistindo a essa porcaria?" Acontece comigo com mais frequência do que eu gostaria de admitir.

Ao mesmo tempo estimulador e relaxante, o ato de assistir à TV se transforma numa ânsia quase fisiológica: nos tornamos desesperados por uma injeção diária.[45] A natureza viciante do aparelho o torna semelhante ao soma, a droga da felicidade usada para dopar os habitantes em *Admirável mundo novo*, de Aldous Huxley.

Claro que todos nós precisamos de doses regulares de relaxamento. Mas não há outras maneiras de aliviar a tensão e a ansiedade – como uma massagem da pessoa amada (se você puder obtê-la) ou um longo banho de banheira à luz de velas (se não puder)? Não é mais divertido rir com seus amigos que com a plateia de estúdio na TV? Não há maneiras melhores de se manter em dia com os acontecimentos do mundo que um noticiário noturno que oferece só um punhado de reportagens de dois minutos cuidadosamente escolhidas por seu interesse visual, conteúdo dramático e "empacotabilidade", tanto quanto por seu valor como notícia?[46] Não nos sentiríamos melhor nos dedicando a atividades que envolvem alguma habilidade ou esforço (de jardinagem até marcenaria), que as pesquisas revelam proporcionar muito mais satisfação do que ver TV?[47] Afinal, realmente vale a pena conceder nove anos de nossa preciosa existência aos prazeres de segunda mão da TV, quando poderíamos ter uma experiência mais direta do mundo?

Não estou sugerindo que devemos abandonar a TV inteiramente. Desde que os antigos gregos inventaram o teatro público, os homens gostam de ser entretidos – foi por isso que me empanturrei de *Wolf Hall*, o magnífico drama em seis partes da BBC. E a TV é muito mais que entretenimento também: tenho certeza de que aprendi mais sobre a sociedade americana assistindo a *The Wire* que lendo um monte de livros-texto de sociologia, e não gostaria de abrir mão do sagrado ritual de vinculação afetiva entre pai e filho ao assistir a partidas de cricket com meu pai. Mas se esperamos trazer mais *carpe diem* para nossas vidas, não há ação mais óbvia que esta: reduzir as horas de TV e recuperar as oportunidades de aproveitar o dia que foram sequestradas de nós.

Embora a televisão continue dominante em nossas vidas cada vez mais baseadas em telas, outras formas de mídia digital também representam desafios para uma vida *carpe diem*. Talvez precisemos inventar estratégias para regular nossa exposição a todas elas. Algumas pessoas se submetem a uma dieta digital, usando aplicativos como AntiSocial, que desconecta o acesso a websites tentadores especificados por nós, como YouTube, Facebook ou Netflix. Outros sofrem síndrome de abstinência usando Freedom, que desliga completamente a conectividade da internet por um período estabelecido. Quando se trata da TV, você pode guardá-la num armário no alto da casa e só retirá-la se quiser assistir a alguma coisa (é uma medida extrema, mas funcionou comigo). Uma opção menos excêntrica seria limitar o número de horas em que você se permite ver TV cada semana.

As evidências sugerem que uma das melhores maneiras de romper o hábito é fazer uma lista de atividades não televisivas disponíveis e prazerosas e consultá-la cada vez que estiver prestes a executar a ação reflexa de ligar a televisão.[48] Pregue-a na tela se necessário. Isso o obrigará a fazer uma escolha genuína: será que assistir a este programa é o que realmente quero na vida neste exato momento (é bem possível que seja) – ou há alternativa melhor? Essa estratégia parece muito artificial, mas ela talvez seja o primeiro passo pequenino, embora significativo, em direção a uma vida guiada por um novo hábito: simplesmente fazer em vez de simplesmente assistir. Tire a poeira daquele ukulele e prepare-se para tocar.

A ilusão de escolha

Assim, a cultura de consumo, a TV e a mídia digital estão sequestrando nosso ímpeto de aproveitar o dia – e mal nos damos conta. Como fomos tão cegos para esse grave crime existencial? Uma razão é que somos bombardeados com mensagens culturais que nos dizem que vivemos numa era de escolha sem precedentes. Especialistas que vão de economistas e gurus da tecnologia a professores de marketing e psicólogos afirmam que a escolha é uma característica definidora de nosso tempo.[49] Sob certos aspectos eles estão certos. Quando faço minha compra semanal on-line no supermercado, há mais de 1.600 itens orgânicos em que posso clicar, enquanto a TV digital expandiu exponencialmente nossa gama de opções de programas e o advento de voos baratos abriu as fronteiras da viagem para milhões.

Essa aparente abundância de escolhas nos dá a sensação de que as possibilidades para aproveitar o dia se expandiram também. Se a variedade de caminhos se multiplicou e temos mais liberdade, então é apenas razoável supor que há mais escopo para sermos experimentais com nossas escolhas, viajando em novas direções e decidindo curtir a vida.

Na verdade, porém, nossa era de escolha é uma ilusão de proporções quase míticas. Em decorrência desse sequestro de que falamos, em alguns dos domínios mais vitais nossas escolhas diminuíram, desapareceram ou foram manipuladas e banalizadas, reduzindo-se à insignificância.

Como recobrar o *carpe diem* e ao mesmo tempo passar a perna nos sequestradores? O truque aqui é não abordar nossos agressores de frente, tentando combater diretamente o culto da eficiência, derrotar a jamanta do consumismo ou erradicar nosso vício em TV. Essas seriam batalhas perdidas. Uma estratégia mais sábia e hábil é pôr alguma coisa melhor no lugar deles, de modo que sejamos positivamente atraídos para escolhas e estilos de vida alternativos. Devemos criar uma imagem de como seria aproveitar o momento no mundo de hoje – uma imagem de *carpe diem* a que possamos aspirar. É hora de nos voltarmos para as cinco maneiras essenciais que a humanidade descobriu ao longo dos séculos de aproveitar o momento: oportunidade, hedonismo, presença, espontaneidade e política. Sua inspiração é nossa maior esperança para desarmar os sequestradores e recuperar nossa liberdade.

4. A arte de aproveitar as oportunidades

Lembra-se de Bernard Jordan, o intrépido veterano de 89 anos que escapou de sua casa de repouso para comemorar o septuagésimo aniversário dos desembarques do Dia D? Sua ousada fuga para as praias da Normandia foi o crime *carpe diem* perfeito. Ela representou também uma maneira muito específica de aproveitar o dia: agarrar uma janela de oportunidade momentânea que passa e é perdida para sempre. Desde o século XVIII, esse foi o significado dominante de *carpe diem* na cultura popular, e muito mais comum que alternativas como a busca de prazeres hedonísticos ou a ambição de viver no momento presente.[1] Hoje nossa linguagem está cheia de expressões que nos exortam a aproveitar as chances fugazes que a vida oferece, de "aproveite a oportunidade" e "a oportunidade só bate na porta uma vez" a "janela de oportunidade" e "oportunidade perdida".

Muito apropriadamente, dadas as experiências náuticas de Bernard, a própria palavra "oportunidade" tem origens marítimas. Ela vem da frase latina *ob portum veniens*, que significa "vindo em direção a um porto", e se referia a um vento favorável que empurraria o navio para o porto. Podemos, portanto, pensar na oportunidade como um vento bom soprando em nosso benefício. Estamos no lugar certo e na hora certa. A questão é saber se vamos içar nossas velas, apontá-las na direção apropriada e colher esse vento propício. E como superar nosso medo de que, ao fazê-lo, não cheguemos ao porto, mas sejamos arremessados contra os rochedos?

Se quiséssemos um nome para uma pessoa decidida a aproveitar oportunidades e saltar no agora ou nunca, o candidato óbvio seria "oportunista". Entretanto esse é um termo sobrecarregado de conotações negativas, como alguém que tira proveito de situações – e de outras pessoas – para seus fins egoístas. Ele emergiu originalmente da política italiana do século XIX e da ideia de *opportunismo*, em que o oportunista era alguém disposto a abrir mão de seus princípios no interesse da conveniência política.

É curioso que não tenhamos termos mais positivos, ou pelo menos neutros, para descrever aqueles cujas vidas são fortemente guiadas por uma mentalidade *carpe diem* de aproveitar oportunidades, por isso, neste capítulo, vou apresentar seis tipos de caráter que expressam algumas das maneiras importantes como as pessoas podem fazer isso. Ao lado do oportunista interesseiro há o experimentalista, a testemunha da morte, o temerário, o transgressor de papéis e o revolucionário. Cada um tem suas próprias motivações, visões de mundo e estratégias. O que eles compartilham é um talento para fazer escolhas – não as escolhas triviais que fazemos nas liquidações das lojas de departamento, mas as decisões mais substantivas que fornecem sustentação existencial e têm o potencial de levar nossas vidas para novas direções. Eles estão na vanguarda do desafio ao sequestro do *carpe diem* por forças como a cultura de consumo. Por meio das escolhas que fazem, eles têm em vista uma navegação arriscada que, embora cheia de perigos, os empurram para portos desconhecidos e até exóticos.

Como ser uma dançarina improvisada de boate

Se houve um único fio percorrendo a vida de Maya Angelou, foi sua atitude *carpe diem* de viver. Em seus últimos anos, Angelou foi mais conhecida como escritora e poeta – uma eminente mulher de letras afro-americana com mais de cinquenta diplomas honorários. Mas aos quarenta anos, como revelou em sua autobiografia em sete volumes, ela já tinha tido uma espantosa variedade de trabalhos, entre os quais cozinheira de restaurante, garçonete, prostituta, cafetina (dirigiu um prostíbulo de lésbicas quando tinha apenas dezoito anos), atendente de bonde, cantora e dançarina de boate, atriz, diretora de teatro, organizadora política para Martin Luther King e Malcolm X, jornalista e editora de jornal no Egito e em Gana e roteirista de TV.

Ela viveu com paixão e entusiasmo seguindo uma enorme série de carreiras e também mudando-se constantemente para novas cidades e países, jogando-se na política e em casos amorosos, tomando muito uísque e ousando até sua morte, em 2014, aos 86 anos. "A vida ama quem a vive", era seu excelente mantra, que envolvia não só reconhecer janelas de oportunidade, como fazer um corajoso esforço para abri-las e atravessá-las.[2] Ela era uma "experimentalista", alguém que via a vida como um bufê de possibilidades e experiências para serem provadas, mesmo quando isso envolvia risco e a perspectiva de fracasso.

Angelou elevou a prática de aproveitar oportunidades a uma forma de arte. Ao ver um anúncio para ser cozinheira de comida crioula por US$75 semanais, ela se apresentou e se declarou uma perita chef no assunto embora não tivesse absolutamente nenhuma experiência. Quando topou por acaso com um homem que procurava alguém para participar de seu número de dança, fingiu ser dançarina profissional para agarrar o emprego. Decidida a fazer carreira no show business, ouviu falar de uma oportunidade como cantora numa boate de São Francisco e se inventou como uma cantora cubana de calipso, quando na verdade jamais havia cantado, a não ser quando menina no coro da igreja (e tampouco era cubana).[3] Vezes sem conta, Angelou arriscou-se e mergulhou em novos trabalhos e experiências com uma fanfarrice que poucos de nós possuímos.

Um século de pesquisa sociológica nos diz que oportunidade e privilégio andam de mãos dadas. Há relativamente poucas oportunidades – em especial no mundo do trabalho – para os que vivem na margem social, quando comparados com pessoas com recursos financeiros, educação cara e boas relações sociais. É verdade: obtenha um diploma em Harvard ou Oxford, e as portas se abrirão, em particular se você for branco e homem. Mas a história de Angelou acrescenta outras nuances, revelando como mesmo em condições de pobreza e adversidade é possível desenvolver uma abordagem *carpe diem* à vida fundada na prática de aproveitar oportunidades. Especialmente no início de sua vida, ela aproveitou as oportunidades como questão de absoluta necessidade, não de escolha. Tendo crescido numa cidadezinha do Arkansas cercada por racismo e preconceito cotidia-

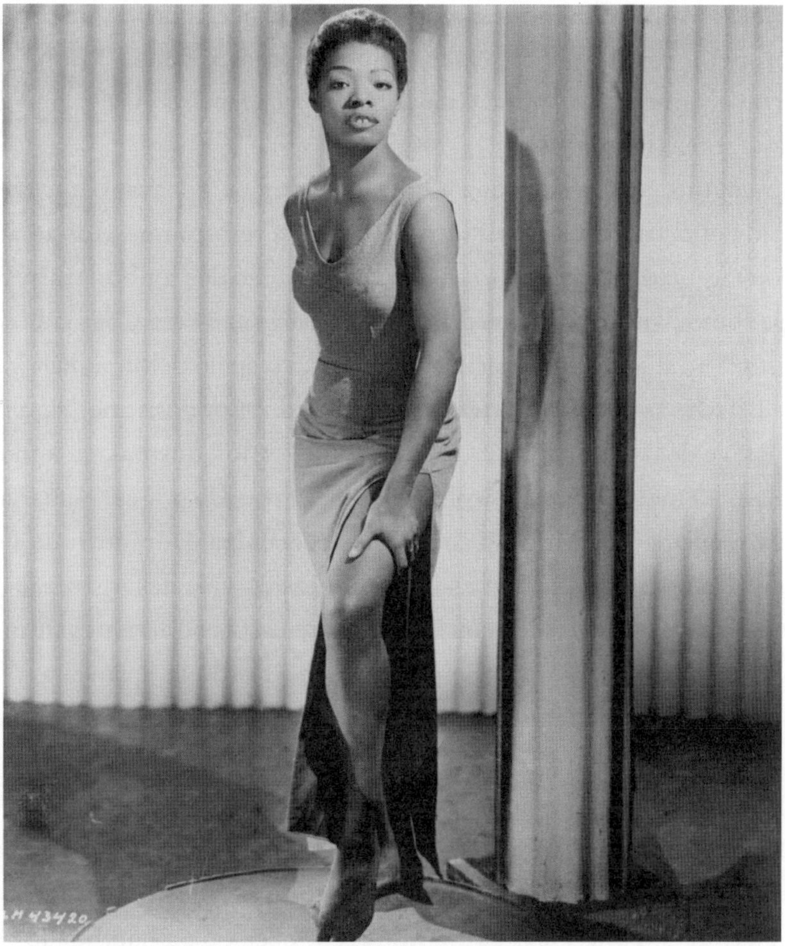

Maya Angelou, 1957. Uma de suas muitas carreiras *carpe diem* consistiu em inventar-se como dançarina de boate.

nos, aos dezessete anos se viu mãe solteira tendo de ganhar a vida. Assim, desde uma idade precoce, agarrou cada oportunidade que surgiu no seu caminho. "O nascimento de meu filho", recordou, "me fez desenvolver a coragem de inventar minha vida."[4] Com o passar do tempo, Angelou compreendeu que sua perspectiva *carpe diem*, originalmente motivada pela necessidade de equilibrar o orçamento, estava na realidade lhe proporcionando uma existência incrivelmente vibrante. Passou a apreciar a liberdade e o entusiasmo que ela oferecia, em especial depois de se casar pela primeira vez e descobrir sua aversão à domesticidade. "Minha vida começou a parecer um anúncio da revista *Good Housekeeping*", lamentou Angelou.[5] Logo largou isso.

No entanto, apesar de toda a liberdade de que gozava, o aproveitamento de oportunidades nem sempre chegava sem custos. Aos 26 anos Angelou recebeu de repente a oferta de um emprego dos sonhos: viajar pela Europa como dançarina numa produção de *Porgy and Bess*. Chamada com apenas quatro dias de antecedência, ela seguiu o apelo do *carpe diem* e deixou os Estados Unidos, aventurando-se no exterior por um ano. Para isso, porém, teve de deixar para trás o filho de nove anos, que passou a morar com a avó. O menino ficou psicologicamente marcado por essa separação forçada, o que deixou Angelou consumida pela culpa. Durante toda a sua infância, ele teve de enfrentar as inseguranças da vida desorganizada da avó, que fez com que frequentasse dezenove escolas diferentes num período de onze anos.[6] Isso é um lembrete de que a ação de aproveitar o dia pode ser acompanhada por sério dano colateral, não só para a pessoa que a pratica, mas também para as que são afetadas por suas decisões. Cada escolha acarreta uma inescapável responsabilidade.

Não há dúvida de que Maya Angelou tinha uma extraordinária coragem e confiança, mas ela se apressou a destacar que a maioria das pessoas tem capacidade para ousar assim que reconhece que a habilidade para quase qualquer carreira ou atividade pode ser aprendida na prática com determinação e zelo. Quando lhe ofereceram o cargo de editora de jornal no Cairo, aprendeu com os outros como redigir artigos de opinião. De maneira semelhante, quando solicitada a escrever um documentário de TV em dez partes sobre cultura afro-americana, enfrentou o desafio, acreditando que poderia aprender a escrever roteiros de filmes sozinha, a partir de livros. "Com tempo e um bibliotecário amável, qualquer pessoa não qualificada pode aprender como construir uma réplica do Taj Mahal", disse ela.[7] Essa é uma ideia inspiradora, embora implique o risco de a edificação desmoronar à nossa volta.

Havia, contudo, outro segredo para sua coragem *carpe diem*: Angelou tornou-se especialista em improvisar, ou *wing it* – expressão que se referia a atores que desempenhavam um papel sem saber inteiramente suas falas e recebiam deixas sopradas dos bastidores (*wings*) para o palco.[8] Regularmente ela se via sem os conhecimentos ou a experiência necessários, conseguindo executar seus muitos papéis graças à exibição de uma falsa autoconfiança no desempenho deles. Algumas vezes fracassou e caiu de cara no chão, mas em geral não o fez, e conseguiu transformar seus esforços em sucesso. Há inúmeras evidências de que o número de pessoas improvisando em seus trabalhos é muito maior do que imaginamos, de políticos e executivos de empresas a funcionários públicos e jornalistas.[9] Embora haja diversos genuínos especialistas por aí, há uma quantidade igualmente grande de gente que improvisa secretamente e opera no próprio limite da competência. Esse é um pensamento assustador, mas também libertador. Poderíamos todos nos juntar às fileiras dos que estão apenas improvisando e soltar mais nosso lado experimentalista no mundo.

A mulher com a tatuagem carpe diem

Qualquer pessoa que veja *Ensina-me a viver*, o filme cult de 1971, gostaria de passar pelo menos um dia de sua vida com Maude. Enquanto Harold é um jovem rico mórbido e perdido, que se esforça para encontrar sentido em sua existência, Maude é uma mulher de 79 anos de espírito livre e apaixonada vivacidade. Ela invade pet shops e liberta canários. Furta carros e os dirige perigosamente até lindos cumes de montanhas, onde brinca à luz do sol. Trabalha como modelo nu. Entra nas atrações mais horripilantes do parque de diversões. Mora num velho vagão de trem abarrotado que parece uma loja de penhores, cheio de banjos, flores, esculturas, um retrato dela mesma namorando um cisne e uma máquina que bombeia o cheiro da neve na cidade de Nova York.

Os dois se encontram num passatempo favorito que compartilham: assistir a funerais de estranhos. A abordagem vivaz e extrovertida à vida de Maude explode o mundo introspectivo e egocêntrico de Harold. "Estou sempre à procura de experiências novas", diz Maude. "Tente alguma coisa nova a cada dia. Afinal, a vida nos foi dada para que a exploremos. Ela não dura para sempre."[10] Harold fica contagiado por essa ânsia de viver. Juntos eles sequestram uma arvorezinha que morria por causa da poluição da cidade e a transportam de carro – perseguidos pela polícia – para uma luxuriante floresta, onde a replantam e lhe dão nova vida num gesto que serve de metáfora para o próprio filme. Quando se apaixonam – desafiando a diferença de idade de seis décadas –, cantam o hino *carpe diem* de Cat Stevens, "If you want to sing out, sing out".

De onde vem o extraordinário apetite pela vida de Maude? Isso é um mistério durante a maior parte do filme, mas perto do fim seu segredo é revelado. Algumas pessoas não o percebem da primeira vez que assistem. Os dois estão contemplando um sublime pôr do sol juntos. Harold estende a mão para segurar a de Maude e por um brevíssimo instante vê um número tatuado no braço dela: P-876854. Talvez seja o mais sutil, embora poderoso, momento alusivo ao Holocausto na história do cinema. Maude é uma sobrevivente dos campos de extermínio.

Maude é um exemplo de testemunha da morte, alguém que decide aproveitar o momento após se ver face a face com a morte. O choque com sua mortalidade desperta essas pessoas para as possibilidades da existência humana, ajuda-as a reavaliar o que é realmente importante e as compele a aproveitar as oportunidades e viver a vida ao máximo. Isso pode ocorrer quando alguém descobre que tem uma doença terminal ou depois de uma experiência de quase morte – como sobreviver a um acidente de carro.

São as testemunhas da morte como Maude excepcionais em sua reação à morte? De maneira alguma. Os psicólogos têm um nome para isso: "crescimento pós-traumático". Esse campo de pesquisa em expansão examina como acontecimentos traumáticos, em particular escapar da morte por um triz, pode ter um impacto positivo sobre as pessoas. Uma das principais descobertas é que esses acontecimentos têm maior probabilidade de provocar experiências de crescimento que resultar em distúrbios psiquiátricos como a depressão.[11] Alguns tornam-se mais atenciosos e empáticos, ao passo que outros experimentam um despertar espiritual. Mas um dos efeitos predominantes é que isso induz um entusiasmo *carpe diem* pela vida. As pessoas abandonam seus empregos enfadonhos, lançam-se em aventuras de viagem com os filhos reforçando seus laços afetivos, ou, como Maude, dedicam-se a aproveitar chances e espremer cada grama da experiência do fato de estar vivo. Enquanto para muitos indivíduos – talvez cerca da metade – o acontecimento traumático não tem grande impacto no modo como escolhem viver, para outros é um importante ponto de inflexão.[12]

Um estudo de mais de duzentas pessoas que tinham sobrevivido a perigos que lhes ameaçaram a vida, como afogamento, acidentes de carro, quedas ao praticar alpinismo e doenças graves, revelou que cerca de uma em quatro delas desenvolveu um sentido de preciosidade da vida e um desejo de viver mais plenamente, reavaliar suas prioridades e correr mais riscos (inclusive nas relações sociais).[13] Contemplar a morte as fez compreender que a vida era curta e elas a haviam declarado como favas contadas. Mensagem semelhante apareceu num recente vídeo viral do YouTube que mostrava uma mulher diagnosticada com câncer no cérebro a quem deram seis meses de vida. "Aproveite o dia", ela exortava. "O que é importante para você? Com o que você se preocupa? O que importa? Corra atrás disso. Esqueça o resto."[14] Maude certamente teria concordado.

Vez por outra o crescimento pós-traumático ocorre numa escala de massa. Os anos 1920, conhecidos como um período de vida frenética e exuberante, floresceram como uma reação aos horrores da Primeira Guerra Mundial. Milhões de soldados tinham visto a face da morte nas trincheiras numa escala inimaginável e testemunhado ao vivo o sofrimento de seus compatriotas. "Aqui estava uma nova geração", escreveu F. Scott Fitzgerald em *Este lado do paraíso*, "que cresceu para descobrir todos os deuses mortos, todas as guerras travadas, todas as fés no homem abaladas." O resultado foi uma explosão de vitalidade *carpe diem*, em que agarrar novas oportunidades e viver hedonisticamente para o momento eram a norma.

Nem todos, entretanto, estavam se divertindo durante a era do jazz. Assim como cerca de 20% dos soldados americanos que retornam do Iraque e do Afeganistão hoje sofrem de distúrbio de estresse pós-traumático, os veteranos da Primeira Guerra Mundial tinham sua própria versão, designada com a expressão inadequada "trauma de guerra". Muitos nunca se recuperaram.[15]

Contemplar a morte, portanto, pode ser uma bênção ambígua. Mas se, como Maude, você conseguir sobreviver psicologicamente à provação, isso talvez abra sua mente para uma nova possibilidade: a vida não está apenas cheia de momentos individuais de oportunidade, ela própria é uma janela de oportunidade que surge brevemente, apenas uma vez, e pode ser agarrada. Afinal de contas, diz Maude, a vida nos foi dada para que a exploremos.

A emoção viciante de ser baleado

Vietnã, Camboja, Congo, El Salvador, Uganda, Biafra, Irlanda do Norte, Líbano, a Guerra dos Seis Dias. Numa carreira que abarca mais de trinta anos, o fotógrafo britânico Don McCullin expôs sua vida a riscos extraordinários para cobrir alguns dos conflitos mais perigosos do mundo. Suas imagens dos horrores e sofrimentos da guerra, publicadas sobretudo na *Sunday Times Magazine* do final dos anos 1960 ao início dos anos 1980, ficaram gravadas na cabeça de uma geração. Ele não foi ao Vietnã só uma vez. Foi mais de quinze vezes, esquivando-se dos projéteis enquanto os soldados eram explodidos em pedaços à sua volta, chapinhando através de canais cheios de cadáveres intumescidos e dormindo em buracos infestados de ratos enquanto o fogo de atiradores de tocaia apontava para ele. No Camboja, sob ataque do Khmer Vermelho, escapou com vida quando uma bala de AK-47 se introduziu em sua câmera Nikon F, a milímetros apenas de seu crânio. Em Uganda, foi aprisionado pelas temidas forças de segurança de Idi Amin e teve a sorte de ser deportado após quatro dias, ao passo que dúzias de pessoas nas celas circundantes foram brutalmente executadas.

McCullin encarava a fotografia como um ofício *carpe diem*. Sua ambição era aproveitar oportunidades para captar – com um clique de sua câmera – momentos fugazes de violência, terror, pobreza e por vezes amor e camaradagem. Um homem tocando bandolim sobre o corpo de uma menina morta no Líbano. Um soldado arremessando uma granada como um atleta olímpico, instantes antes de levar um tiro. Para colher o vento da oportunidade, McCullin viajou para alguns dos lugares mais instáveis e perigosos do planeta, arrastado por um estranho instinto que o depositava no lugar certo e na hora certa. Em 1961 ele sentiu que Berlim ia explodir e foi imediatamente para lá, chegando a tempo de testemunhar a crise do Muro de Berlim, que se tornou um ponto de inflexão da Guerra Fria. Quando punha o pé numa zona de conflito, costumava rumar diretamente

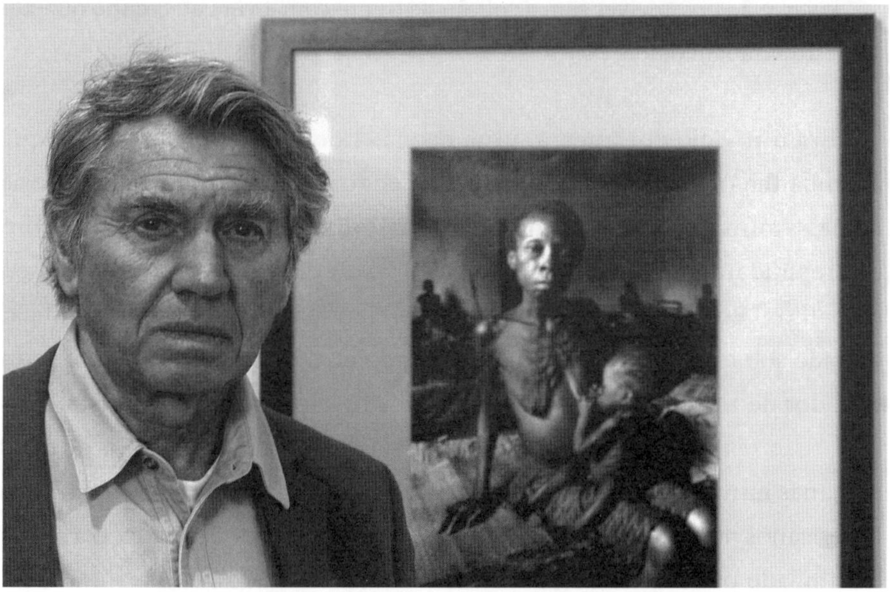

Don McCullin numa exposição de suas fotografias de guerra, 2005.

para "onde o combate corpo a corpo parecia mais sangrento".[16] No Congo, disfarçou-se de mercenário para chegar aos campos de extermínio de Stanleyville, e teria sido posto diante de um pelotão de fuzilamento quando sua impostura altamente arriscada foi descoberta por um comandante militar local. Tudo no esforço para obter as melhores fotos.

McCullin era um temerário do aproveite o dia, alguém cujos esforços para criar e agarrar oportunidades envolve cortejar a morte e o perigo. Esse tipo contrasta com a testemunha da morte, cuja mentalidade *carpe diem* nasce de um encontro acidental ou indesejado com a morte, e não de uma intenção deliberada de dançar com ela. Mas o que impele um temerário como McCullin? Que recompensas fariam com que valesse a pena correr riscos tão extremos? Ele explica:

> Quando vou para casa e durmo na minha própria cama, logo fico inquieto... Minhas guerras, a maneira como vivi, isso é como uma doença incurável. É como a promessa de um tremendo barato e a certeza de um sonho ruim. É uma coisa que ao mesmo tempo temo e amo, mas sem a qual não posso viver. Não posso viver sem a colisão de frente com a vida que tenho quando estou trabalhando.[17]

Era um vício em guerra, uma droga; a descarga de adrenalina que acompanha o perigo e o faz sentir-se plenamente vivo. "Eu não gostaria de passar um ano sem estar numa guerra", disse ele uma vez.[18] McCullin usa repetidamente a palavra "excitação" para descrever a atração de seu trabalho. "Eu achava que era uma espécie espantosa de excitação ficar deitado sob uma chuva de projéteis caindo em cima de mim ou com um atirador de tocaia querendo me acertar", revelou numa entrevista.[19] Às vezes isso se transformava quase num tipo de insanidade. Depois de duas semanas numa intensa batalha enquanto acompanhava fuzileiros navais americanos no Vietnã, "fiquei totalmente enlouquecido, largado, correndo de um lado para outro como um animal atormentado".[20] O resultado foi que ele fez algumas de suas mais célebres fotografias. Apesar de toda a fama, o preço cobrado de sua família foi severo. Sua primeira mulher, Christine, sempre detestou a atividade do marido. "O trabalho não era somente o inimigo – era também a outra mulher, por assim dizer", ele admitiu. "Christine estava sempre lá para mim, mas ela não venceu no fim."[21] O casamento deles acabou por se desfazer.

McCullin está aposentado há muito tempo e agora é assombrado pelo que testemunhou na guerra, uma vítima viva de seu próprio ímpeto *carpe diem*. Ele está no extremo da categoria temerária, mas decerto não está sozinho em sua busca de excitação. Alpinistas, pilotos de corrida, paraquedistas, exploradores polares e muitos outros se expõem a riscos substanciais para sentir um gosto de intensa vivacidade. Esse é um ideal que remonta à cultura pré-moderna da caça, em que a emoção da perseguição – imagine americanos nativos correndo a cavalo atrás de manadas de bisões através das Grandes Planícies – era muitas vezes uma recompensa tão grande quanto a carne que fornecia. Como uma filosofia de vida *carpe diem*, isso pode ser mais bem expresso pelo equilibrista Philippe Petit, que em 1974 atravessou os 43 metros entre as Torres Gêmeas na cidade de Nova York sobre um cabo de pouco mais de 2,5 centímetros de espessura sem nenhum equipamento de segurança:

> Para mim, é realmente muito simples, a vida deve ser vivida no limite. Você tem de exercitar a rebeldia. Recusar-se a se prender às normas, recusar o próprio sucesso, recusar repetir-se, ver cada dia, cada ano, cada ideia como um verdadeiro desafio. Então você viverá sua vida na corda bamba.[22]

Petit pode nos estimular a abraçar o risco como parte da vida e não ter medo de aproveitar oportunidades que induzem medo e incerteza. Mas não queremos todos naturalmente minimizar o risco e seguir o caminho mais seguro disponível? Não, segundo o especialista em risco John Adams. Ele sustenta que correr riscos é parte do que nos torna humanos e que todos nós temos uma inerente "necessidade de excitação". *Homo prudens*, o homem do risco zero, é apenas um elemento de nossos caracteres. "*Homo aleatorius* – o homem dos dados, o homem jogador, o homem que corre riscos – também se embosca em cada um de nós", escreve ele. Mesmo a pessoa mais avessa ao risco possui isso dentro de si, tendo sido uma criança que aprendeu a andar quando cada passo cambaleante era uma tentativa arriscada. E imagine a vida sem absolutamente nenhum risco, seja em nossas relações afetivas, no trabalho ou em nossas atividades de lazer. "Certeza demais é algo enfadonho, não gratificante e depreciativo", diz Adams.[23] Ela nos diminui e nos mima numa existência protegida que nos priva das recompensas da excitação e do desafio.

Isso não significa que deveríamos todos nos inscrever para virar equilibristas ou fotógrafos de guerra, mas que é preciso reconhecer que oportunidades na vida envolvem riscos, e que cautela em excesso talvez não seja bom para nossa saúde existencial. Este é um tópico a que voltarei num capítulo posterior, ao analisar as inclinações cognitivas que nos impelem a buscar segurança em vez de risco. Mas por ora vale a pena lembrar uma frase que ouvimos crianças dizerem umas para as outras: "Eu duvido você fazer isso." Talvez elas compreendam algo de fundamental sobre a condição humana e que nos faz florescer, algo que muitos adultos parecem ter esquecido.

Tendo agora conhecido o temerário, a testemunha da morte e o experimentalista, é hora de anunciar a entrada de um quarto personagem que encontra formas de colher os ventos da oportunidade: o transgressor de papéis.

Pink Floyd e a vovó que anda sobre brasas

Uma ideia antiga no pensamento social do Ocidente é ver a sociedade como um teatro em que os seres humanos são como atores num palco, desempenhando papéis que vão do cômico ao trágico. Essa tradição do *theatrum mundi* remonta a Platão e à ideia de que parecemos fantoches cujas vidas são escritas pelos deuses. Shakespeare desenvolveu o tema, declarando que "o mundo todo é um palco" em que cada um de nós "desempenha seu papel". Durante o último meio século, sociólogos especializados na "teoria dos papéis" usaram a metáfora da vida social como um drama para analisar como nos apresentamos às outras pessoas e estamos aprisionados em narrativas particulares. Essa visão de nós mesmos como personagens numa peça está em harmonia com o significado original de "pessoa", que vem da palavra latina *persona*, a máscara de um ator. Estamos todos, em certo sentido, usando máscaras.[24] E essas máscaras, eu acredito, podem afetar nossa capacidade de aproveitar o momento.

Pare um pouco e pense nos diferentes papéis que você desempenha em sua vida diária: a filha zelosa, a mãe perfeita, o advogado ponderado, a alma da festa, o amigo leal, a adolescente mal-humorada, o empresário inconformista, o artista torturado, o bom provedor, o anfitrião gentil, o almofadinha relaxado ou o intelectual sério. Você troca depressa de um papel para outro, dependendo se está numa reunião de trabalho, numa despedida de solteiro ou brincando com seus filhos. Cada papel tem sua própria personalidade socialmente reconhecida e expectativas, e vem com maneiras específicas de falar, agir, linguagem corporal, roupas e expressão emocional. Como a alma da festa, você é esfuziante e loquaz, conta piadas, enche os copos e arrasta as pessoas para a pista de dança. Como a filha zelosa, você é aquela que visita regularmente a mãe idosa na casa de repouso (seus irmãos raramente se dão a esse trabalho). Como a mãe perfeita, você sempre põe seus filhos antes da carreira e se assegura de que eles pareçam imaculados para a visita dos seus sogros. Sei que quando vou visitar meus pais em Sydney retorno a um antigo papel da infância em que sou inusitadamente preguiçoso e deixo meus pais terem a maior parte do trabalho de cozinhar e limpar, enquanto fico de braços cruzados vendo mais televisão do que é bom para mim. E tenho 45 anos.

Não há nada inerentemente errado em desempenhar papéis, mas é importante notar quando os papéis começam a nos controlar. Ao longo do tempo, os diferentes personagens que habitamos se infiltram em nosso inconsciente, moldando a maneira como falamos, pensamos e agimos. Um consultor de gestão que conheci, o qual passou vários anos trabalhando em algumas das mais importantes empresas do mundo quando tinha vinte anos, contou-me como seu papel começou a se apoderar de sua personalidade:

> Fiquei completamente aprisionado na narrativa do que significava ser consultor de gestão. Em reuniões, quando estávamos dando impulso a um novo projeto, eu dizia o que estava previsto sobre minhas metas pessoais de desenvolvimento – "neste projeto quero assumir mais responsabilidade", coisas desse gênero. Coisas em que não acreditava realmente ou com que não se importava, mas que eram esperadas de você. Depois, como todas as outras pessoas, comecei a ir esquiar nas férias, porque era isso que todos os outros consultores faziam. Era parte da imagem, ser esportivo e um pouquinho machão. A princípio você sabe que está desempenhando um papel, mas depois a narrativa se torna parte de você, e tudo aquilo começa a se tornar "normal".[25]

De forma semelhante, alguém desempenhando o papel de anfitrião gentil pode cumprimentar as pessoas com um cordial aperto de mão e olhá-las nos olhos, perguntar como vai a família e tagarelar amavelmente sobre os planos das férias, assegurando-se ao mesmo tempo de não revelar qualquer aversão pessoal que tenha por um convidado em particular e guardando para si qualquer tumulto emocional que esteja ocorrendo em sua vida. Embora o anfitrião gentil muito provavelmente negue que é "controlado" por seu papel e está seguindo um script, é revelador o fato de que um observador externo seja capaz de prever a maior parte do comportamento dele, que é a fórmula socialmente reconhecida do que faz o anfitrião gentil.

Quando esses padrões de comportamento se tornam tão arraigados que nem sequer os notamos, surge uma interessante questão: quão autênticos somos nos vários papéis que desempenhamos? Essa foi uma pergunta extremamente bem formulada por Jean-Paul Sartre em *O ser e o nada*, no qual ele descreve um garçom que parece estar representando um papel. Seus movimentos são exagerados – ele se curva em direção aos clientes um pouco afetadamente demais –, sua voz e expressões faciais são quase solícitas demais. "Ele está fazendo de conta que é garçom num café", escreve Sartre, "não há nada ali para nos surpreender."[26] Em outras palavras, o garçom não está realmente sendo ele mesmo. Não é livre.

A maioria dos garçons que conheço não é tão bajuladora e presa ao papel como a variedade parisiense encontrada por Sartre, mas há persuasivas evidências de que papéis sociais podem moldar poderosamente nosso comportamento. Entre os exemplos mais conhecidos disso está o experimento da prisão de Stanford, concebido pelo psicólogo Philip Zimbardo em 1971. Vinte e quatro estudantes psicologicamente estáveis receberam os papéis de guardas ou prisioneiros numa prisão simulada. Dentro de apenas poucos dias, entretanto, os guardas tornaram-se sádicos (por exemplo, agredindo fisicamente os internos), e os prisioneiros, agudamente angustiados, com alguns gritando ou chorando sem que pudessem ser contidos. A situação ficou tão incontrolável que o experimento teve de ser interrompido após seis dias, em vez de se estender pelas duas semanas planejadas. Embora seja um caso extremo, ele é revelador da maneira como facilmente internalizamos os papéis.[27]

Mas o que tem tudo isso a ver com aproveitar o dia? Permita a Eve Hoare explicar. Quando estava na casa dos setenta anos, ela foi entrevistada para um projeto que orientei em Oxford sobre como as pessoas mudam o curso de suas vidas. "Os melhores anos foram dos sessenta aos setenta", disse ela. Por quê?

> Eu realmente cresci, porque quando tinha 62 anos fiz um curso de avaliação de vida e me dei conta de repente de que não sabia quem eu era. Eu tinha sido a criança obediente, trabalhadora, a esposa, professora e mãe. Eu era sempre os meus papéis. Foi um verdadeiro choque.[28]

O curso envolvia desafios físicos e oferecia ferramentas de autorreflexão. Os participantes tiveram de descer alguns metros por um penhasco escarpado, atravessar uma ravina, pular no mar de uma altura de quase dez metros e andar descalços sobre mais de dezoito metros de carvões em brasa. Eve, que acabou se tornando assistente no curso, fez a caminhada sobre brasas sete vezes. Seu verdadeiro aprendizado, contudo, foi reconhecer que estivera desempenhando papéis que, pensando melhor, não pareciam ter sido inteiramente de sua escolha. Desde muito jovem fora uma zelosa cuidadora de sua mãe adoentada e abrira mão de uma bolsa de estudos na Universidade de Edimburgo para ficar com ela, que havia sofrido um colapso nervoso. Eve tornou-se taquígrafa, depois dona de casa por dez anos e mais tarde trabalhou como professora de uma escola primária para sustentar a família.

Depois de sua revelação sobre os papéis, a vida de Eve foi se abrindo e ela começou a aproveitar o dia com incrível vigor. Entrou para uma faculdade e estudou literatura, passou a gostar de escrever poesia e pintar, fez trabalho voluntário na Bósnia com crianças que tinham sido feridas na guerra e ingressou num grupo de apoio para ajudar pessoas com doenças terminais.

> Passei a compreender que, se você não gosta da maneira como vive, deve mudá-la imediatamente, e foi por isso que me aposentei como professora... Você pode realmente ver como alguns jovens não encontram o justo equilíbrio, não compreendendo que deveriam tirar o máximo proveito de seus anos preciosos. Sinto que tenho a missão de fazer outras pessoas verem que deveriam agarrar cada oportunidade que surge, que a vida passa tão depressa.[29]

Ela gosta de citar a canção de Pink Floyd "Time", especialmente a parte sobre como podemos perder o tiro de largada na vida. Eve Hoare levou um longo tempo para ouvir o tiro de largada, mas depois que o fez, correu a toda velocidade. O que quebrou o silêncio? Passar a compreender como os papéis sociais haviam moldado sua vida e limitado suas escolhas e sua visão pessoal. No fim, ela se tornou uma transgressora de papéis e deu a si mesma um novo tipo de liberdade num palco diferente.

A maneira maquiavélica de aproveitar o dia

Entre os mitos culturais mais poderosos que emergiram no século XIX estava a ideia do self-made man. Um de seus defensores foi Samuel Smiles, autor do best-seller *Ajude-se*, de 1859. Oferecendo exemplos de figuras como Benjamin Franklin, ele afirmava que o sucesso na vida – como homem de negócios, político, inventor ou artista – era principalmente uma questão de diligência, aplicação, perseverança, prudência, eficiência e autoaperfeiçoamento. "O espírito de autoajuda é a raiz de todo crescimento genuíno no indivíduo", escreveu Smiles. "A ajuda vinda de fora muitas vezes é debilitante em seu efeito, mas a ajuda vinda de dentro fortifica invariavelmente."[30]

Por que isso era um mito? Basta olhar para a explosão econômica pós-Guerra Civil nos Estados Unidos, as décadas imediatamente depois que Smiles publicou seu livro. A vasta maioria dos que alcançaram sucesso não era de self-made men, mas tinha começado com as vantagens de riqueza, educação e contatos sociais: um estudo de trezentos executivos nos ramos têxtil, de aço e ferroviário na década de 1870 mostrou que 90% vinham de famílias de classe média ou alta.[31] Mas era também um mito que um ingrediente essencial do sucesso por autoajuda seria o que Smiles chamou de homem de "caráter nobre", que incorporava "veracidade, integridade e bondade".[32] De fato, um traço de caráter predominante daqueles que conseguiram se elevar ao topo da hierarquia financeira consistia em serem oportunistas que sabiam aproveitar o momento, perfeitamente dispostos a mentir, subornar, furtar, explorar e driblar as regras para acumular fortunas pessoais. Os mais famosos deles tornaram-se conhecidos como "barões ladrões", que presidiram uma era de desregramento econômico e corrupção a que os historiadores se referiram como "capitalismo bandido".[33]

O mais importante entre os bandidos foi o magnata ferroviário Jay Gould, que em 1868 gastou US$1 milhão para subornar membros da Assembleia Legislativa de Nova York a fim de legalizar sua emissão de US$8 milhões das chamadas "ações aguadas" (ações que não representavam valor real) na Ferrovia do Erie. O oportunismo de Gould valeu-lhe milhões e deu-lhe o controle da companhia.[34] Depois houve o banqueiro J.P. Morgan, cujas especulações durante a Guerra Civil mancharam sua posterior reputação cavalheiresca: numa conhecida transação, ele se envolveu na compra de 5 mil rifles por US$3,50 cada de um arsenal do exército da União para vendê-los a um general do mesmíssimo exército por US$22 cada – omitindo ao mesmo tempo que os rifles eram defeituosos e cortariam fora a ponta do dedo de qualquer soldado que os usasse.[35] Morgan esteve mais tarde na ponta receptora desse tipo de golpe quando Andrew Carnegie lhe vendeu sua companhia de aço em 1901 por um preço muito inflado, mentindo sobre os lucros. Como um historiador ressalta, Carnegie trapaceou e mentiu "de maneira ofensiva, coerente e contínua" para se tornar um dos homens mais ricos do mundo.[36] Essa era uma abordagem aos negócios bem compreendida por Al Capone, que encontrou uma maneira própria de expressar seu ideal *carpe diem*: "Este nosso sistema americano, chame-o de americanismo, chame-o de capitalismo, chame-o do que quiser, dá a todos e a cada um de nós uma grande oportunidade, bastando que a agarremos com ambas as mãos e tiremos dela o máximo proveito."[37]

O mau comportamento dos barões ladrões não deve nos surpreender hoje. Podemos todos recitar listas de corporações e homens de negócios – da Eron a Jordan "Lobo de Wall Street" Belfort – que agarraram oportunidades usando métodos ilícitos que vão da fraude contábil ao suborno e a desvios da lei fiscal e doações a políticos para receber favores dos governos. Esses oportunistas que sacrificam a integridade em prol do egoísmo, da cobiça e do ganho pessoal representam um lado escuro do *carpe diem*. Eles são os herdeiros de *O príncipe*, de Maquiavel – o primeiro manual do oportunismo jamais escrito –, que aconselhava os governantes a "aprender como não ser virtuosos" para conservar o poder.[38]

Se alguma vez nós mesmos nos sentimos tentados a nos permitir um pequeno oportunismo desse tipo, vale a pena lembrar que é fácil termos nossos dedos – ou nossa carteira – queimados, como aconteceu com Tommy Wilhelm, o protagonista do romance de Saul Bellow *Agarre a vida*. A vida dele é um caos. Seu casamento se desintegrou, ele fracassou na carreira de ator, não consegue se entender com o pai bem-sucedido e está num grande buraco financeiro. Tudo isso o fez mergulhar depressa num mal-estar geral. Mas então ele conhece o dr. Tamkin, negociante de commodities filosófico que o convence a apostar todas as suas economias no mercado de ações, encorajando-o com fervor *carpe diem*: "O passado de pouco nos serve. O futuro está cheio de ansiedade. Só o presente é real – o aqui e agora. Aproveite o dia... Agarre a hora, o momento, o instante."[39] Tamkin, lamentavelmente, revela-se não um salvador, mas um trapaceiro oportunista, e surrupia de Wilhelm cada dólar que ele tem. A história de Bellow pode ser uma parábola *carpe diem* para todos nós.

Um breve guia para fugir de uma prisão russa

Não devemos esquecer uma última persona que tenta ver além da camisa de força do eu na busca de janelas de oportunidade. Trata-se do revolucionário, que tenta não apenas aproveitar o dia, mas quer aproveitar a própria história e alterar radicalmente a vida pública. Do escravo rebelde Espártaco, que liderou uma revolta violenta contra o Império Romano, ao advogado pacifista rebelde Gandhi, que desafiou o poderio do Império Britânico, as grandes figuras revolucionárias do passado buscaram agarrar oportunidades para realizar mudanças fundamentais e colher novos ventos políticos que sopram para longe o poder e o privilégio.

Um dos exemplos mais fascinantes – embora relativamente desconhecido – dessa tradição é o anarquista russo Piotr Kropotkin. Ele nasceu em 1842, numa família aristocrática que possuía 1.200 servos e várias propriedades, e estudou numa academia militar de elite, onde foi escolhido como *page de chambre* pessoal do czar Alexandre II. Entretanto Kropotkin (ao contrário de Tolstói) abandonou completamente suas origens de classe alta, reinventando-se como ativista e intelectual revolucionário cujos livros proféticos contestavam a imagem do anarquismo como ideologia niilista e violenta, dando-lhe uma sólida base filosófica e científica. Entre eles estava *Ajuda mútua*, que contestava o darwinismo argumentando que a cooperação era uma força evolucionária mais robusta na natureza que a competição (ideia muito em voga atualmente), e *A conquista do pão*, que previa as tendências totalitárias do socialismo marxista e afirmava que a verdadeira liberdade só viria de uma sociedade baseada em cooperativas de trabalhadores e organizações voluntárias (ele era um grande fã do que se transformou na Royal National Lifeboat Institution).

Na década de 1860 Kropotkin ocupou cargos militares na Sibéria, onde chefiou expedições que estabeleceram sua reputação como proeminente geógrafo e teve o primeiro contato direto com camponeses que viviam em extrema privação, o que começou a despertar sua consciência política. A morte de seu autoritário pai, em 1871, foi uma libertação; finalmente ele se sentiu livre para viver a própria vida. Com um entusiasmo *carpe diem*, abandonou o emprego estável que arranjara no serviço público e viajou para a Europa Ocidental, atraído pelas sublevações políticas da Comuna de Paris e o crescente movimento internacional dos trabalhadores. Foi para a Suíça, onde leu todos os escritos de literatura radical em que pôs as mãos e passou um tempo com os relojoeiros pobres da região do Jura, cujos ideais políticos eram tão inspiradores que ele os adotou: tornou-se anarquista convicto, acreditando – em contraste com os socialistas – que a sociedade pode se organizar sem um Estado centralizado dominante, na forma de um sistema descentralizado de federações.[40]

Retornando à Rússia, Kropotkin viu que o crescente descontentamento com o governo imperial criava uma oportunidade de mudança política. Ele fez um esforço para aproveitá-la ingressando numa sociedade secreta, o Círculo Tchaikovski, para difundir ideias revolucionárias entre camponeses e trabalhadores.[41] Constantemente tentando escapar da polícia secreta do czar, Kropotkin correu enormes riscos. Por exemplo, disfarçado de camponês sob o nome de Borodin, ele falou em reuniões clandestinas de tecelões e trabalhadores do algodão, exortando-os a promover agitações e a se organizar. Mas sua sorte não durou. Com os membros do Círculo Tchaikovski presos no início de 1874, Kropotkin estava prestes a fugir de São Petersburgo, mas não resistiu a ficar mais uma semana para dar uma palestra na Sociedade Geográfica sobre formação glacial na Finlândia e na Rússia. Horas apenas após sua apresentação ele foi preso. (Nunca aproveite o pódio enquanto deveria estar aproveitando o dia.)

Kropotkin passou 21 meses preso em confinamento solitário na famigerada fortaleza de São Pedro e São Paulo. Jamais um procrastinador, ele aproveitou a oportunidade para escrever um enorme livro em dois volumes sobre períodos glaciais numa cela pequenina e úmida. Sua vigorosa atividade intelectual não impediu que contraísse reumatismo e escorbuto, e sua saúde começou a se deteriorar rapidamente. Após ser transferido para um hospital prisional, ele percebeu que a segurança frouxa oferecia a chance de fuga, por isso tramou um plano ousado, enviando mensagens secretas às escondidas para seus apoiadores. Poderia ter sido fuzilado, mas, como escreveu em suas memórias, "contra uma morte certa na prisão, a coisa vale o risco".[42]

O dia da fuga chegou. Ele saiu para um passeio no pátio da prisão às quatro da tarde. Alguém começou a tocar uma mazurca animadamente numa casa vizinha. Era o sinal.

> Virei-me. A sentinela tinha parado cinco ou seis passos atrás de mim; o homem olhava para o outro lado. "Agora ou nunca!" Lembro que esse pensamento me passou pela cabeça. Livrei-me do meu roupão de flanela verde e saí correndo.[43]

Foi a janela de oportunidade *carpe diem* perfeita. Ele correu para o portão aberto com o guarda agora atrás, tentando lhe enfiar a baioneta nas costas. Mas Kropotkin conseguiu se jogar sobre uma carroça que o esperava, a qual saiu galopando velozmente. Naquela noite um grande número de policiais vasculhou São Petersburgo à procura do fugitivo. Mas a essa altura Kropotkin tinha raspado a barba e, com a insolência dos que aproveitam o dia, saiu com um amigo, envergando um paletó elegante e chapéu, para jantar num dos restaurantes mais requintados da cidade, adivinhando corretamente que a polícia jamais pensaria em procurar por ele num lugar tão óbvio.

Após a temporada na prisão, Kropotkin estava pronto para "desfrutar a plena intensidade da vida".[44] Durante a maior parte dos quarenta anos seguintes ele viveu exilado na Europa, constantemente perseguido por espiões russos, atirado à prisão por suas atividades políticas e trabalhando dia e noite para construir o movimento anarquista internacional. Acreditava estar vivendo num momento da história em que era genuinamente possível criar uma mudança revolucionária que forjaria uma sociedade mais igual e mais livre. Talvez estivesse sendo excessivamente otimista. Mas não há dúvida de que achava que a melhor maneira de fazer isso acontecer era viver uma vida *carpe diem* de saltar no agora ou nunca. E talvez esse seja um de seus mais importantes legados para os ativistas políticos e ecológicos atuais.

Dane-se, simplesmente faça?

Podemos agora dispor diante de nós uma fileira de personagens que revelam algumas – mas em absoluto todas – das maneiras mais essenciais de colher os ventos da oportunidade: experimentalista e testemunha da morte, temerário e transgressor de papéis, oportunista e revolucionário. Talvez você admire alguns deles, ao passo que outros atraiam sua desaprovação. Você gostaria realmente de ter uma mãe que desaparecesse de repente por um ano para percorrer a Europa dançando? Ou um marido que sentisse a necessidade compulsiva de arriscar a vida em zonas de guerra enquanto você fica em casa cuidando das crianças? Provavelmente há pessoas com quem é mais fácil viver. Contudo, em vez de julgá-las, acho que o principal papel delas é nos ajudar a formular perguntas sobre quem somos e quem queremos ser. Estamos nos apegando demais à segurança quando poderíamos nos beneficiar se improvisássemos mais, como Maya Angelou? É hora de seguir o exemplo de Maude e nos desapegar das pequenas coisas, todas as distrações que enchem nossas vidas, que não importam de verdade? Você se identifica com Eve Hoare, enredado na narrativa de papéis que o prendem numa vida que não é realmente produzida por você?

A prática de aproveitar as oportunidades, sob qualquer forma, envolve inevitavelmente fazer escolhas. Exige que nos livremos da passividade e tomemos decisões ativas para mudar a direção em que nos movemos. O desafio que há nisso é que muitos de nós temos medo. Vivemos com medo da liberdade. Preferimos nos apegar à segurança que conhecemos a correr um risco, ou simplesmente seguir a corrente e adotar as escolhas feitas para nós, escapando, assim, da responsabilidade e da ansiedade de tomar decisões. Não podemos, contudo, evitar esse simples fato: não escolher é em si mesmo uma escolha. Continuar a manter sem esforço nosso modo de vida existente é uma decisão que tomamos e, como Sartre insistiu, *devemos* nos responsabilizar por ela. "O que não é possível é não escolher", escreveu ele, e "devo saber que, se não escolho, isso é ainda uma escolha."[45]

Com demasiada frequência deixamo-nos levar sem esforço mesmo assim, porque as barreiras psicológicas ao *carpe diem* podem ser formidáveis, e num capítulo adiante aprofundarei as mais importantes delas: procrastinação, risco, apatia e sobrecarga. Neste momento, contudo, quero mencionar uma barreira muito mais prática, sobre a qual temos pouco controle: o dinheiro.

Dinheiro não é um problema para algumas pessoas, como o empresário fanfarrão Richard Branson, cuja filosofia "aproveite o dia" de "dane-se, simplesmente faça" o levou a tentar circum-navegar o globo num balão de ar quente, atravessar o canal da Mancha fazendo kitesurf e investir milhões em turismo espacial. "A maior parte dos sucessos da Virgin podem ser atribuídos a momentos *carpe diem* estimulados por otimismo", tuitou ele para seus 5,4 milhões de seguidores em 2014, junto com uma foto dele mesmo exibindo seu sorriso triunfante diante de um avião a jato da Virgin.[46]

Ele faz a coisa parecer fácil. Mas não nos deixemos seduzir pela fantasia de autoajuda de que todos nós podemos ser quem quisermos e aproveitar o que quisermos. Nossas escolhas e oportunidades são limitadas pelas circunstâncias. Enquanto não é difícil ser um otimista *carpe diem* se você é bilionário como Branson, as opções são poucas para os milhares de refugiados empreendedores que vivem na Grã-Bretanha e outros países, os quais têm dificuldade de obter um empréstimo bancário para iniciar um negócio ou cujas obrigações de família significam que não podem se permitir o risco de abrir mão de seu emprego de faxineiro em dois turnos para perseguir ambições de carreira. Elas são limitadas até para um recém-formado de classe média que carrega o ônus de um crédito estudantil de £44 mil (a média nacional na Grã-Bretanha).[47] Quanta liberdade eles realmente têm para inventar suas vidas?

Embora algumas pessoas se assemelhem a Maya Angelou, possuindo confiança e determinação para desafiar os limites da circunstância econômica, a verdade é que para muitos é mais realista aproveitar oportunidades em domínios não circunscritos por riqueza ou poder, como relações pessoais, esforços criativos ou ação política. Mesmo com a carteira quase vazia é possível correr o risco de fazer as pazes com um irmão com quem você brigou, levantar-se e cantar ao microfone num bar ou fazer sua voz ser ouvida numa reunião comunitária.

Se aproveitarmos as oportunidades diante de nós, estaremos nos dando o maior presente *carpe diem* imaginável, ao mesmo tempo que estaremos mantendo a sombra do arrependimento à distância. Cá estamos nós na vanguarda de nossa única vida, neste exato segundo que está prestes a nos fazer cair num futuro desconhecido. O que vamos fazer? Que escolhas faremos?

Poucas pessoas compreenderam a importância dessas questões melhor que Henry David Thoreau, como é revelado numa anotação de seu diário de abril de 1859. Com suas metáforas marítimas, talvez ele soubesse que a palavra "oportunidade" vinha de uma expressão latina para o vento favorável que o navio colhe:

> Nada deve ser adiado. Agarra a ocasião pelos cabelos. Agora ou nunca! Deves viver no presente, joga-te em cada onda, encontra tua eternidade em cada momento. Tolos se mantêm em suas ilhas de oportunidade e buscam outra terra. Não há outra terra; não há outra vida senão esta, ou coisa parecida. Ali onde está o bom agricultor, ali está o bom solo. Toma qualquer outro curso, e a vida será uma sucessão de arrependimentos. Vejamos navios navegando prosperamente adiante do vento, e não simplesmente barcos encalhados. Não há nenhum mundo para os penitentes e os arrependidos.[48]

5. As virtudes ocultas do hedonismo

"A VIDA É CURTA. Tenha um caso." Este é o slogan *carpe diem* da Ashley Madison, o mais famoso website do mundo para se arranjar uma aventura extraconjugal. "Milhares de mulheres infiéis e maridos infiéis se inscrevem todos os dias à procura de um caso", gaba-se o site baseado no Canadá, afirmando ter mais de 40 milhões de usuários em mais de cinquenta países, os quais ele combina para "encontros discretos". Em julho de 2015, no entanto, a promessa da companhia de assegurar absoluto sigilo recebeu um golpe definitivo: os dados foram hackeados e postados on-line. De repente qualquer pessoa podia verificar se seu cônjuge havia se inscrito e vasculhar seu perfil em busca de sua lista de fantasias sexuais. Os efeitos indesejáveis incluíram uma enxurrada de divórcios, supostos suicídios, desonra de figuras públicas e uma epidemia de desconfiança, com parceiros checando às escondidas os e-mails e mensagens de texto de suas caras-metades à procura de provas de uma ligação com a Ashley Madison.

Foi demonstrado que o número de membros da Ashley Madison era exagerado, mas há claramente um enorme apetite por aventuras: quase 60% dos homens e mais de 45% das mulheres têm um caso em algum momento durante o casamento.[1] Entretanto, o arranjo promovido pela Ashley Madison e outras companhias similares é visto como imoral, irresponsável e indulgente. É hedonismo levado ao extremo – prazer pelo prazer, sejam quais forem as consequências – e contribui para a má reputação do hedonismo, quer se trate de sexo extraconjugal, excessos alcoólicos, uso de drogas ou comilança glutona. Na cabeça de muitas pessoas, o hedonismo tem a ver com pecado, egoísmo e mentira, excesso antissocial, libertinagem e vício. A imagem dominante é que o hedonismo causa danos – algumas vezes para nós mesmos e com frequência para os outros.

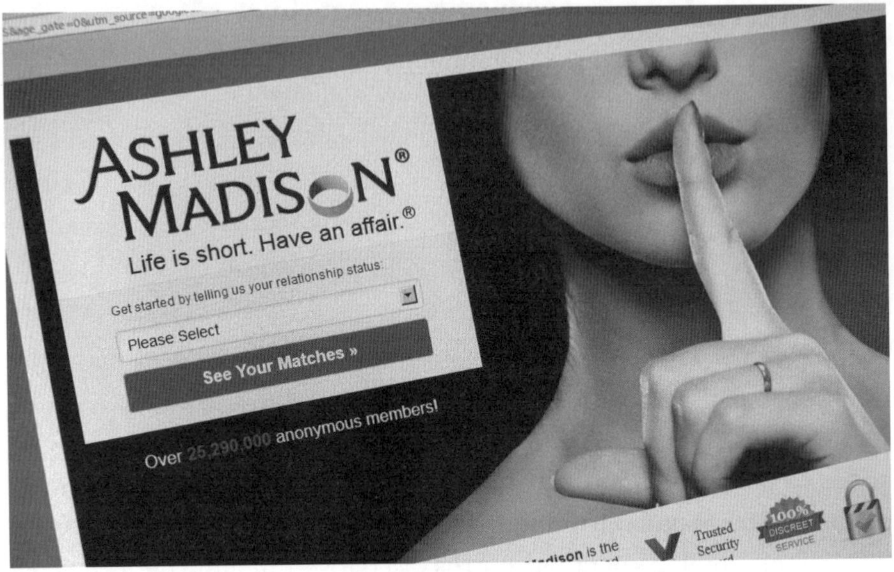

No século XIX, o historiador Thomas Carlyle condenou o ideal filosófico do hedonismo utilitário – a maximização do prazer como principal objetivo da vida – como uma "doutrina digna somente de suínos".[2] Hoje a indústria da autoajuda adota posição semelhante. Pegue um livro típico sobre felicidade ou bem-estar, e posso quase garantir que ele não vai sugerir beber duas doses de tequila, devorar uma grande fatia de torta de chocolate, ter um caso ou fumar um baseado sob as estrelas. Em vez disso, é provável que lhe seja oferecida uma dieta saudável de exercícios de pensamento positivo, conselhos sobre técnicas respiratórias para aperfeiçoar suas habilidades para a meditação e ótimas dicas sobre administração do tempo para aliviar o estresse da vida. Esse tipo de orientação reflete uma crescente característica puritana no moderno movimento pela felicidade, que se concentra em promover a moderação e o autocontrole, deixando o hedonismo de fora. Ele em geral só é debatido em observações pejorativas sobre o que os psicólogos chamam de "rotina hedônica" – a ideia de que somos apanhados em ciclos de busca de prazeres materiais, como comprar carros esporte sofisticados ou fazer um cruzeiro de luxo pelo Caribe, que aumentam nosso bem-estar somente de maneira temporária e nos deixam famintos por mais.

É hora de contestar esse novo puritanismo e reconhecer que o hedonismo é uma fonte de inesperadas virtudes. Não creio que devamos ter casos secretos, comprar um Lamborghini ou nos tornar viciados em cocaína. Em vez disso, precisamos entender que o hedonismo tem sido há muito tempo central para a cultura humana, a expressão pessoal e a vida apaixonada, e é essencial que encontremos um lugar para ele na vida moderna. A natureza afirmadora da vida dos prazeres hedonísticos ajuda a explicar por que o próprio hedonismo foi uma das interpretações mais populares do ideal de *carpe diem* durante os últimos três séculos. "Colhei os botões de rosa enquanto podeis", escreveu Robert Herrick em seu poema *carpe diem* de 1648 "Aos virgens, para aproveitar o tempo", exortando-nos – com uma metáfora tenuemente velada – a aproveitar os prazeres sexuais do presente enquanto ainda temos vigor juvenil. Até a Bíblia do rei Jaime diz: "Comamos e bebamos; pois amanhã morremos." Mais recentemente, a banda de heavy metal Metallica deu uma interpretação erótica à Ode XI de Horácio em sua canção de 1997 chamada "Carpe diem, baby", que nos estimula a "espremer" e "sugar" o momento.[3]

Enquanto deixaram de ver o papel positivo que o hedonismo desempenha na vida privada, os gurus da autoajuda e da psicologia talvez tenham cometido um crime ainda maior ao permanecer cegos ao seu impacto sobre a mudança política. O hedonismo tem uma história extraordinária como fonte de liberdade individual, como contestação ao autoritarismo e catalisador de progresso social. Isso parece improvável? À medida que explorarmos como os vitorianos descobriram a liberdade sexual, o desejo humano por estados de consciência alterados e a filosofia da gastronomia, essas virtudes não reconhecidas do hedonismo começarão a aparecer.

A longa guerra contra o prazer

Como primeiro passo para adotar essa abordagem mais tolerante ao hedonismo, precisamos perguntar por que tendemos a vê-lo sob uma luz tão negativa. Por que desconfiamos dele com tanta frequência? Bem, em grande parte em decorrência do legado dos ideais morais greco-romanos e dos ensinamentos cristãos de autoflagelação que se infiltraram devagar em nossas mentes. Por 2 mil anos houve uma longa guerra contra o prazer.

Tendemos a pensar sobre os romanos antigos como mestres na arte do hedonismo gratuito. Embora o famigerado *vomitorium* seja um mito – ele não era um lugar onde você se forçava a sentir náuseas de modo a comer mais um prato, mas um corredor para a plateia evacuar o anfiteatro –, os romanos sem dúvida tinham gostos culinários indulgentes. Dizia-se que Calígula gostava especialmente de ragu de língua de flamingo, enquanto arganazes eram uma iguaria apreciada, o *foie gras* do mundo antigo: eles eram mantidos em potes no escuro e alimentados com castanhas até que estivessem prontos para cumprir seu dever como prato suntuoso, arganaz recheado de carne de porco picada e pimenta. Banhos públicos em todo o império eram *points* para sexo carregado de erotismo, com muitas orgias e prostitutas de prontidão. Ao longo de todo o ano havia festivais dissolutos e rituais noturnos em honra a Baco, o deus do vinho, da embriaguez, da liberdade e do êxtase, que provavelmente chegou a Roma por volta de 200 a.C. como importação dos gregos, que o adoravam havia muito tempo sob o nome de Dioniso.[4]

Entretanto seria completamente equivocado ver a vida social romana como uma única e longa farra sexual, movida a álcool e pontuada por festins. O aspecto mais impressionante da sociedade romana não eram seus excessos hedonísticos, mas seu conservadorismo e o militarismo que desaprovavam essas práticas. Uma lei introduzida em 186 a.C. era destinada a esmagar a devassidão das bacanais e submetê-las efetivamente à regulação do Senado. Segundo os mesmos relatos, em consequência das medidas severas adotadas, cerca de 7 mil homens e mulheres foram detidos, com grande número deles executado.[5] O historiador romano Lívio era um típico conservador social que desconfiava das religiões de mistério inspiradas pelos gregos e via o culto orgiástico como uma evidência de degeneração que ameaçava a ordem social. Sua descrição dos rituais – feita muito tempo depois de sua ocorrência – era cheia de paranoia alarmista:

> Os prazeres de beber e banquetear eram acrescentados aos ritos religiosos para atrair um maior número de seguidores. Quando o vinho havia inflamado seus sentimentos, e a noite e a mistura dos sexos e de diferentes idades tinham extinguido qualquer capacidade de julgamento moral, toda espécie de corrupção começava a ser praticada. … A violência era escondida porque nenhum grito de socorro podia ser ouvido contra as risadas estridentes, as batidas dos tambores e o estrépito dos címbalos na cena de devassidão e derramamento de sangue. … Nenhum tipo de crime, nenhuma espécie de imoralidade, deixava de ser tentado. Havia mais obscenidades praticadas entre homens que entre homens e mulheres.[6]

De fato, há pouca ou nenhuma evidência de que a bacanal fosse uma ocorrência violenta: isso provavelmente foi uma invenção da imaginação fértil de Lívio. A verdade é que a elite romana – inclusive Lívio – simplesmente temia uma expressão social generalizada de hedonismo que ela não pudesse controlar, e que sobrevivia às suas tentativas de bani-la. Os escritos dos estoicos, preeminente escola filosófica da antiga Roma, eram também severamente críticos dos extremos hedonísticos. Sêneca, por exemplo, era um defensor da moderação e do autocontrole. "O homem feliz contenta-se com sua sorte presente, não importa qual seja ela", escreveu, desaprovando também "aqueles que não têm tempo para nada senão vinho e lascívia; pois ninguém se dedica a coisas mais vergonhosas". Seu moto era inequívoco: "Nada por prazer."[7]

As ideias de Sêneca faziam eco às do antigo pensador grego Epicuro. Isso é surpreendente, pois em geral pensamos o epicurista como alguém devotado aos prazeres sensoriais. Na verdade, o próprio Epicuro disse: "O prazer é o início e a meta de uma vida feliz." Mas ele nunca defendeu o hedonismo, acreditando que devíamos aspirar a nos libertar da dor física e da angústia mental não por meio de "bebida e pândegas", mas por "uma sóbria reflexão". Ele era um asceta que afirmava que "pratos simples oferecem os mesmos prazeres que uma mesa luxuosa". Sua dieta usual era água e pão (embora ocasionalmente se permitisse algumas lentilhas), e obedecia a um estrito celibato, acreditando que o sexo devia ser evitado porque levava a sentimentos infelizes, como o ciúme. Daí Sêneca concluiu que "os ensinamentos de Epicuro são retos e santos e, se bem considerados, austeros".[8]

Frequentemente se atribui aos cristãos primitivos a culpa pela má reputação da indulgência hedonística, em especial sua condenação da luxúria e da gula, prazeres físicos que, segundo se pensava, distraíam os crentes da união espiritual com Deus. No entanto, os conservadores romanos desempenharam um papel fundamental na configuração desses ideais cristãos. Tome por exemplo os sete pecados capitais. Eles não eram um credo bíblico, como a maioria das pessoas supõe, mas uma invenção do monge Evágrio do Ponto, no século IV, e há convincentes evidências de que ele os importou do pensamento estoico para um público cristão. As origens da obsessão pela abstinência sexual que se desenvolveu no cristianismo medieval podem ser encontradas no pensamento de moralistas romanos como Sêneca, que acreditava que devíamos usar nossa força de vontade para superar os desejos sexuais.[9]

Atitudes semelhantes foram expressas de maneira mais veemente nos escritos de santo Agostinho, o primeiro superstar intelectual da teologia cristã. Nascido em 354 no que é hoje a Argélia, santo Agostinho passou sua juventude "na selva sombria das aventuras eróticas" e "dos prazeres diabólicos", e teve um filho com uma mulher com quem nunca se casou, e que depois abandonou. Como ele escreveu em suas *Confissões* autobiográficas: "Quando jovem eu estivera desgraçadamente em falta. ... Eu orava a Vós pedindo castidade e dizia: 'Dai-me castidade e continência, mas não ainda.'"[10] Após sua conversão, aos 32 anos, ele se voltou contra seu passado hedonístico e as tentações da carne com arrebatado vigor. Sua formulação da doutrina do pecado original deixou claro que, desde que Adão perdeu a graça do Jardim do Éden, a humanidade foi corrompida pelas seduções imundas da luxúria. No entanto, como Evágrio, santo Agostinho foi profundamente influenciado pelo pensamento estoico, em particular no tema da ética. Nossas paixões estão situadas na mente, não no corpo, afirmou ele, e um bom cristão deve submeter seus anseios físicos apaixonados aos ditames da fria razão.[11] Em outras palavras, Ashley Madison está proibido.

Ao longo dos séculos, o cristianismo se transformou numa poderosa força que fez tudo o que pôde para amortecer os desejos hedonísticos que despontam continuamente mesmo entre os crentes mais piedosos. Esses desejos foram vividamente expostos no erotismo descarado da pintura de Hieronymus Bosch *O jardim das delícias terrenas* (c.1500), que representa um paraíso *carpe diem* de prazeres sensuais e fornicação acrobática, incluindo um homem que parece fazer sexo com um morango gigantesco e outros que acariciam animais ou têm flautas e flores saindo dos traseiros. Foi precisamente para sufocar esses impulsos diabólicos que, em 1532, o sacro imperador romano Carlos V introduziu um código penal que proibia o uso de expedientes anticoncepcionais. A mensagem era clara: vocês não podem mais fazer sexo por diversão. Meio milênio depois, esse tipo de pensamento continua na raiz da oposição oficial da Igreja católica ao controle da natalidade e da culpa que muitos dos católicos atuais sentem por fazer sexo fora dos estritos limites da procriação.

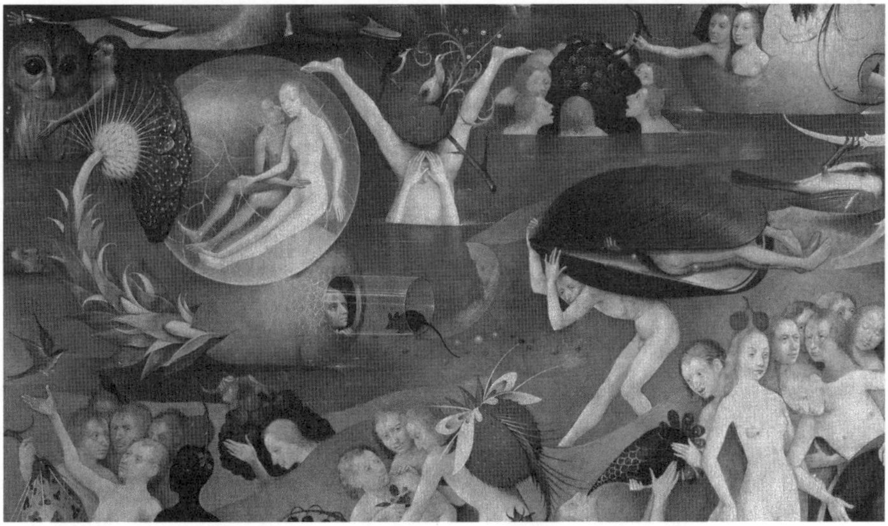

O hedonismo depravado de Hieronymus Bosch em *O jardim das delícias terrenas* (c.1500, detalhe). Salvador Dalí parece bem-comportado em comparação.

Na tradição protestante emergente, o álcool passou a ser visto como quase tão ameaçador para o crente devoto quanto o sexo. Os monges fabricavam cerveja desde o século IX, mas a bebida do demônio tornou-se o foco da condenação cristã, em especial desde o século XVIII, quando o consumo de bebida alcoólica alcançou proporções pandêmicas entre os pobres urbanos da Europa, e até crianças pequenas tomavam gim, rum e uísque dados pelos pais. Obras médicas populares como *An Inquiry into the Effects of Spirituous Liquors on the Human Body*, de 1784, de autoria do dr. Benjamin Rush, forneciam uma ligação científica entre consumo excessivo de álcool e declínio moral. Por volta do século XIX, defensores do movimento da pró-temperança na Grã-Bretanha e nos Estados Unidos tinham criado uma poderosa campanha em prol da proibição do consumo de álcool. Os proibicionistas conseguiram uma importante vitória em 1851, quando o Maine se tornou o primeiro estado seco dos Estados Unidos, com multas para os que fossem apanhados bebendo e prisão para os reincidentes. Organizações como a fanática Women's Christian Temperance Union pressionaram até obter seu objetivo supremo: o Ato Volstead de 1920, que fez da proibição uma lei suprema.[12] A abstinência de álcool – pelo menos em teoria – tinha triunfado.

Provavelmente nenhuma lei na história legal do Ocidente representou um fracasso mais espetacular. Assim como a Igreja nunca fora capaz de impedir as pessoas de fazer sexo por simples prazer, foi igualmente impossível impedi-las de encher a cara. O experimento dos Estados Unidos com a proibição, que durou treze anos, levou as pessoas a beber não apenas o vinho sacramental, mas substitutos de espírito duvidoso, como anticongelante e líquido embalsamador. Ele estimulou a criação de destilarias ilegais e bares clandestinos, que por sua vez facilitavam a vida de gangues criminosas e a corrupção policial. A própria Casa Branca transbordava de bebidas contrabandeadas, e parte da Biblioteca do Senado foi separada com uma cortina e transformada num bar que servia as bebidas confiscadas.[13]

A engenhosidade com que as pessoas contornavam a lei é evidência convincente de que é quase impossível suprimir por legislação o desejo de prazeres hedonísticos. Somos atraídos pelo hedonismo como mariposas pela luz. Ao lado de nossa capacidade intelectual e dos anseios espirituais, somos seres físicos, com aparelhos sensoriais projetados para excitar os múltiplos centros de prazer do cérebro e desencadear deliciosas reações bioquímicas. "O desejo de prazer é parte da natureza humana", ressalta o neurocientista Morten Kringelbach, e "talvez tenhamos de aprender a aceitar que o cérebro humano nos torna desproporcionalmente interessados no prazer".[14] Entretanto, em grande parte graças à nossa herança cultural da Roma antiga e dos ideais cristãos, a longa guerra contra o prazer persiste, e a reputação pública do hedonismo continua a ser tingida de imoralidade e excesso. O governo dos Estados Unidos gasta milhões a cada ano em programas de educação sexual (sabidamente ineficazes) voltados apenas para a abstinência, num esforço de reduzir o sexo na adolescência.[15] Grupos religiosos como o Exército de Salvação persistem em promover a abstinência de álcool. A legislação é repleta de leis que limitam atividades hedonísticas, de restrições etárias à compra de bebida alcoólica a proibições de venda de maconha.

Há boas razões para essas normas: todos nós conhecemos pessoas cujas vidas foram devastadas por dependência de drogas ou alcoolismo. Mas mesmo assim o desejo sexual não precisa sempre ser descontrolado, e o consumo de álcool não precisa levar à embriaguez, assim como os indígenas bolivianos vêm mascando folhas de coca há séculos sem provocar um colapso social em si mesmos. Deveríamos desenvolver uma abordagem mais variada ao hedonismo, que reconheça que ele pode – quando sabiamente administrado – ser tanto pessoal quanto politicamente liberador. Como fazê-lo? Comecemos explorando uma das mais importantes invenções da cultura ocidental desde o século XVIII: a liberdade sexual.

Como os vitorianos descobriram o sexo erótico

Folheie um manual de sexo antigo, como *Métodos de cópula entre yin e yang*, escrito na China no século II a.C., ou equivalentes indianos posteriores, como o *Kama Sutra* ou o *Koka Shastra*, com seus úteis conselhos sobre os benefícios de morder e arranhar o parceiro – e fica claro que o sexo é uma das mais antigas formas de prazer hedonístico. Embora haja certas diferenças de gênero – o estudo mais confiável revela que os homens pensam em sexo em média 34 vezes por dia, comparadas com as dezenove vezes das mulheres –, não há dúvida de que o prazer sexual é um passatempo *carpe diem* que há muito tempo consideramos quase irresistível.[16] Não pode haver nenhuma maneira mais intensa ou eletrizante de sentir-se plenamente vivo que experimentando aquela que é a mais notável dádiva evolutiva: o orgasmo. O poeta romântico Shelley recorreu ao eufemismo francês para ele, *la petite mort*, para declarar que o orgasmo é a "morte que os amantes amam". A sedução dessa pequena morte explica a extraordinária onipresença do sexo na vida diária – em flertes no escritório, casos secretos, ciúmes nos relacionamentos, imagens publicitárias, angústia sexual dos adolescentes, prostituição e pornografia digital.

Embora nos pareça difícil parar de pensar em sexo, raramente o pensamos como um ato político. No entanto, a busca de prazer erótico foi uma força poderosa em defesa da igualdade social e da transformação cultural. O lugar para começar a explorar essa negligenciada virtude do hedonismo sexual não são os famigerados anos 1920 ou as comunidades de amor livre da Califórnia nos anos 1960, mas – talvez surpreenda – a aparentemente decorosa e respeitável era vitoriana.

Antes, no entanto, devemos primeiro retornar às ruas da Londres do século XVII. Naquela época o prazer carnal continuava sendo um privilégio predominantemente masculino, tanto dentro quanto fora do casamento. Não precisamos olhar além daquele excelente e íntegro homem de letras e funcionário público Samuel Pepys – que também vinha a ser um agressivo e até violento predador sexual. Uma anotação de seu diário em fevereiro de 1664, quando ele tinha trinta anos, é particularmente reveladora. Andando em seu coche pela Ludgate Hill, ele notou três homens "levando uma bonita moça para quem tenho olhado muito ultimamente, … uma vendedora de fitas e luvas. Eles pareciam arrastá-la com alguma força, … mas, Deus me perdoe, que pensamentos e desejos tive de estar no lugar deles". Pepys realizava essas fantasias libidinosas, que beiravam o estupro, em seu relacionamento com a atraente mulher de um carpinteiro de navio que trabalhava sob seu comando, chamado William Bagwell. Como seus diários revelam – usando o francês para os detalhes mais escabrosos –, durante um período de cinco anos ele tentou agarrá-la à força com beijos e apalpadelas, e várias vezes fez sexo com a moça contra a vontade dela.[17]

Isso era aproveitar o momento sob seu aspecto mais sombrio. Pepys era um exemplo bastante comum dos homens de sua época e de sua classe, que importunavam e perseguiam mulheres como procedimento normal, vendo isso como parte de seu direito patriarcal. Essa lascívia desenfreada era a realidade da tradição libertina, de devassos como John Wilmot, segundo conde de Rochester, a Casanova e ao marquês de Sade.

Na era vitoriana uma visível mudança nas relações sexuais teve início, especialmente em meio à burguesia. Gostamos de descrever os vitorianos como moralistas pudicos que empalideceriam à menção de prazer sexual. Sexo no casamento era para procriação, não recreação. Maridos eram bastiões severos e honrados da virtude cristã (embora com incursões ocasionais em prostíbulos para dar vazão a sua energia sexual). As esposas estavam diligentemente concentradas em assar bolos e cuidar dos filhos, e tão presas em suas atitudes quanto nos espartilhos.[18]

Essa seria a imagem, mas está longe da verdade. De fato, os diários e as cartas pessoais de mulheres burguesas na era vitoriana revelam que um número pequeno mas crescente delas começava a explorar os prazeres eróticos, especialmente na privacidade do quarto conjugal. Isso ocorria não apenas na Inglaterra, mas nos Estados Unidos, até onde, como mostram os historiadores sociais, a cultura vitoriana também estendia seu alcance.[19] Um exemplo célebre é a socialite da Nova Inglaterra Mabel Loomis Todd, consumada pianista, pintora e editora que gozava de uma vida sexual ardente com o marido astrônomo, David Peck Todd. Os diários de Mabel são um registro incomumente franco das travessuras dos dois. Numa anotação do início de 1881, quando ela tinha 24 anos, lê-se: "8h30 da manhã. Que vida de felicidade eu tive desde cerca das 5h"; seguido no fim do dia por "#16 (o)", com os símbolos secretos denotando que essa era a décima sexta vez que ela fizera sexo naquele ano, e que isso tinha sido acompanhado por um orgasmo.[20] O atletismo sexual dos dois, que se fiava nos expedientes contraceptivos clássicos do método da tabela e do *coitus interruptus*, era indicado por anotações eufemísticas como "ó, minha manhã oriental" ou "um pouco de paraíso logo após o jantar".[21] A vida conjugal dos Todd era também cheia de ritos sensuais. "Toda noite", escreveu Mabel, "ele me despia sobre o colorido tapete turco diante da lareira, e depois me cobria para me manter aquecida enquanto punha tijolos quentes na cama." De manhã ele surgia com "as uvas ou figos ou maçãs com que sempre me regalava antes do café".[22]

Mabel era uma mulher moderna que se deleitava com sua liberdade sexual. Em suas próprias palavras, ela não apenas "flertava afrontosamente" com os jovens estudantes no Amherst College, onde seu marido lecionava, como também arranjou um amante. Por mais de uma década teve um caso com um homem casado muito mais velho, Austin Dickinson, irmão da poeta Emily Dickinson. Todos sabiam do affair extraconjugal de Mabel, inclusive seu marido, mas naquela sociedade polida ninguém falava publicamente sobre o assunto. O relacionamento semiclandestino foi uma sobrecarga para o casamento, mas para Mabel era um preço que valia a pena pagar, tanto pelo sexo excitante quanto pela afeição. A tolerância de David Todd com o caso talvez tenha ajudado a encobrir suas próprias infidelidades conjugais.[23] Tudo isso mais de um século antes da Ashley Madison.

O crescente desejo de igualdade sexual no quarto de dormir entre algumas mulheres de classe média integrou um movimento mais amplo que lutava pela igualdade de gêneros na Grã-Bretanha e nos Estados Unidos e ajudou a criar o que é conhecido como "primeira onda do feminismo", referindo-se à luta por direitos legais como o sufrágio feminino, no final do século XIX e início do XX. Em outras palavras, o hedonismo sexual tornou-se uma expressão de fortalecimento político. Um número cada vez maior de mulheres, em particular as que eram relativamente ricas e instruídas, exigia tratamento igual tanto na vida privada quanto na vida pública. Elas pretendiam subverter a subordinação que caracterizou a era de Samuel Pepys, e o que acontecia entre os lençóis era um aspecto vital disso.[24] Claro que a liberação sexual de mulheres como Mabel Loomis Todd, ou outras como a escritora George Eliot (que viveu, como Mary Ann Evans, em escandalosa união não consagrada com o filósofo G.H. Lewes), não deu lugar imediatamente a uma era de mulheres no comando. Foram os primórdios de um longo período de lutas sociais e mudanças culturais, estimulados por fatores como a gradual admissão de mulheres nas universidades, o advento da pílula em 1960 e os desafios ao patriarcado lançados por livros como *The Female Eunuch*, de Germaine Greer, em 1970. Num mundo em que violência doméstica e estupro continuam extremamente comuns, essa é uma luta que ainda não acabou.

As referências de Mabel a um "tapete turco" e sua "manhã oriental" são reveladoras de outro aspecto da vida sexual em meio às classes média e alta no século XIX: a mania do "Oriente". Isso envolvia muito mais que a moda de tapetes persas e móveis laqueados japoneses: o Oriente também evocava fantasias de sensualidade erótica e um modo de vida *carpe diem* apaixonado que eram o oposto do sóbrio cristianismo vitoriano. Essas fantasias foram estimuladas pela tradução explícita de *As mil e uma noites* feita por Richard Burton em 1885 e pelo manual erótico árabe do século XV *O jardim perfumado*, com seus capítulos picantes, descrevendo posições sexuais, inclusive a "maneira da rã", "a curva do arco-íris" e o intrigante "parafuso de Arquimedes".[25] Mas em nenhum lugar a atração da sensualidade oriental se manifestou melhor que na extraordinária popularidade dos *Rubaiyat de Omar Khayyam*,* um longo poema de autoria do excêntrico intelectual inglês Edward FitzGerald baseado em sua tradução livre de versos de Omar Khayyam, poeta e matemático persa do século XI.

A publicação inicial dos *Rubaiyat*, em 1859, passou completamente despercebida: a obra não vendeu uma única cópia nos dois primeiros anos. Mas por acaso um exemplar do folheto de vinte páginas de FitzGerald foi encontrado num saldo pelo estudioso do celta Whitley Stokes, que o passou para Dante Gabriel Rossetti, que subsequentemente se apaixonou

* *Rubaiyat*: plural da palavra persa *rubai*, que significa "quarteto". (N.T.)

por ele e lhe teceu grandes elogios em seu círculo pré-rafaelita. Em 1863 John Ruskin declarou: "Nunca – até este dia – li nada tão glorioso", e a partir daí teve início um culto a Omar Khayyam que durou pelo menos até a Primeira Guerra Mundial, quando já havia 447 edições da tradução de FitzGerald em circulação. O poema foi memorizado, citado e cultuado por toda uma geração. *Dining clubs** chamados Omar Khayyam proliferaram, e até comprava-se pó dentifrício e baralhos Omar. Durante a guerra, foram encontrados nas trincheiras soldados mortos com exemplares surrados no bolso.[26] As atrações dos *Rubaiyat* são reveladas em alguns de seus mais famosos versos:

> Então para o lábio dessa pobre Urna de barro
> Eu me inclinei, para aprender o Segredo de minha Vida:
> E de lábio para lábio ela murmurou – "Enquanto vives
> Bebe! – pois, depois de morto, jamais retornarás."[27]

O apelo *carpe diem* dos *Rubaiyat* era inequívoco.[28] Tratava-se de uma celebração incontrita do hedonismo, trazendo à mente abraços sensuais em jardins cheios de jasmins em amenas noites árabes, acompanhados por taças de vinho frio, inebriante. Era um protesto apaixonado contra ideologias vitorianas não oficiais de moderação, pudicícia e autocontrole. Mas a mensagem era ainda mais radical, porque os *Rubaiyat* eram uma rejeição não só da moralidade cristã, mas da própria religião.[29] Não havia vida após a morte, Omar Khayyam parecia dizer, e como a existência humana é passageira e a morte virá muito mais depressa do que imaginamos, é melhor saborear seus belos momentos. Essa união inebriante de prazeres físicos, dúvida religiosa e mortalidade iminente arrebatou a imaginação de seu público do século XIX, acostumado a cantar hinos piedosos na igreja numa manhã de domingo. Não admira que o escritor G.K. Chesterton declarasse que os *Rubaiyat* eram a bíblia da "religião do *carpe diem*".[30]

---

* *Dining clubs:* grupos sociais, em geral exigindo filiação formal, que se encontram regularmente para refeições e debates. (N.T.)

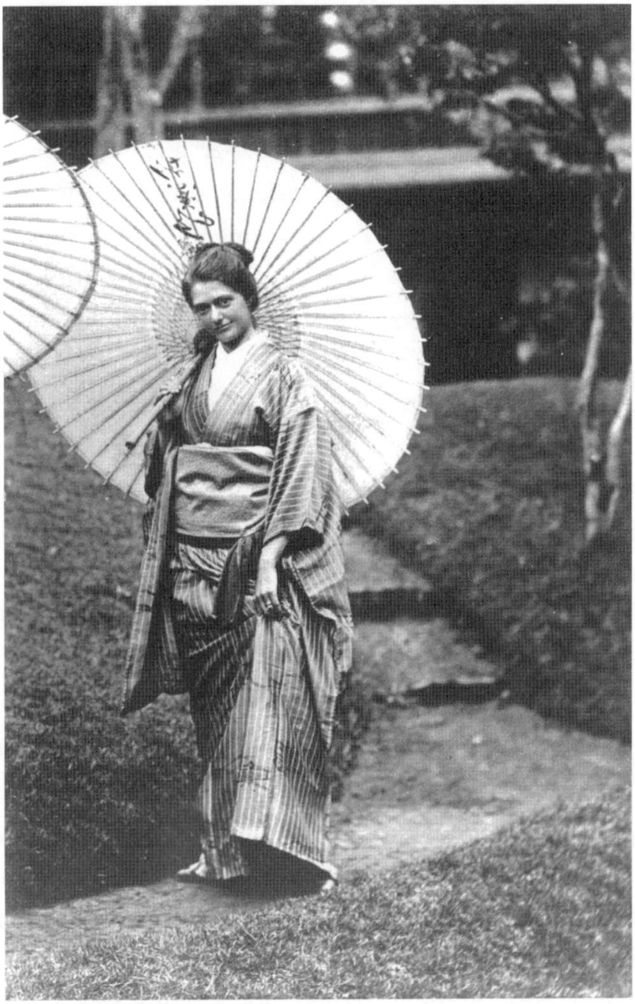

Mabel Loomis Todd exibindo seu gosto pelo Oriente exótico, 1896.

A influência dos *Rubaiyat* na cultura vitoriana foi especialmente visível nas obras de Oscar Wilde, que os descreveu como uma "obra-prima de arte" e um de seus maiores amores literários, ao lado dos sonetos de Shakespeare.[31] O poema de FitzGerald deixa sua marca mais clara no romance de Wilde de 1890 *O retrato de Dorian Gray*. O personagem lorde Henry Wotton é um defensor do hedonismo que se refere explicitamente às seduções sensuais do "sábio Omar" e tenta Dorian a vender sua alma pelos prazeres decadentes da eterna juventude:

> Tens somente alguns anos para viver real, perfeita, plenamente... O tempo tem ciúme de ti e luta contra teus lírios e rosas. Ficarás amarelado, de faces encovadas e olhos opacos... Vive a vida maravilhosa que está em ti! Não deixes de apreciar nada. Está sempre em busca de novas sensações. Não tenhas medo de nada... Um novo Hedonismo – é isso que nosso século quer.[32]

Contudo o romance não tratava simplesmente dos prazeres e loucuras do hedonismo *carpe diem*, encenado pela permanência de Dorian na perfeita juventude, enquanto seu retrato envelhecia numa horrível máscara endurecida de rugas e sulcos. Ele falava sobre romper convenções sociais e contestar as restrições da moralidade vitoriana. Isso se evidenciava sobretudo nas passagens supostamente homoeróticas (algumas delas cortadas por Wilde em edições posteriores) que reforçavam o crescente escândalo público da homossexualidade do autor e desempenharam um papel em sua condenação a dois anos de prisão, por sodomia e torpe indecência. Grande parte da crítica concentrou-se na adoração do pintor no romance, Basil Hallward, pelo belo jovem Dorian, que muitos críticos consideraram obscenidade imoral. O amante de Wilde na vida real, lorde Douglas – fã devotado de *O retrato de Dorian Gray* – era dezesseis anos mais jovem que ele. Durante o julgamento de Wilde em 1895, sua descrição literária de relacionamentos entre homens mais velhos e mais jovens foi usada como parte da acusação contra ele, com passagens do livro lidas em voz alta no tribunal.[33] Afinal, a sociedade vitoriana ainda não estava pronta para o tipo de hedonismo sensual presente no romance de Wilde ou em sua vida, e a nossa sociedade está apenas começando após décadas de luta social pelos direitos dos gays. Na Grã-Bretanha, os relacionamentos homossexuais não foram inteiramente descriminalizados até 1982, e apenas em 2000 as Forças Armadas retiraram a proibição de que indivíduos LGBT assumidos se alistassem. Leis referentes à sodomia só foram revogadas nos Estados Unidos depois de uma resolução histórica da Suprema Corte em

2003. Mais de setenta países, sobretudo da África e da Ásia, conservam leis criminalizando a homossexualidade, que ainda continua tabu em muitas religiões.

Quer examinemos os diários de mulheres ousadas como Mabel Loomis Todd, quer leiamos as páginas dos *Rubaiyat* ou de *O retrato de Dorian Gray*, observamos que durante o século XIX o hedonismo sexual não era apenas uma questão de prazeres privados: era uma poderosa maneira de desafiar regras sociais e romper os limites impostos à liberdade e igualdade individuais. O pessoal se fundia com o político. Hoje no Ocidente, em nossa era de maior abertura e tolerância sexual, esse aspecto político do hedonismo sexual talvez não pareça tão relevante. Acredito, no entanto, que seja: a despeito de problemas graves como tráfico sexual, o sexo continua a ser um dos domínios mais importantes da vida para se explorar e para expressar a liberdade e a igualdade que a sociedade tem a oferecer. Essa ideia foi reconhecida no início dos anos 1970, quando Alex Comfort, médico e anarquista comprometido, escreveu *Os prazeres do sexo*, best-seller de receitas para o que ele chamou de "sexo Cordon Bleu". Na introdução, Comfort enfatizou que deveríamos ver o sexo como uma "forma de divertimento profundamente recompensadora", e ressaltou que

> um dos usos mais importantes da brincadeira consiste em expressar uma saudável noção de igualdade sexual. Isso envolve deixar ambos os sexos se revezarem no controle do jogo; o sexo não é mais o que homens fazem para as mulheres, e espera-se que elas apreciem. ... O sexo é o único lugar onde hoje podemos aprender a tratar pessoas como pessoas.[34]

A Igreja pode ter passado séculos condenando a luxúria, mas se o hedonismo sexual envolve mutualidade e reciprocidade, então ele se desloca das restrições da indulgência individual para o domínio da igualdade política, passa a dizer respeito tanto a mim quanto a nós e permite às mulheres serem mais que meros objetos passivos de prazer.

Há outra razão por que o sexo tem tamanho apelo *carpe diem*: em geral ele é gratuito. Há algumas exceções, claro, mas o sexo não requer uma ida ao caixa automático. Entre casais (ou grupos de três ou mais) que nele consentem, ele é gratuito. Ao contrário de uma refeição gourmet ou de uma farra com cocaína, o deleite sexual é conhecido tanto pelo agricultor pobre quanto pelo lorde, o que lhe confere universalidade igualitária. Esse fato significa por si só que o sexo é um desafio involuntário à sociedade de consumo e sua afirmação de que prazer é algo que precisamos comprar num shopping center. Como se isso não bastasse, o sexo é praticamente livre de carbono – a menos que por acaso você o esteja fazendo num avião. Ele tem todas as credenciais para ser a diversão favorita do movimento global por um modo de vida simples.

Embora seja improvável que uma deflagração em massa de paixão sexual derrubasse o capitalismo ou resolvesse a crise climática, e fazer amor ainda não nos tenha impedido de fazer a guerra, o sexo conserva um potencial não explorado como força contracultural. Assim, em nome do *carpe diem*, colhei os botões de rosa enquanto podeis.

Bem-vindo ao domo do prazer

É uma tarde de verão em nosso jardim, e meus gêmeos de três anos acabam de fazer uma surpreendente descoberta: eles rodopiam. Rodopiam sem parar na grama, braços esticados, rindo como loucos, olhando em volta estonteados quando param, depois desabam no chão e olham com fascinada euforia enquanto o céu gira em círculos acima deles.

Brincadeiras de rodar são um fenômeno quase universal entre crianças, assim como experimentos de prender o fôlego, que podem produzir vertigem semelhante. E não são apenas as crianças que compreendem os atrativos. Rodopios exuberantes são parte das danças rituais dos dervixes sufis, bem como de indígenas da Amazônia e ilhéus do Pacífico, com o poder de induzir um estado mental quase alucinogênico.[35]

O desejo de rodopiar é uma impressionante evidência de que os seres humanos se sentem impelidos a entrar em estados de consciência alterados. Mais comumente, muitos de nós dependemos de álcool e drogas para nos tirar de nós mesmos e nos ajudar a transpor as portas da percepção. Esses esforços têm uma longa história. Quando estava no México, no século XVI, o missionário franciscano Bernardino de Sahagún deparou com um banquete tradicional asteca em que as festividades começavam com a ingestão de um cogumelo preto, provavelmente o alucinógeno superpoderoso *Stropharia cubensis*. "Esses cogumelos os faziam ficar embriagados, ter visões e também os induziam à lascívia", escreveu ele, "e quando se sentiam excitados por efeito dos cogumelos, os índios começavam a dançar, enquanto alguns cantavam e outros choravam."[36]

Hoje estamos cercados de regras e normas para impedir o "abuso de substâncias", mas como os extasiados astecas e nossos eus rodopiantes da infância, não paramos de buscar estados alterados. Toda manhã milhões de pessoas se injetam da droga líquida legal mais apreciada do mundo, o café, que contém um potente estimulante – a cafeína –, a qual acelera a função cognitiva e eleva o ritmo cardíaco.[37] Legiões de fumantes não conseguem passar o dia sem sugar nicotina para seus pulmões. Muitas pessoas se proporcionam o prazer de uma cerveja ou um copo de vinho ao fim de um duro dia de trabalho para ajudar a dissipar suas preocupações numa névoa suave. Além disso, há as multidões que tomam pílulas como Prozac para salvá-las de um estado depressivo ou animá-las para uma noite de festa. No Ocidente estamos presos numa cultura de automedicação habitual que usa álcool e drogas como maneira rápida e fácil de fugir das ansiedades diárias, como combustível para a sociabilidade e fonte de estimulação mental e experiência extática, bem como uma forma de alívio da dor.

Entretanto tudo isso pode facilmente perder sua inocência, como revela em detalhes cruéis e chocantes o filme cult *Trainspotting*. Ambientado nos conjuntos habitacionais extremamente pobres de Edimburgo nos anos 1980, ele começa como uma homenagem extremista ao uso de heroína. O que as pessoas esquecem, diz o narrador Renton, "é o prazer disso… Pegue o melhor orgasmo que você já teve, multiplique-o por mil, e você ainda estará longe". Mas a canção que abre o filme, "Lust for life", de Iggy Pop, perde seu encanto à medida que o filme avança. Confrontados com futuros sombrios e sem propósito, vemos viciados desesperados injetando-se drogas na imundície de prédios abandonados, arruinando as próprias vidas e as de suas famílias, recorrendo ao crime e à violência para alimentar seus vícios e acabando na prisão ou se matando com seu hábito. Apenas para completar, há também um alcoólatra psicótico que despreza as drogas, mas cai regularmente em bebedeiras violentas. Provavelmente essa não é uma boa propaganda para o hedonismo.

Como podemos, então, encontrar nosso caminho entre os prazeres psicoativos das drogas e do álcool e seu potencial como ladeira escorregadia para a autodestruição? Que papel a transformação artificial de nosso estado de consciência deveria desempenhar num modo de vida *carpe diem*?

Como escritor, sinto-me intrigado pela longa tradição de figuras literárias que se voltaram para as drogas e a bebida no curso de suas carreiras instáveis. Há algo de perigosamente sedutor em saber que Robert Louis Stevenson teria escrito seu romance de 60 mil palavras *O médico e o monstro* num período de seis dias em que consumiu cocaína de forma contínua, em 1885.[38] Um dos primeiros escritores a refletir profundamente sobre a experiência do uso de drogas foi Thomas De Quincey, poeta e viciado em ópio, no século XIX. "Sou um hedonista", declarou De Quincey em *Confissões de um comedor de ópio*, "e se você precisa saber por que ingiro ópio, esta é a razão." Ele era um entusiasta de seus benefícios: o ópio podia "tranquilizar todas as irritações do sistema nervoso", "estimular a capacidade de gozo" e "sustentar durante 24 horas consecutivas as energias animais de outro modo declinantes". Após consumir ópio pela primeira vez, numa chuvosa tarde de domingo em 1804 – aparentemente para aliviar uma dor de dente –, ele ficou convencido de ter descoberto "o segredo da felicidade". Nada podia superar aquilo: "Tenho dificuldade em acreditar que algum homem, uma vez experimentados os divinos esplendores do ópio, irá depois descer aos prazeres grosseiros e mortais do álcool."[39]

Mas então vieram os sonhos. Sonhos horríveis, obsedantes, terrivelmente vívidos, provocados por um hábito equivalente à dose de ópio diária para mais de trezentos pacientes hospitalizados naquela época. De Quincey viu-se "beijado, com beijos cancerosos, por crocodilos", perseguido por deuses hindus vingativos através de florestas, sacrificado por sacerdotes sedentos de sangue e enterrado por milhares de anos em "caixões de pedra, com múmias e esfinges, em câmaras estreitas no coração de pirâmides eternas".[40] Essas paisagens oníricas tortuosas não eram de maneira alguma uma experiência universal. Para alguns usuários literatos, os sonhos induzidos pelo ópio eram um portal para belas e voluptuosas imagens que estimulavam sua imaginação criativa e sensibilidade poética. Provavelmente o mais famoso entre todos os sonhos provocados pelo ópio teve lugar no outono de 1797, quando Samuel Taylor Coleridge sonhou seu poema suntuosamente hedonístico "Kubla Khan" enquanto se hospedava numa distante casa de fazenda em Porlock, perto de Exmoor, em Somerset. Em seu relato do que aconteceu, ele começou a escrevê-lo imediatamente após acordar, registrando a terra encantada onde corria Alph, o rio sagrado, mas foi interrompido por um visitante. Ao retornar à sua escrivaninha, descobriu que o resto do poema tinha – para seu profundo aborrecimento e perda eterna do mundo literário – desaparecido da sua mente.[41]

Antes que você se abasteça de láudano, a tintura de ópio que se tornou a constante companheira de Coleridge e talvez até sua inspiração, saiba que foi esse "leite do paraíso" que o destruiu. Depois que ele ficou sob seu feitiço, o gênio literário deslumbrante e agitado que exibia na juventude entrou em lamentável declínio. Coleridge passou anos combatendo o vício, que, por volta de seus quarenta e poucos anos, tornou-se tão agudo que o poeta chegava a contratar homens corpulentos para impedi-lo à força de entrar em farmácias. Com o tempo, ele se tornou um homem egocêntrico, inseguro e deprimido que ainda podia ter uma conversa divertida (quando drogado), mas cuja seiva criativa tinha sido gasta havia muito. Embora tenha acabado por adquirir uma reputação pública como sábio filosófico, passou seus últimos anos espreitando a porta dos fundos de um químico em Highgate, desesperado pela próxima dose.[42]

Apesar de histórias como essa, acredito que deveria haver um lugar para estimulantes psicoativos em nossas vidas, não apenas por causa dos prazeres que eles podem proporcionar, mas porque talvez sejam um poderoso catalisador de mudança social. Pense na contracultura movida a drogas dos Estados Unidos nos anos 1960. Enquanto todo hippie digno desse nome estava se ligando, entrando em sintonia e caindo fora* numa excursão num ônibus psicodélico através do país, usar drogas era igualmente um ato de desafio ao establishment político. Manifestantes contra a Guerra do Vietnã se furtavam ao recrutamento e participavam, em vez disso, de ocupações de lugares públicos em que acendiam baseados. Fazer experiências com peiote morando num *ashram* era uma maneira divertida de passar o verão, mas também um gesto de rebeldia contra uma sociedade de consumo que queria seus cidadãos trajados em ternos executivos e comprando uma linda casa nos subúrbios, como preconiza o "sonho americano". Foi depois de tomar LSD em 1966 que o pensador e ativista visionário Stewart Brand ficou impressionado com uma questão: por que ainda não vimos uma fotografia da Terra inteira? Foi o início do que se tornou o *Whole Earth Catalog*, publicação que ajudou a inflamar os movimentos ambientalistas em prol de um estilo de vida simples.[43] Embora não haja nenhuma necessidade de romantizar a vida de viciados em drogas autodestrutivos como William Burroughs, não há dúvida de que a política antiautoritária e progressista dos anos 1960 foi, num grau significativo, produzida e sustentada graças ao hedonismo induzido por drogas. Como comentou o historiador Eric Hobsbawm, a cultura das drogas dos anos 1960 foi uma rota para "despedaçar as algemas do Estado, do poder parental e dos vizinhos, da lei e da convenção. ... A liberação pessoal e a liberação social se viram assim associadas".[44]

Talvez sejam os holandeses que melhor compreendem os efeitos liberadores das drogas. A Holanda tem há muito tempo uma abordagem pragmática e tolerante às drogas, inicialmente impelida por interesses comerciais. No século XIX os holandeses cultivavam coca na ilha de Java, e em 1900 o governo chegou a fundar uma fábrica de cocaína em Amsterdam, a Nederlandsche Cocaïnefabriek, que lhe permitiu dominar o mercado

* Alusão a uma frase popularizada por Timothy Leary nos anos 1960: "Turn on, tune in and drop out." (N.T.)

global de cocaína dentro de apenas dez anos.[45] Embora o uso recreativo tenha sido proibido durante grande parte do século XX, a pressão popular para legalizá-lo emergiu nos anos 1960, impelida por grupos como o movimento radical Provo.[46] Em 1965 os holandeses revelaram uma de suas maiores invenções desde o telescópio, no século XVII: o "café", onde qualquer um estava livre para comprar e consumir maconha em suas várias formas. Hoje há centenas deles espalhados pelo país, usados tanto por residentes quanto por turistas.

Os holandeses desenvolveram um modelo singular de hedonismo psicoativo aprovado pelo Estado, e o governo efetivamente tolera o uso de drogas leves. A política, conhecida como *gedogen* ("tolerância legal"), geralmente funciona. O uso de maconha na Holanda está em torno da média europeia (cerca de 25% das pessoas a experimentaram e 7% são "usuários recentes"), muito mais baixo que nos Estados Unidos, onde há proibições muito mais rigorosas. Além disso, embora a Holanda tenha sua cota de viciados, os usuários de maconha holandeses têm menor probabilidade que seus análogos americanos de experimentar drogas pesadas como a cocaína e a heroína.[47]

Minha experiência limitada nos cafés de Amsterdam – estritamente para fins de pesquisa, claro – convenceu-me de que os holandeses estão acertando. Após meu primeiro pequeno experimento, que envolveu tirar umas baforadas de um baseado mal enrolado numa fria tarde de outono, atrevi-me a visitar algumas pinturas de Van Gogh. Geralmente logo fico entediado em galerias de arte, mas não naquela ocasião. As cores, as molduras, as pessoas passando por elas, tudo possuía uma assombrosa intensidade, como se eu tivesse furtado a experiência diretamente de *As portas da percepção*, de Aldous Huxley, onde ele descreve o *"Istgkeit"* – a "ser-ência" – de objetos comuns depois que tomou mescalina em 1953.

Enquanto eu perambulava por ali com um sorriso um tanto bobo e uma sensação de viver o momento de forma absoluta, refleti que provavelmente seria um pouco exaustivo ser um monge budista da melhor qualidade que permaneceria em estado semelhante de consciência intensificada.

Ainda assim, aquilo foi um lembrete útil de quão raramente presto tamanha atenção ao presente, ou na verdade a qualquer coisa, e que uma parte grande demais de minha vida está cheia de e-mails e outras distrações que me impedem de estar no aqui e agora. Embora eu não possa alegar que minhas perambulações naquela tarde foram um ato antiautoritário radical que rivalizava com a contracultura dos anos 1960, elas pareceram ainda assim uma experiência fundamental de liberdade imaginativa.

Sem dúvida devemos estar alertas para os perigos do abuso de drogas e do vício. Não descartemos, contudo, uma oportunidade de retornar, ainda que apenas ocasionalmente, ao êxtase hedonístico de nossos rodopios infantis na grama.

Sobre os prazeres de um sanduíche de ovo frito

Em seu clássico *An Alphabet for Gourmets*, de 1949, a admirada escritora de gastronomia M.F.K. Fisher faz a seguinte confissão no capítulo "G is for Gluttony":

> Sempre que possível, quando tenho uma garrafa realmente bela de vinho diante de mim, tomo tudo que posso, mesmo quando sei que já tomei mais do que o desejo fisicamente. Isso é gula. Mas penso comigo mesma, quando terei novamente este gosto na língua? Onde mais no mundo há um vinho como este, com exatamente esse buquê, exatamente nessa temperatura, exatamente nesta taça de cristal? E quando estarei novamente aberta para isso como estou neste minuto preciso, sentada aqui numa encosta verdejante acima do mar, ou aqui neste restaurante escuro, murmurante, profusamente aromático, ou aqui neste bar de pescadores no cais?[48]

Talvez não haja defesa mais eloquente de hedonismo *carpe diem*: esse minuto preciso e tudo que ele contém estão fadados a desaparecer no esquecimento – uma pequena morte que nunca será revivida –, assim, sirva mais um copo. No entanto, uma insinuação de elitismo se esconde sob suas palavras. Quantas pessoas podem se dar ao luxo de tomar vinhos tão gloriosos em taças de cristal? Não há algo inerentemente exclusivista na filosofia "aproveite o dia" do gourmand refinado, assim como havia nos hábitos gastronômicos dos antigos romanos abastados?

Felizmente Fisher está consciente desse dilema, razão por que seus livros não contêm apenas receitas de pratos requintados como codornas *à la financière*, mas estão também cheios de iguarias mais simples. Uma das mais deliciosas é sua receita de "Sanduíches de ovo frito da tia Gwen": cozinhe os ovos até deixá-los duros como couro, acrescente bastante gordura bovina, envolva os sanduíches com papel encerado, depois jogue-os no seu bolso até que fiquem gostosos e encharcados, prontos para serem comidos no alto de um morro ao pôr do sol.[49] Outra receita está relacionada à sua descoberta, quando morava em Estrasburgo nos anos 1930, de como comer tangerinas. "Meu prazer com elas", escreveu, "é sutil, voluptuoso e quase inexplicável." O truque é descascar a tangerina de manhã, separar cada gomo, arrancar os fios brancos, depois colocar os gomos sobre um jornal em cima de um radiador quente, onde devem ser esquecidos até a tarde. Nessa altura devem ser comidos lentamente, um por um, seus dentes rompendo as pequenas cascas "finas como uma camada de esmalte numa tigela chinesa".[50]

Receitas como essa são uma ode não à moderação, mas à modéstia. Fisher não é uma defensora do comedimento e do autocontrole como os estoicos: seu credo é entregar-se aos prazeres dos sentidos sob sua forma mais completa. Mas podemos fazê-lo, ela acredita, com uma modéstia que não quebra a banca. Quase todo mundo – pelo menos no Ocidente – pode fritar um ovo ou comprar uma tangerina fresca. Fisher é um apóstolo culinário do que vejo como "hedonismo democrático", uma meritória ambição de difundir prazeres hedonísticos como comida e sexo num mundo desigual.

Há um passo adicional a ser dado para aprofundar o potencial democrático do amor à boa mesa *carpe diem*: compartilhar os gomos da tangerina em vez de guardá-los apenas para você. Compartilhar comida, cozinhar para os outros e ampliar a hospitalidade são formas antigas de presentear que transcendem o hiperindividualismo de nossas sociedades de consumo. Quando morei por um curto tempo num assentamento de refugiados na Guatemala, onde a comida era escassa, fui convidado um dia para um banquete comunitário. Não tendo comido nada senão tortilhas de milho com feijão-preto por três semanas, recebi uma tigelinha contendo um pouco de frango ensopado com tomates. O povoado inteiro comeu junto em meio a uma nuvem de mosquitos e um calor sufocante, todos empoleirados em troncos no barro lodoso. Foi uma coisa modesta. Foi generoso. Foi deliciosamente hedonístico. E me senti, pela primeira vez, parte da comunidade deles. Aprendi o que os antropólogos sabem há mais de um século: que rituais de alimentação são uma forma de intercâmbio social com capacidade de criar relações e empatia.

Além do novo puritanismo

O hedonismo oferece um poderoso antídoto para o crescente puritanismo da indústria da felicidade atual, que ameaça nos transformar em viciados autocontrolados em moderação, que raramente expressam uma ânsia apaixonada pela vida. Como vimos, o hedonismo em suas muitas formas pode proporcionar múltiplos benefícios, desde nos ajudar a explorar nossas imaginações até ser uma expressão de liberdade individual. Ele é um ingrediente essencial do bem-estar humano que deveria fazer parte de qualquer receita para a boa vida.

Como qualquer coisa, o hedonismo pode ser levado longe demais. Ninguém deveria querer acabar como Elvis em seus últimos tempos: drogado, acima do peso e morto aos 42 anos. Talvez seja melhor cultivar uma variedade de hedonismos, e não se viciar em qualquer tipo, ajudando a disseminar uma saudável diversidade de consciência na sociedade.[51] Uma regra geral útil seria fazer isso em breves e intensas explosões ou pulsos, com muitos intervalos entre eles (todo mundo precisa de tempo de recuperação), em vez de viver para a suave moderação do pouco e frequente.

Não condenemos o hedonismo como uma doutrina digna apenas de suínos. Precisamos dele como um potente elixir de liberação pessoal e social. O hedonismo nos põe em contato com uma abordagem experiencial da vida que vai ao âmago do que significa ser humano. "Não o fruto da experiência, mas a própria experiência, é o objetivo", escreveu o crítico cultural vitoriano Walter Pater. "Arder sempre com essa chama forte, perfeita, manter esse êxtase, isso é o sucesso na vida."[52]

6. Para além do agora da atenção plena

Na cena final de *Boyhood*, o filme de Richard Linklater sobre a chegada à maioridade, dois estudantes de faculdade estão sentados em silêncio, contemplando uma paisagem de vegetação escassa, pedregosa. Nicole se vira para seu companheiro, Mason, e comenta, pensativa: "Sabe isso que todo mundo anda sempre dizendo, 'aproveite o momento'? Estou achando que é meio assim o contrário. Tipo, é o momento que nos aproveita." "Sim, eu sei", ele responde, "é constante, os momentos... é como se fosse sempre agora mesmo."

Esse breve diálogo marca uma mudança importante: durante as duas últimas décadas o *carpe diem* passou a ser cada vez mais associado a viver aqui e agora. Pergunte a uma sala cheia de gente o que "*carpe diem*" ou "aproveite o momento" significa, e ficará surpreso com o número de pessoas que ignoram a interpretação mais comum – que se trata de agarrar as oportunidades fugazes que a vida oferece –, e dirão, em vez disso, que é uma questão de imergir no presente. A pesquisa desenvolvida para este livro mostra que esse uso era praticamente inexistente na mídia e outras fontes públicas antes dos anos 1990, e cerca de três quartos das referências a *carpe diem* como "presença" ocorreram depois de 2000. Embora a maioria das pessoas ainda associe aproveitar o dia com tirar proveito das janelas de oportunidade, cerca de uma em cinco atualmente usa a expressão para se referir a experimentar o "agora", um instante atemporal em que estamos livres de lembranças do passado ou pensamentos sobre o futuro.[1] O próprio dia não importa mais e foi reduzido a um único momento.

Como isso aconteceu? Como pôde uma filosofia de vida tão antiga ganhar um sentido adicional tão radicalmente novo num espaço de tempo tão curto?

Há uma explicação predominante: a ascensão do movimento da atenção plena (mindfulness). Desde a virada do milênio, a atenção plena – com o que me refiro à prática moderna, secularizada, não à antiga tradição budista de meditação de atenção plena em que ela se baseia – tornou-se uma grande história de sucesso internacional. Centenas de milhares de pessoas (inclusive eu) fizeram cursos de atenção plena em centros comunitários, hospitais, empresas e escolas, aprendendo técnicas para acalmar a mente e concentrar a atenção no presente. Uma enxurrada de estudos científicos inundou a mídia, provando seu impacto no enfrentamento de múltiplos males, de ansiedade e depressão a comportamento violento e doença cardíaca. Ela pode ajudá-lo até a parar de fumar. A atenção plena, diz um de seus principais pesquisadores, Jon Kabat-Zinn, "tem o potencial de provocar um renascimento universal ou global ... que poria até o Renascimento europeu ou italiano na sombra". Ela pode, ele acredita, "ser a única promessa que a espécie e o planeta têm para chegar ao fim dos próximos duzentos anos".[2]

Isso soa quase bom demais para ser verdade. E é. Porque os efeitos positivos muito reais da atenção plena foram acompanhados por um dano colateral que seus adeptos raramente reconhecem. A atenção plena beneficiou-se de tamanha popularidade que poucas vezes é objeto de reflexão crítica. É hora de injetar aí mais honestidade intelectual explorando três problemas. Para começar, a versão secularizada popular da atenção plena – em contraposição à centenária tradição budista – acabou por se concentrar demasiado no eu, o que a deixou fraca em fundamentos morais. Segundo, ao colocar tanta ênfase na atenção ao momento presente, ela não se dá conta do quanto os seres humanos prosperam ao lutar por metas futuras significativas. Por fim, a atenção plena tal como praticada hoje passou a eclipsar cada vez mais outras maneiras existencialmente recompensadoras de ser no agora, a saber, exuberância, fluxo, assombro e êxtase coletivo. Há uma diferença entre a sensação de presença que advém de acalmar a mente durante uma sessão de meditação no seu centro comunitário local e o sentimento de presença estimulante que você tem ao jogar uma empolgante partida de basquete ou dançar extasiadamente com a multidão num festival de música. Em outras palavras, atenção plena é apenas uma entre muitas variedades de agora.

Fundamentalmente, o movimento moderno de atenção plena sequestrou – em grande parte de forma não intencional – a tradição do *carpe diem*: oportunidade, hedonismo, espontaneidade e política correm o risco de perder o lugar para o poder do agora. De fato, muitos livros e cursos identificam explicitamente o ideal de Horácio com a própria atenção plena. Segundo o website de uma clínica médica universitária que usa a atenção plena em seus programas de tratamento, "A atenção plena é uma capacidade inata de estar presente no momento e aproveitar o dia".[3] Embora *carpe diem* possa se tornar uma filosofia mais rica ao incluir a atenção plena como uma de suas abordagens, deveríamos assegurar que essa abordagem não venha a dominar todo o resto.

Muitas pessoas com quem conversei sobre essas ideias ficaram atônitas ou mesmo ultrajadas com minhas críticas à atenção plena. Trata-se claramente de um tópico que suscita emoções fortes. Ainda assim, embora eu reconheça que a atenção plena é valiosa e valorizada por muitos, creio que ela está desalojando outras abordagens também importantes ao *carpe diem*.

Cuidado com o atirador atento

Uma fascinação por viver no momento presente tem sido parte da cultura ocidental desde pelo menos os anos 1950, quando a importação do pensamento espiritual e religioso oriental popularizou práticas como o zen-budismo e a meditação transcendental. Um fã devotado foi Aldous Huxley, cujo romance utópico de 1962 *A ilha* é ambientado num paraíso na selva em que passarinhos especialmente treinados gritam "Aqui e agora! Aqui e agora!" e "Atenção! Atenção!", a intervalos aleatórios, como um lembrete para que seus habitantes se concentrassem no presente. Logo toda uma geração estava à procura do sagrado agora, inclusive os Beatles, que passavam horas meditando de pernas cruzadas com seu guru amante de Rolls-Royces, Maharishi Yogi. "Penso que é possível alcançar certo estado de consciência, um estado em que não estamos conscientes de nada... estamos apenas sendo", declarou John Lennon em 1968. "As pessoas mais felizes são aquelas que estão sendo mais vezes por semana que quaisquer outras."[4] Ser, não fazer, havia se tornado um mantra da época. A virada veio em 1975, quando o mestre zen-budista vietnamita Thich Nhat Hanh tornou o conceito de "atenção plena" visível para todos com o livro *Para viver em paz: o milagre da mente alerta*, que a associou com a meditação em posição sentada, respiração atenta e a prática de levar a consciência para atividades cotidianas como andar ou lavar pratos.[5]

Embora o cristianismo tenha suas próprias tradições contemplativas que remontam à Idade Média, a explosão da atenção plena nos últimos tempos se desenvolveu mais claramente a partir dessa familiaridade com práticas de meditação orientais no pós-guerra. As duas abordagens dominantes à atenção plena hoje – "redução do estresse baseada na atenção plena" (MBSR, na sigla em inglês de Mindfulness-Based Stress Reduction) e "terapia cognitiva baseada na atenção plena" (MBCT, sigla de Mindfulness-Based Cognitive Therapy) – utilizam explicitamente as da meditação budista (em especial da tradição Vipassana) como a base de seus métodos, em particular a importância de se concentrar na respiração.[6] Mas, como o pioneiro da MBSR Jon Kabat-Zinn salientou repetidamente, sua intenção foi criar um versão científica e secular da atenção plena – "meditação budista sem budismo", como ele se expressou –, em que se ensina às pessoas "a consciência do momento presente" e as virtudes do "não julgamento" sem os adornos de doutrinas religiosas como ciclos cármicos e as Quatro Nobres Verdades.[7] Essa abordagem clínica, científica, ajudou a atenção plena a estender seu alcance a todos, de profissionais de saúde a patrões corporativos. A Grã-Bretanha pode até se gabar de ter um Grupo Parlamentar Interpartidário da Atenção Plena que a defende como um caminho vantajoso para lidar com a crise da saúde mental do país.[8] Todo instrutor de atenção plena pode apontar para uma grande quantidade de estudos científicos "baseados em evidências" que revelam, em termos estatísticos, como um curso de atenção plena de oito semanas pode ter benefícios visíveis para a saúde psicológica e física.

A explosão da atenção plena também se deve ao fato de que foi difundida num momento propício. Ela é o antídoto perfeito para uma crise historicamente específica no bem-estar humano que envolveu a Europa e os Estados Unidos desde o final dos anos 1990: a crise da distração.[9] Para muitos – especialmente entre os profissionais da classe média – a vida parece ter se tornado uma interminável torrente de e-mails, atualizações de redes sociais e notícias digitais que os deixou correndo para se pôr em dia, sempre estressados e ocupados demais para concentrar sua atenção no presente. Eles não podem andar pela rua ou se sentar num vagão do metrô sem checar os celulares. Suas mentes estão constantemente passando com rapidez de uma tarefa para outra, um aplicativo para outro, de tal modo que estar em estado de atenção parcial contínua tornou-se a norma.

Como é essa epidemia de distração? Imagine isso. Alguns anos atrás um dos maiores violinistas do mundo, Joshua Bell, levou seu Stradivarius de 1713 para uma estação de metrô de Washington D.C. e passou 43 minutos tocando peças de Johann Sebastian Bach e outros compositores durante a hora do rush matinal. Ingressos para ouvi-lo custam geralmente, no mínimo, US$100. Acaso multidões se juntaram para ouvir sua performance magistral? Pelo contrário. Das 1.097 que passaram por ele apenas sete se deram ao trabalho de parar e ouvir, ainda que por um breve momento.[10]

A virtude da atenção plena é permitir às pessoas parar e prestar atenção à música da vida de cada uma delas. Ela lhes permite ficar imersas nos momentos de seu dia e ser captadas por eles. Para apreciar eu mesmo os benefícios da atenção plena, fiz recentemente um curso de MBCT com um professor experiente num centro muito respeitado com sede no Reino Unido. A primeira sessão, em que fomos introduzidos à ideia de sentar, respirar e deixar os resíduos sem importância de pensamento se aquietarem na mente, foi toda muito familiar, pois eu tinha experiência prévia de frequentar aulas de meditação budista e era um antigo admirador de Thich Nhat Hanh.[11] Foi útil lembrar que passamos uma parte tão grande do dia no piloto automático, correndo de lá para cá na tentativa de fazer as coisas quando deveríamos parar algumas vezes, dar mais atenção ao presente e realmente nos dar conta do que estamos pensando, sentindo e experimentando.

Mas à medida que as semanas se passaram, e fizemos nossos escaneamentos corporais e os períodos de três minutos de respiração, comecei a notar uma coisa. A ênfase do instrutor estava muito no "eu, eu, eu" – como a atenção plena iria me ajudar a lidar com *meu* estresse e ansiedade, iria promover *meu* bem-estar e me permitir desfrutar os prazeres de *minha* vida, do gosto de uma uva-passa ao canto de um passarinho. As sessões eram praticamente desprovidas do componente ético tão dominante em tradições de meditação budista, em que o foco não está apenas em aliviar o sofrimento pessoal, mas em estender a compaixão para além do eu, a fim de aliviar o sofrimento de outros. Isso ficou claro para mim na terceira semana, quando um participante comentou com o professor que um amigo budista havia descrito os cursos de atenção plena como "budismo sem ética". Os alunos soltaram risinhos um pouco constrangidos, mas o professor se recusou a envolver-se na crítica, passando por cima dela ao perguntar se ele havia conseguido trazer sua atenção de volta para o presente após ouvir a opinião do amigo. Em nenhum ponto do curso minuciosamente programado, ou em qualquer de seus folhetos, houve alguma discussão a respeito de questões morais e da essência individualista da atenção plena.

Talvez, pensei, eu estivesse sendo mesquinho em minha interpretação, ou estivesse tendo uma experiência atípica.[12] Decidi então perguntar a um dos mais eminentes especialistas do mundo em meditação e consciência, o monge budista francês Matthieu Ricard, o que ele pensava sobre o movimento da atenção plena. Ricard, que se formou originalmente como biólogo molecular, é famoso não apenas por seus livros e TED talks,* que são conhecidos por milhões, mas por ser o sujeito de experimentos com o cérebro que lhe valeram (para seu aborrecimento) o apelido de "o homem mais feliz do mundo". Eu esperava que ele fosse um entusiástico defensor

* TED talks: palestras gravadas por especialistas nos mais variados assuntos por iniciativa da TED, organização sem fins lucrativos dedicada à difusão de ideias. (N.T.)

da atenção plena, tendo passado anos em profunda meditação nos contrafortes dos Himalaias. Mas eu estava errado. Ele disse:

> Há muita gente falando sobre atenção plena, mas o risco é que ela seja tomada no sentido literal – apenas "estar atento". Bem, você poderia ter um atirador muito atento e um psicopata atento. É verdade! Um atirador precisa ser concentrado, nunca se distrair, estar muito calmo, sempre reconduzindo sua atenção ao momento presente. E não fazer julgamentos – apenas matar pessoas sem nenhum julgamento. Isso poderia acontecer! Por isso conversei muito com Jon Kabat-Zinn e disse: "Por favor, apenas acrescente sete letras e denomine-a Atenção Plena *Bondosa*." Tão simples – não podemos ter um atirador bondoso ou um psicopata bondoso.[13]

Prosseguindo, ele citou um novo estudo da neurocientista Tania Singer, do Max Planck Institute em Leipzig, mostrando que fazer um curso de atenção plena pode ajudar a pessoa a lidar com o estresse, mas não tem nenhum impacto discernível sobre o comportamento pró-social.[14]

Ricard não estava brincando ao falar sobre o atirador. Como uma onda crescente de críticos assinalou, cursos de atenção plena tornaram-se populares no treinamento militar nos Estados Unidos, o eco um tanto perturbador das práticas de atenção plena de pilotos camicases durante a Segunda Guerra Mundial.[15] Outros destacaram sua adoção pelo mundo corporativo, uma "McMindfulness" que ajuda operadores estressados de Wall Street a manter a calma e o foco em meio à turbulência do mercado, ou lhes dá vantagem em negociações de alto risco.[16] Embora a maioria das pessoas não esteja usando a atenção plena para aperfeiçoar suas habilidades com fuzis de precisão ou para fazer fortuna nos mercados financeiros, a atenção plena está vulnerável à acusação de deixar de oferecer orientação adequada para questões como "Do que eu deveria estar consciente?" e "Ao que eu deveria dar minha atenção?".

Há agora um crescente reconhecimento entre muitos estudiosos budistas e outros críticos de que, em seu esforço para secularizar as tradições da meditação budista e atrair um público tão vasto quanto possível, a abordagem "científica" moderna à atenção plena acabou criando uma abordagem moralmente vazia à existência que corre o risco de reforçar a tendência individualista da cultura contemporânea da autoajuda.[17] Mais ainda, dizem eles, ela é cega para os profundos problemas estruturais da sociedade, da pobreza infantil à desigualdade de gênero. A mensagem central da atenção plena é trabalhar sobre o eu, não tentar mudar o mundo contestando diretamente privilégio, poder e injustiça política. Como diz a socióloga Renata Salecl, a mudança política progressiva está sendo refreada por uma "ideologia da Nova Era que nos estimula a viver no momento e a aceitar as coisas como elas são".[18] Os renomados professores budistas Ronald Purser e Andrew Cooper são ainda mais diretos:

> A rápida popularização da atenção plena proporcionou uma série domesticada e anódina de técnicas de meditação sobretudo para a classe média alta e as elites corporativas, de modo que elas possam "se aceitar" melhor com suas ansiedades, ajudando-as a "prosperar", a ter tudo – dinheiro, poder e bem-estar, levando adiante os negócios habituais de maneira mais eficiente e, é claro, mais "atenta" – ao mesmo tempo que evitam convenientemente qualquer autoexame sério sobre as causas do sofrimento social generalizado.[19]

Esses críticos muitas vezes comparam a atenção plena secular de hoje com o "budismo socialmente engajado" promovido por pessoas como Thich Nhat Hanh, que enfatizou que a atenção plena devia ser combinada com a adoção de medidas relacionadas aos problemas reais do mundo, como conflitos armados e pobreza. Durante a Guerra do Vietnã, Nhat Hanh trabalhou incansavelmente pela reconciliação entre o Vietnã do Norte e o do Sul, envolveu-se em atos não violentos de desobediência civil e fundou organizações de assistência para reconstruir aldeias destruídas.[20] Matthieu Ricard envolveu-se de maneira semelhante no estabelecimento de projetos de educação e assistência médica em comunidades pobres na Índia, no Nepal e no Tibete.[21]

O movimento da atenção plena se opõe a essa saraivada de ataques com a afirmação de que autoconcentração não significa egoísmo. Ao contrário, o que a atenção plena faz é elevar nossos níveis de autoconsciência, que é exatamente aquilo de que precisamos para abrir nossos olhos para toda uma série de problemas sociais. O psicólogo Daniel Goleman sustenta que a consciência atenta é um pré-requisito para a ação empática: é improvável que você pare por tempo suficiente para notar que alguém na rua precisa de ajuda se estiver correndo de um lugar para outro, de cabeça baixa digitando mensagens para um amigo.[22] Assim, Jon Kabat-Zinn descreveu a atenção plena como "uma maneira de ser totalmente ética".[23] Entretanto, essa abordagem a questões morais é desavergonhadamente formulada na linguagem do individualismo da autoajuda. "No cultivo atento da generosidade, não é necessário dar tudo, ou de fato nada", escreve ele. "Acima de tudo, generosidade é uma doação interior. ... Talvez mais do que tudo, você precisa dar para *si mesmo* primeiro por algum tempo."[24] Essa é uma interpretação bastante generosa do significado da generosidade. A esperança dele é de que ser bom para si mesmo por meio da atenção plena será um passo na estrada para doar aos outros, mas essa continua a ser uma esperança que – pelo menos por enquanto – carece de evidência empírica substantiva. Um relatório dos Amigos da Terra, por exemplo, sugere que a atenção plena pode reduzir o foco das pessoas nos valores materialistas, mas não demonstra nexos causais claros entre fazer um curso de atenção plena e fazer escolhas pró-sociais e pró-ambientais. Além disso, ele observa que os possíveis benefícios do "consumo consciente" são limitados pelo fato de que "o treinamento da atenção plena ocorre predominantemente no domínio da classe média branca", e seu impacto "se desgasta com o tempo".[25]

Em defesa da atenção plena, alegaríamos que ela é capaz de atrair mais pessoas ao ser apresentada e vendida de uma maneira científica, aparentemente neutra, que se concentra nos benefícios pessoais. Afinal, nem todo mundo se sente confortável meditando na presença de um monge budista de túnica cor de açafrão e falando sobre compaixão pelo mundo. E decerto não é ruim encorajar as pessoas a parar de correr por aí como loucas, a desligar o piloto automático e a dar um pouco mais de atenção aos momentos fugazes de sua vida, não? Mais ainda, a atenção plena (em geral) não pretende criar uma revolução social, portanto não deveria ser acusada por deixar de fazê-lo: ela é apenas uma técnica para elevar nossos níveis de consciência e capacidade para perceber a vida à medida que ela flui à nossa volta.

Não acho que o padrão deve ser tão baixo. É fácil demais para a atenção plena esconder-se sob um manto de benigna inocência moral. Matthieu Ricard está certo: até que a atenção plena se torne mais explícita ao enfatizar sua visão ética, ela servirá para manter nossa cultura de egoísmo, ou pelo menos deixará de lançar qualquer desafio sério a ela. O budismo consegue integrar uma perspectiva moral a seus ensinamentos, então por que não os cursos de atenção plena também? Também é verdade que qualquer abordagem ao *carpe diem* – seja a presença atenta, sejam outras, como oportunidade ou hedonismo – deveria levar a ética a sério, e é por isso que, adiante, vou explorar que aparência deveria ter uma versão moralmente robusta do *carpe diem*. Por enquanto, contudo, precisamos reconhecer que a atenção plena – tal como ensinada em sua forma secular, científica – não é satisfatória.

Há outro desafio à atenção para o qual devemos nos voltar agora. Ele diz respeito a nada menos que a suprema questão da jornada humana. Pode a atenção plena satisfazer nossa fome existencial de uma vida que faça sentido?

Por que estar presente nunca é o bastante

Uma característica curiosa das técnicas de atenção plena, quer sejam da nova variedade científica, quer sejam da mais antiga budista, é que elas nos pedem que realizemos uma tarefa – concentrarmo-nos no presente – que nosso cérebro não esteja bem projetado para executar. Não surpreende que tantas pessoas fiquem frustradas quando começam a fazer meditação, com os pensamentos pulando de um lado para outro como loucos, preocupadas com o fato de terem se atrapalhado no trabalho aquele dia ou se perguntando o que fazer para o jantar dos filhos. Isso ocorre porque pensar sobre o passado e o futuro é um traço natural da mente humana saudável: é essencial tanto para nosso senso de identidade como para o modo como abrimos caminho no mundo. Apenas pense em como deve ser de fato viver completamente no presente – e quero dizer o tempo todo. Se você acha muito difícil imaginar essa situação, permita que eu lhe apresente Henry Gustav Molaison, um dos indivíduos mais estudados na história da pesquisa em neurociência.

Henry, conhecido na literatura científica como "HM", nasceu em Connecticut em 1926. Em 1953, aos 27 anos, passou por uma forma experimental de lobotomia para aliviar sua epilepsia debilitante. Mas alguma coisa deu errado. Embora a frequência das convulsões de Henry tenha diminuído, desde esse dia até sua morte, em 2008, ele sofreu de uma amnésia quase completa. A memória de Henry durava cerca de trinta segundos, e depois disso ele esquecia quase tudo. Ao mesmo tempo, a cirurgia cerebral malfeita privou-o da capacidade de imaginar experiências futuras – ele não podia planejar nada para o próximo dia, mês ou ano. Isso deixou Henry num estado que a neurocientista Suzanne Corkin chamou de "tempo presente permanente", em que ele estava "aprisionado no aqui e agora".[26] Suzanne submeteu Henry a testes durante 46 anos, mas até o fim ele não conseguiria reconhecê-la quando se encontravam, mesmo se ela se ausentasse do laboratório por apenas dez minutos.

Henry seria viável na vida cotidiana? Não muito. Ele falava, lia, fazia contas simples e jogava bingo, mas era mais ou menos isso. Quando ia a um restaurante, achava difícil pedir um prato porque não tinha ideia do que gostava. Não conseguia se manter num emprego porque, assim que lhe ensinavam a fazer alguma coisa, ele esquecia. Lia e relia as mesmas revistas. Precisava de cuidadores o dia todo para lhe lembrar de tomar banho e garantir que não se perdesse caminhando pelo bairro. Era simpático e dócil, mas não podia fazer verdadeiras amizades porque não se lembrava do nome das pessoas nem nada a respeito delas. Não conseguia lembrar a própria idade – e com frequência errava por décadas quando tentava adivinhar. Tinha algumas lembranças do tempo anterior à operação, mas eram extremamente limitadas. "Sendo incapaz de estabelecer novas lembranças", disse Suzanne Corkin, "Henry não pôde construir uma autobiografia à medida que sua vida se desenrolava."[27] A imersão permanente no agora o deixou apenas com o mais vago senso de identidade pessoal, e incapaz de viver de modo independente.

Podemos ler a história de Henry quase como uma alegoria do quanto necessitamos do passado em nossas vidas. Trata-se de algo que todos sabemos por conhecer pessoas com demência, em que a perda de memória aguda (primeiro de curto prazo, depois de longo prazo) as torna socialmente isoladas e desorientadas, incapazes de reconhecer membros da família. Sua capacidade involuntária de viver no presente nada tem de invejável. A pessoa que somos não pode ser separada das lembranças que nos dão um senso de continuidade através do tempo e de conexão com os outros.

A pesquisa neurológica revela que o futuro é tão importante para nós quanto o passado. Seres humanos são máquinas previsíveis. Nosso cérebro está constantemente olhando para o que está prestes a acontecer em seguida, e se alguma ação ou evento vai nos trazer prazer ou dor. "Um dos objetivos mais importantes de qualquer animal", escreve o neurocientista Morten Kringelbach, "é tornar-se suficientemente hábil em prever a influência de eventos futuros em seus níveis de prazer e recompensa."[28] Vou gostar desse terceiro pedaço de bolo de chocolate? Deveria me preparar para a reunião de amanhã agora mesmo ou passar o tempo brincando com meus filhos? Nossas vidas são permeadas por tomadas de decisão que exigem que projetemos nossas mentes à frente no tempo e consideremos as consequências de nossas ações. Claro que somos bons para desenvolver regras gerais, de modo que não temos de estar constantemente fazendo cálculos sobre resultados futuros: sabemos que se virmos um tigre na selva é hora de correr. Em geral, no entanto, pensar sobre o futuro é um mecanismo de sobrevivência necessário, uma bússola que nos ajuda a nos orientar em meio aos desafios muitas vezes imprevisíveis que a vida nos lança.

O perigo da atenção plena é que quando ela atrai nossa atenção para o momento presente, o passado e o futuro podem ficar longe demais, no segundo plano. O que está atrás e diante de nós importa. Ao andar de bicicleta, é refrescante nos concentrarmos em sentir a brisa no rosto, porém é útil saber se há um ônibus bem atrás de nós ou se há um sinal de trânsito adiante. A atenção plena nos encoraja a perceber nossos pensamentos e sentimentos atuais mais claramente e a produzir espaço para reflexão, mas sempre precisaremos de uma orientação de caminho baseada em nossas experiências passadas, e metas ou desejos futuros, para nos ajudar a fazer escolhas e viver uma vida dotada de sentido.

Essa é uma das maiores descobertas do psiquiatra vienense Viktor Frankl, cujos insights vieram de suas experiências em Auschwitz e outros campos de concentração. Vale a pena explorar sua obra em algum detalhe, pois ela suscita sérias questões sobre a prioridade que a atenção plena concede ao presente.

Frankl, que morreu em 1997, inventou uma abordagem terapêutica conhecida como "logoterapia" – nome baseado na palavra grega *logos*, ou sentido. Em contraste com a crença de Freud de que somos motivados pelo "princípio do prazer", Frankl argumentava que os seres humanos estão fundamentalmente buscando sentido, em vez de prazer. Uma pessoa encontra sentido, diz ele, quando "se compromete com algo além de si mesma, com uma causa maior que ela mesma". Ele cita o psiquiatra e filósofo Karl Jaspers, que escreveu: "O que o homem é, ele se torna basicamente através da causa de que se apropriou."[29] Frankl referia-se a essa causa como uma "missão concreta", uma tarefa ou projeto que nos orienta para a frente no tempo, em direção a alguma coisa que importa para nós. Ela designa um novo tipo de telescópio espacial, a luta contra a perda de biodiversidade, a direção de um coral semiprofissional ou os cuidados com um parente doente. Seja qual for a causa, seu propósito é agir como uma bússola existencial, orientando a direção de nossas escolhas e ações futuras – ajudando-nos a decidir o que aproveitar quando aproveitamos o dia.

A teoria de Frankl tem uma longa linhagem intelectual. Aristóteles, por exemplo, reconheceu que cada um de nós deveria ter "algum objetivo para a boa vida, ... pois não ter a própria vida organizada em vista de algum fim é marca de muita insensatez".[30] A originalidade de Frankl foi descobrir isso em primeira mão no "laboratório vivo" dos campos da morte.[31] Ele percebeu que a dedicação a uma causa ou a um projeto não só assegurava que as pessoas mantivessem a boa saúde mental, como também literalmente as mantinha vivas. Deu o exemplo de um cientista que queria se suicidar: Frankl o ajudou a ver que valia a pena continuar vivo para terminar de escrever a série de livros que iniciara antes da guerra – tarefa que não poderia ser completada por ninguém exceto ele próprio. Ter essa meta deu ao cientista uma força interior que se tornou um meio de sobrevivência. Nos campos, os que não possuíam essa "vontade de sentido" com frequência se matavam ou sucumbiam mais depressa à doença. Não era tanto a robustez física que determinava se as pessoas iriam viver ou morrer, mas o fato de terem ou não identificado uma causa que lhes permitia "retirar-se de seu terrível ambiente para uma vida de riquezas interiores e liberdade espiritual".[32]

Frankl ofereceu outros exemplos convincentes fora do contexto da guerra. Salientou que mesmo quando Goethe estava extremamente doente e perto da morte, a pura força de vontade o manteve vivo por sete anos, até que terminou de escrever a segunda parte de *Fausto*. Dois meses após concluir o manuscrito, aos 82 anos, ele morreu. A missão de Goethe manteve seu coração batendo, e depois que ele terminou a obra, foi capaz de liberar a vida.[33] Muitas vezes observamos um fenômeno similar quando uma pessoa idosa morre logo depois do falecimento do cônjuge: assim que sua relação mais significativa desaparece, desaparece também sua vontade de viver.

Frankl também acreditava que deveríamos nos esforçar para encontrar sentido em nosso sofrimento. Ele cita o caso de uma mulher que compareceu a uma de suas sessões de terapia de grupo em Viena depois de tentar se matar. Um dos filhos estava confinado a uma cadeira de rodas e o outro, de apenas onze anos, acabara de morrer. Primeiro Frankl pediu a outra mulher do grupo, de trinta anos, que imaginasse estar em seu leito de morte aos oitenta anos, tendo vivido uma vida sem filhos, mas cheia de sucesso financeiro e prestígio social. Essa jovem mulher descreveu como sua vida fora repleta de hábitos luxuosos e flertes divertidos, mas em última análise não tivera substância. "Minha vida foi um fracasso", ela concluiu. Em seguida ele pediu à mãe do menino deficiente que se imaginasse voltando os olhos para os oitenta anos. Por entre lágrimas, ela descreveu como fizera o melhor possível para cuidar do filho e propiciar-lhe uma vida mais plena. "Minha vida não foi um fracasso!", ela declarou. O comentário de Frankl foi este: "Antecipando uma revisão de sua vida como se feita do leito de morte, ela subitamente foi capaz de ver um sentido, um sentido que incluía até todo o seu sofrimento."[34] Para Frankl, esse tipo de exemplo revelava que embora nem sempre possamos mudar nossas circunstâncias ou erradicar nosso sofrimento, temos o poder de escolher a atitude que adotamos diante deles.[35] É nisso que realmente consistem liberdade e responsabilidade.

Estou convencido de que se Frankl estivesse vivo hoje teria sido um crítico enfático da atenção plena. Por quê? Porque ela orienta a mente para o presente, afastando-a de metas futuras que podem contribuir para a formação do sentido e para acentuá-lo.[36] "A logoterapia concentra-se antes no futuro", escreveu ele, "isto é, nas missões e no sentido a serem alcançados."[37] Frankl também ficaria desconfiado com a maneira como a atenção plena põe ênfase em nos conduzir para um estado de pacífica calma interior, em que nossas ansiedades em relação ao passado e ao futuro se dissipam. Ele acreditava firmemente que precisamos de tensão, desafio e certo grau de ansiedade e sofrimento em nossa vida. É a luta para preencher a lacuna entre o lugar em que estamos hoje e as metas futuras para além do eu que desejamos alcançar que pode dar à vida seu sentido. Uma missão concreta fornece uma razão para sair da cama de manhã, mesmo que se dedicar a ela não seja sempre prazeroso em nenhum sentido óbvio. Sem essas tensões poderíamos nos encontrar no que ele chamou de "vácuo existencial".[38] Um estado de calma serena se torna um vazio quando não temos nada por que nos esforçar e lutar, e nos tornamos desprovidos de sentido.

Os partidários da presença atenta talvez rebatessem que eles não desdenham completamente o passado e o futuro, mas acreditam que deveríamos dar mais ênfase a viver o momento, em especial em nosso mundo em alta velocidade de distração digital.[39] "Faça do Agora o principal foco de sua vida", sugere o pensador espiritual Eckhart Tolle, "resida no Agora e faça breves visitas ao passado e ao futuro quando necessário para lidar com os aspectos práticos da sua situação de vida." Em outras palavras, precisamos do passado para lembrar o que comprar no supermercado e do futuro para planejar quando fazer compras, mas além de seu uso para essas funções triviais nenhum dos dois deveria ser considerado um caminho para o sustento espiritual. De fato, como Tolle explica, eles devem ser vistos como fonte de "dor, disfunção e tristeza". É somente no presente que podemos realizar nossa "verdadeira natureza".[40] A meu ver, uma visão como essa beira o extremismo. Frankl, por exemplo, nos mostra como o futuro é poderoso como fonte de sentido em nossas vidas. Precisamos encontrar uma mistura saudável entre residir no passado, no presente e no futuro, e não fazer de nenhum deles nosso objeto singular de devoção.

Estaria eu dizendo que devemos nos abster de praticar a atenção plena e nos trazer para o presente? Em absoluto. A atenção plena tem muito a seu favor: ela pode ser boa para nossa saúde mental, oferecer-nos disposição para elucidar uma tarefa concreta que atribui direção e sentido à nossa vida e trazer consciência e atenção ao modo como fazemos escolhas *carpe diem*. Mas ela não é a resposta – ou pelo menos não a única resposta – para a grande questão da vida, do Universo e de tudo.

As variedades perdidas de agora

Exuberância: Desencadear uma ânsia de vida

Quem pode esquecer a abertura de *A noviça rebelde*? Mesmo que você ache o filme piegas e açucarado, provavelmente consegue se recordar de Maria, a noviça, girando com exuberante deleite nos Alpes austríacos, cantando a plenos pulmões sobre os morros que estão vivos ao som da música. Absorta na canção, ela finalmente ouve o toque distante dos sinos do convento e corre de volta, atrasada para a missa. Suas superioras não acham graça, e ela é arrastada para uma audiência perante a chefe, a reverenda madre. Maria explica como simplesmente não conseguiu evitar subir pelo Untersberg acima, seduzida pelas encostas verdes e perfumadas e o céu azul, cantando pelo caminho.

Qual é o problema de Maria – pelo menos da perspectiva das freiras? É sua exuberância natural e quase incontrolável. Em vez de aderir às regras do convento e mergulhar num estado de prece cristã, ela explode de energia e entusiasmo, e não pode evitar se perder no momento, na beleza das montanhas, do céu, das aves, na vida e no riso. A *joie de vivre* de Maria lhe confere uma capacidade extraordinária de estar no agora, mas é uma versão do estar presente muito diversa da calma equilibrada da respiração consciente ou de uma sessão sossegada e contemplativa do que é conhecido como "meditação caminhando".

O que é, exatamente, a exuberância? Segundo a psicóloga clínica Kay Redfield Jamison, "exuberância é uma emoção abundante, ebuliente, efervescente... Decerto não é nenhuma sensação apaziguadora de satisfação: a exuberância salta, borbulha e transborda".[41] É uma vitalidade e paixão pela vida mais vigorosa que a alegria, porém menos intensa que o êxtase. Os exuberantes entre nós são a encarnação do entusiasmo, no sentido grego original de *en theos*, ter um deus em si. Não que isso seja sempre uma coisa boa, observa Kay Jamison. Se todos fossem continuamente exuberantes o tempo todo, "o mundo seria um lugar exaustivo e caótico, impelido para a incoerência por entusiasmos concorrentes".[42] Não podemos ter Marias demais em cena.

Para Jamison, os indivíduos exuberantes representam um tipo de personalidade particular, constituindo estimados 6 a 10% da população.[43] Trata-se em geral de um traço ou disposição inata, estreitamente relacionado à extroversão (e em alguns casos ao transtorno bipolar). Não podemos fazer um curso de exuberância como o de atenção plena: ou a temos ou não. Ela cita muitos exemplos de personalidades, do naturalista John Muir ao físico Richard Feynman, de Toad de Toad Hall a Snoopy. Uma de suas favoritas é o ex-presidente dos Estados Unidos Theodore Roosevelt. Ele tinha um verdadeiro entusiasmo pela vida e estava sempre falando com grande animação, explodindo em gargalhada a cada cinco minutos. Podia ser encontrado correndo pela Casa Branca com os filhos, perseguindo-os e a seus pôneis para cima e para baixo pelas escadas de mármore. "Você deve sempre se lembrar", disse um diplomata britânico, "o presidente tem mais ou menos seis anos."[44] Como Maria von Trapp, Roosevelt tinha uma ânsia de vida *carpe diem*, uma capacidade de extrair tudo que podia de cada momento.

Hoje com demasiada frequência a ideia de estar presente é equiparada de forma simplista à quietude da consciência atenta. A exuberância é um lembrete de que a atenção plena não tem o monopólio da capacidade de nos trazer para o aqui e agora. Há, no entanto, mais variedades de agora que deveríamos aprender a apreciar, as quais tiram proveito de outras partes da psique humana e podem deixar diferentes traços de sentido em nossas vidas. Assim, que alternativas estão disponíveis, especialmente se calhamos de ter uma Maria interior, pronta para sair? A fraternidade dos surfistas talvez ofereça alguma ajuda.

Fluxo: Ficar conectado

Os surfistas têm uma sensação profundamente apurada de estar no agora. Sua descrição do que se sente ao pegar uma onda – em especial uma onda difícil – transborda com a linguagem da presença:

> Quando você surfa bem, você está conectado. Você está lá sozinho. É você, o vento, as ondas, o sal na sua boca. Não há mais nada ali. Não há mais nada em sua mente. Não há mais nada que importe. Por um instante, o tempo fica parado.[45]
>
> Quando você está numa onda, o tempo deixa de existir, e você está num estado de euforia, paz, presença e excitação tão intenso que é algo a que você tem de estar sempre retornando. … Se há alguma coisa que o surfe lhe ensina é como estar presente.[46]

Esses surfistas, talvez sem perceber, estão descrevendo um fenômeno que os psicólogos chamam de "fluxo". Isso ocorre quando ficamos tão absortos numa atividade que nem passado nem futuro parecem importar, e estamos completa e despreocupadamente imersos no presente. Toda a noção de tempo desaparece e, seja lá o que for, estamos somente fazendo aquilo. Temos uma expressão coloquial para esse estado: estar "conectado". Você pode ter essa experiência quando envolvido num intenso e vigoroso jogo de futebol, ou tocando guitarra no pub, resolvendo um Sudoku ou ao preparar um jantar de cinco pratos para amigos. Por mais de quatro décadas, o psicólogo Mihaly Csikszentmihalyi estudou o fluxo em meio a uma grande variedade de pessoas, inclusive jogadores de basquete, cirurgiões, alpinistas, jogadores de xadrez e pianistas de concerto (embora, que eu saiba, não surfistas). Ele observou que há um truque para entrar no fluxo: precisamos estar envolvidos numa atividade que não seja tão fácil que nos deixe entediados, mas não tão difícil que nos tornemos ansiosos, temendo fracassar. Um elemento de desafio ou risco é parte da mistura. Em outras palavras, cabe estar um pouco fora de nossa zona de conforto para entrar no fluxo.

Csikszentmihalyi acredita que o fluxo é um dos bons substitutos para "felicidade" ou o que ele prefere chamar de "experiência ótima". Além de estarem absortas no momento, as pessoas no fluxo relatam que ele tem outros indicadores: nos sentimos no controle de nossas ações, experimentamos uma sensação de animação e também de transcendência, exibimos domínio de uma habilidade e a atividade é feita pelo prazer que proporciona, não como um meio para atingir um fim. É pena que eu não possa reivindicar familiaridade com essa lista em resultado de minhas proezas no surfe, que infelizmente deixaram de aparecer durante a aula experimental que fiz como pesquisa para este livro. Mas como viciado no obscuro jogo medieval do *real tennis* – esporte praticado em recinto fechado jogado com raquetes curvas, uma combinação de tênis comum, *squash* e xadrez –, sei exatamente como é estar no fluxo.[47] Entro no agora não através de meditação silenciosa, mas mergulhando no esforço de pegar um voleio de revés. Sinto não tanto que estou vivendo no momento, mas que o momento é um impulso que se avoluma dentro de mim, fundindo minha

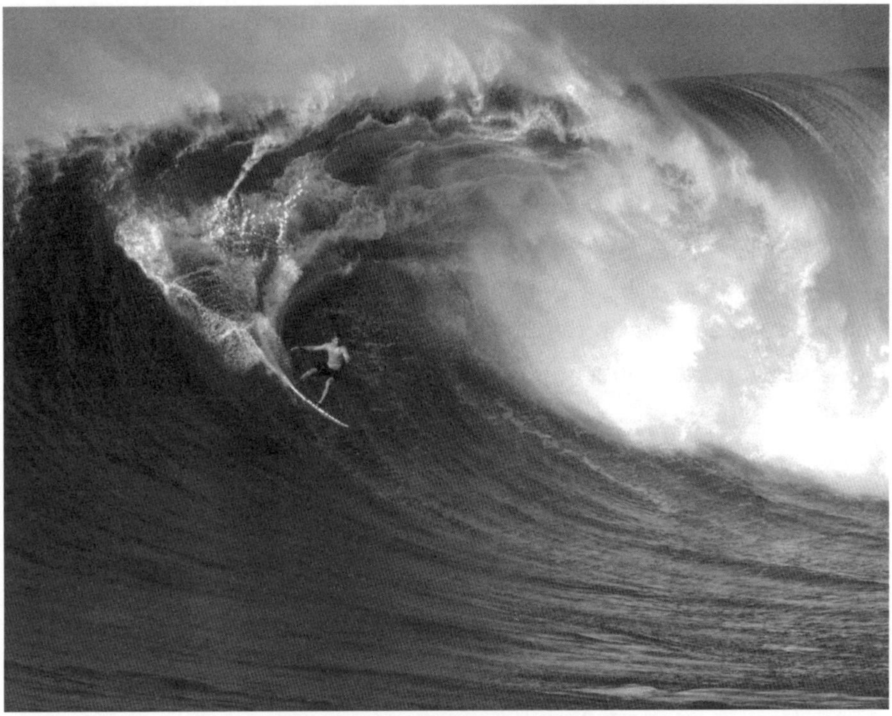

Laird Hamilton, um dos maiores surfistas de "ondas grandes" de todos os tempos. Isso não se parece com nenhuma aula de meditação a que eu já tenha assistido.

mente e meu corpo num único instante. Estar e fazer desmancham-se um no outro. Só posso, claro, dar essa descrição após o fato. Enquanto estou no meio de um rali (que os jogadores de *real tennis* chamam perversamente de "descanso"), não penso conscientemente nem sinto absolutamente nada. Estou só batendo na bola.

Como isso nos ajuda a compreender as variedades de agora? Uma das principais ideias de Csikszentmihalyi é que, contrariamente à opinião popular, esses momentos de experiência ótima "não são os momentos passivos, receptivos, relaxantes". De fato, "os melhores momentos ocorrem em geral quando o corpo ou a mente da pessoa estão retesados até seus limites num esforço voluntário para realizar algo difícil ou que vale a pena".[48] Como acontece com a ideia de Viktor Frankl da missão concreta, a experiência em si mesma nem sempre será prazerosa: seu corpo dói ou seu cérebro se revira. Mas você terá ainda assim uma profunda sensação de vivacidade *carpe diem*. Não se preocupe, seja feliz? Csikszentmihalyi pediria licença para discordar. Desfrutar uma vida comprometida e satisfatória não é uma questão de livrar-se de temores ou ingressar num estado de quietude interior. Tem a ver, ao contrário, com surfar uma onda que requer cada grama de atenção e foco que você possui para evitar uma queda, continuando a ser ao mesmo tempo capaz de desfrutar a emoção. É isso que é necessário para obter a embriaguez que os surfistas chamam de *stoked*.

Assombro: Comover-se com o Universo

Ao lado da exuberância e do fluxo há uma rota mais primordial para o agora: o assombro. A palavra para assombro em inglês, *wonder*, remonta ao nórdico antigo, mas não se conhece sua etimologia precisa. Essa origem obscura é apropriada, pois o assombro muitas vezes parece fora do alcance. Nós o associamos a estar em estado de pasmo ou espanto. Há algo que nos prende, nos agarra, nos segura no presente com sua imensidão, beleza ou mistério. Senti assombro ao olhar para o vasto e silente abismo do Grand Canyon, quando me vi cercado por uma profusão de arraias que passavam ondulando por mim na Grande Barreira de Coral, contemplando a Torre Eiffel como um estupefato menino de seis anos e estudando as pequeninas e perfeitas mãos de minha filha segundos depois que ela saiu do útero.

Reconhecemos o assombro quando o experimentamos, mas pôr isso em palavras é outra questão. Eu tentaria descrever um profundo momento de assombro quando tinha dezessete anos, postado sozinho numa encosta dos Himalaias: senti-me tão pequenino e insignificante em relação aos enormes picos intermináveis, e compreendi de repente que meus problemas eram mínimos e insignificantes comparados aos do mundo. No entanto isso não chega perto de captar aquele instante de consciência e o efeito duradouro que teve sobre mim. A transmissão do assombro requer uma sensibilidade poética, e talvez seja por isso que os românticos estão entre os mais fervorosos e bem-sucedidos de seus primeiros apóstolos.

Um deles foi Samuel Taylor Coleridge. Quando na casa dos vinte anos – antes de ser consumido pelo ópio –, o maior vício de Coleridge era o mundo natural de montanhas, vales, matas e mares, ou, como ele escreveu uma vez, "um plátano, muitas vezes cheio da música das abelhas". Ele se aventurava a caminhadas imensas (com frequência com William Wordsworth) que inflamavam sua imaginação poética e o enchiam de admiração e assombro perante a criação. Durante uma excursão solitária pelo Lake District em agosto de 1802, ao andar pelas colinas, ele se defrontou com cenas que eram "de arrebatar o coração" e "exaltadas como um sonho". Sua descida do pico de Scafell Pike produziu um efeito de "intensidade quase religiosa", segundo um biógrafo.[49] Para descer, Coleridge ignorou as trilhas prudentes e escolheu sua própria rota, quase vertical, deixando-se cair de saliências de mais de dois metros de altura. Logo pousou numa saliência estreita alta e perigosa demais para prosseguir, mas a partir da qual não podia mais subir de volta. Estava preso no penhasco. Enquanto para a maioria das pessoas esse momento teria sido de pânico, para Coleridge ele se transformou num átimo de união extática com a pura majestade da natureza. "Todos os meus membros tremiam", ele se recordou.

> Deitei-me de costas para descansar, e já começava, como é meu costume, a rir de mim como um louco, quando a visão dos penhascos acima e dos dois lados, e as nuvens impetuosas logo acima deles, viajando tão sombria e rapidamente para o norte, deixou-me deslumbrado. Fiquei num estado de transe e deleite quase profético, e bendisse Deus em voz alta.[50]

Ele conseguiu escapar se enfiando entre duas paredes de rochas e descendo até um local seguro. Hoje o Fell & Rock Climbing Club celebra a aventura de Coleridge como a primeira escalada recreativa de rochas jamais realizada na Inglaterra.

Escritores como Coleridge e Goethe não apenas criam poesia a partir do sublime assombroso na natureza; ambos tinham forte inclinação científica. De fato, é o poeta cientista, dotado da capacidade de observar o mundo e de curiosidade por compreendê-lo, que pode expressar melhor a linguagem do assombro. Sempre me lembrarei das palavras de abertura da série de TV documental de Carl Sagan, *Cosmos*, transmitida pela primeira vez em 1980 e agora já vista por mais de 500 milhões de pessoas. Sagan era um astrônomo que conhecia o poder da poesia. Para lançar seu épico, ele evitou deliberadamente as estatísticas e tentou transmitir o assombro do Universo em cadências quase bíblicas:

> O cosmo é tudo que existe ou jamais existiu ou jamais existirá. Nossa contemplação do cosmo nos comove – há um arrepio na espinha, um embargo na voz, uma sensação de desmaio, como a memória distante de cair de uma grande altura. Sabemos que nos aproximamos do mais grandioso dos mistérios. O tamanho e a idade do cosmo estão além da compreensão humana comum. Perdido em algum lugar entre a imensidão e a eternidade está nosso pequenino lar planetário, a Terra... Creio que nosso futuro depende muito de quão bem compreendemos este cosmo em que flutuamos como um grão de poeira no céu da manhã.

Sagan era um defensor do assombro. "Meus pais não eram cientistas", escreveu ele, "mas, ao me introduzir no ceticismo e no assombro, eles me ensinaram os dois modos de pensamento dificilmente compatíveis que são centrais para o método científico".[51] Sua reflexão suscita uma questão: é realmente possível aprender a nos assombrar, como aprendemos a andar de bicicleta? Uma capacidade natural para o assombro é uma qualidade profundamente humana e se reflete na maneira como a maioria das histórias da criação expressam assombro ante a própria existência da Terra, do céu e do firmamento estrelado acima de nós. No entanto, quantas vezes, em nosso mundo que venera a velocidade tanto quanto os deuses, nos detemos por tempo suficiente para sentir aquele arrepio na espinha, a comoção do cosmo? É aí que a atenção plena obtém o devido reconhecimento como ferramenta para o assombro, uma chave para liberar suas possibilidades. Ela nos faz avançar mais devagar e abrir nossos olhos para objetos de assombro na vida cotidiana, da mudança das estações ao riso de uma criança. Um aplicativo de iPhone pode ajudá-lo a nomear as estrelas, mas um estado de consciência fornece a atenção de que você precisa para contemplá-las assombrado. Mesmo quando apresentada como método para a solução de nossos problemas pessoais, a atenção plena tem a capacidade de nos proporcionar uma visão para além do eu.

Êxtase coletivo: Dançar com a multidão

Embora atenção plena e assombro sejam primos próximos entre as variedades do agora, há uma forma final com uma personalidade distinta: o êxtase coletivo. Talvez nossa experiência mais comum de êxtase na vida diária venha do sexo, que encarna não apenas uma sensação de presença, mas também outras formas de *carpe diem*, como hedonismo e espontaneidade. Mas aqui quero me concentrar especificamente no êxtase como fenômeno coletivo ou de grupo. Alguns dos relatos mais antigos disso vêm de exploradores europeus que testemunharam rituais comunitários em praias distantes, que em geral viam com horror e repugnância. Os "selvagens", usando estranhas máscaras ou adereços de cabeça, dançavam, cantavam e salmodiavam, muitas vezes por horas a fio, e frequentemente entravam num estado de transe ou possessão frenética, gritando e gemendo em meio a fogueiras flamejantes. Charles Darwin foi um observador típico, escrevendo com incontida repulsa sobre uma dança do *corroboree** do povo aborígene da cacatua-branca que encontrou na Austrália ocidental em 1836:

> Seus passos pesados eram acompanhados por uma espécie de grunhido, pelas batidas de seus porretes e lanças uns contra os outros, e por várias outras

* Evento cerimonial dos aborígenes australianos de caráter sagrado, festivo ou guerreiro. (N.T.)

> gesticulações, como esticar os braços e retorcer os corpos. Foi uma cena extremamente rude e bárbara, e, na nossa concepção, sem nenhum tipo de sentido.[52]

Contudo, Darwin deixou de lembrar que a Europa tinha sua própria tradição de rituais extáticos, variando dos mistérios eleusinos dos antigos gregos e do culto da bacanal de Roma ao folguedo mascarado do carnaval de Veneza antes da Quaresma. Talvez no fundo os europeus não fossem tão diferentes dos nativos quanto ele gostava de pensar.

Em seu livro de 1912 *As formas elementares da vida religiosa*, o sociólogo francês Émile Durkheim ressaltou que essas cerimônias e festividades indígenas na realidade eram repletas de sentido. Esses rituais produziam o que ele chamou de "efervescência coletiva", um êxtase que criava vínculos sociais e formava a base última da religião.[53] Havia um sair de si mesmo – o que os gregos denominavam *ekstasis* – que dissolvia a individualidade numa unidade mais ampla, algo como uma consciência grupal. Esse era um processo que introduzia os participantes completamente no agora, despojados de passado e futuro pessoais e suspensos no tempo no corpo social.

Onde podemos encontrar esse tipo de êxtase coletivo atualmente? Você depara com ele em igrejas pentecostais como a Assembleia de Deus, onde pregadores carismáticos induzem suas congregações a uma efervescência coletiva com gritos estimulantes de "Aleluia!". Se tiver sorte, verá alguém entrando num estado de transe, uma espécie de anulação sensorial em que as pessoas se sentem tão repletas do Espírito Santo que caem para trás e falam línguas estranhas, ou riem e choram incontrolavelmente.[54]

Afastando-se do púlpito, você também vai encontrar êxtase comunitário em uma festa rave, o fenômeno de dança em massa que emergiu com a música eletrônica e drogas como o Ecstasy nos anos 1980. Os frequentadores das raves costumam descrever como perdem o senso de identidade, experimentando um forte vínculo comunitário com os companheiros de dança, e entram num estado semelhante ao transe, em que podem dançar por horas a fio, aparentemente esquecidos da passagem das horas (algo similar ao que ocorre quando se está no fluxo). Embora certas drogas ajudem a gerar essas experiências, elas também ocorrem sem nenhum estimulante artificial, possivelmente em decorrência dos efeitos dos ritmos musicais na alteração da atividade cerebral, ou como resultado do fenômeno psicológico do "contágio emocional", em que uma emoção como a alegria se espalha e leva a uma fusão extática com o grupo. Os antropólogos ressaltam que a moderna *"trance" music* – gênero caracterizado por frases melódicas repetidas que levam gradualmente a um clímax no meio da canção, seguido por uma interrupção suave – tem um efeito psicoativo, e observaram que a batida rítmica mesmerizante se assemelha às batidas de tambor rituais encontradas em comunidades indígenas no mundo todo.[55] Se você não tem absolutamente nenhuma ideia do de que estou falando, ouça "Supernova", o *psytrance mix* clássico de Tobias "TB" Bassline. E não se esqueça de aumentar o volume.

Embora dançar numa rave talvez seja uma experiência elevada, não há dúvida de que o êxtase coletivo também tem lados sombrios. Da atmosfera extática gerada pelos nazistas em seus comícios anuais de Nuremberg à violência que se difunde depressa entre torcedores rivais numa partida de futebol, há a possibilidade de que uma imersão em massa no agora se converta de repente no que Elias Canetti chamou de "destrutividade da multidão".[56] Nesse sentido, a atenção plena proporcionaria uma rota menos instável para o ingresso no presente, evitando a formação potencial de uma mentalidade venenosa do tipo "nós" versus "eles".

Por outro lado, em nosso mundo individualizado e atomizado, em que a confiança social está em queda livre, vizinhos por longos períodos muitas vezes mal se conhecem e uma entre quatro pessoas se declaram cronicamente solitárias, o êxtase coletivo desempenha um papel importante criando novos tipos de vínculos sociais e valores comunitários.[57] É isso que fazem as igrejas evangélicas, ao gerar uma efervescência coletiva que dá um sentido de comunidade a seus adeptos. Mas é também o que ocorre com a dança, que o neurobiólogo Walter Freeman descreveu como "a biotecnologia da formação de grupo". Ele argumenta que as batidas rítmicas e os movimentos sincronizados em muitas formas de dança "levam a estados alterados de consciência através dos quais a confiança mútua entre membros de sociedades é engendrada".[58] Assim, para obter um vínculo comunitário, talvez esteja na hora de você se animar a ir a um festival como Burning Man ou Glastonbury, dirigir-se a uma tenda, ouvir música *trance* e dançar a noite inteira.

Alguns admiradores da atenção plena alegariam que as quatro maneiras de ingressar no agora que descrevi – exuberância, fluxo, assombro e êxtase coletivo – na realidade são apenas diferentes formas de atenção plena. Dançamos plenamente atentos, contemplamos as estrelas plenamente atentos, surfamos plenamente atentos e cantamos plenamente atentos no topo de uma montanha. Mas se atenção plena se torna uma expressão genérica para todos os tipos de existência no momento, ela começa a perder sentido e coerência. A prática consciente de técnicas de atenção plena da MBCT – como um período de três minutos de respiração feita com os olhos fechados – oferece uma experiência mental e física muito diferente de estar imerso no fluxo de uma partida muito veloz de hóquei no gelo. A atenção plena é mais bem concebida como uma entre diferentes variedades de estar no agora, todas as quais compartilham um traço comum, que é nos absorver num presente atemporal.

A confrontação do agora digital

Em maio de 1844 um artigo apaixonante publicado no *New York Herald* celebrou uma nova invenção extraordinária que, num instante, parecia aniquilar tanto o espaço quanto o tempo: o telégrafo do professor Morse. De repente, graças às batidas transmitidas pela linha telegráfica, você podia estar a par não só do "agora" em seu ambiente imediato, às onze da manhã, numa cidade como Baltimore, mas ao mesmo tempo a par de outro "agora", como as palavras de um legislador pronunciadas em Washington D.C. exatamente naquele momento. Como dizia o artigo, "é necessário um considerável esforço intelectual para compreender que esse é um fato que é *agora*, e não que *foi*".[59]

A internet e outras tecnologias digitais levaram essa transformação a um novo nível. Graças às mensagens instantâneas, ao Facebook, aos *feeds* contínuos do Twitter e às notícias eletrônicas em tempo real, nossos próprios momentos presentes foram invadidos pelos momentos presentes de potencialmente milhões de outras pessoas do planeta, todas competindo por nosso estoque limitado de atenção. Embora tentemos filtrá-los, é difícil proteger o espaço em que experimentamos nosso presente pessoal. Os múltiplos agoras da humanidade foram colados no nosso, muitas vezes nos deixando ofuscados e confusos.

Essa multiplicação eletrônica do agora se classifica como uma das mudanças mais cruciais na história da presença. Como deveríamos transpô-la? Quais desses agoras deveríamos agarrar, ou por quais caberia nos deixar agarrar? É possível apresentar bons argumentos em prol da ideia de que a atenção plena é uma das ferramentas mais eficazes a nosso dispor. Ela oferece calma na tempestade digital, permitindo-nos prestar atenção a presentes específicos – quer seja o texto de um amigo, quer seja uma reportagem em vídeo sobre um terremoto no Japão – com foco suficiente para que eles não apenas se somem à superabundância de informação, mas nos toquem e até nos transformem. A atenção plena também nos estimula a nos afastar da tela e a mergulhar num agora mais tangível. "Onde podemos viver senão em dias?", escreveu o poeta Philip Larkin. A atenção plena nos permite estar em nossos dias e nos imuniza contra uma constante distração de agoras digitais.

Ela também suscita a possibilidade de transformar o *carpe diem* numa maneira usual de viver, em vez de um ato ocasional que pontua nossa existência. Algumas formas de aproveitar o dia, como agarrar janelas de oportunidade, talvez não se apresentem com grande regularidade: verdadeiras oportunidades no trabalho, amor, viagem e outros domínios são raras e esparsas. A atenção plena é diferente: não importa onde nos encontremos e o que estejamos fazendo, quase sempre é possível aproveitar o momento trazendo mais atenção para o presente. E, se formos bons nisso, provavelmente iremos manter nosso foco além dos vinte segundos durante os quais os surfistas mais competentes conseguem se manter numa onda.

Isso não significa, no entanto, que devemos permitir que a atenção plena se torne um "grande agora" que domina nossas rotas para o tempo presente. Exuberância, fluxo, assombro e êxtase coletivo oferecem maneiras alternativas e valiosas de estar no momento. A tradição do *carpe diem* será mais rica ao incorporar essa diversidade de agoras. Contudo, ela será diminuída se o aproveitar o dia for reduzido à única dimensão de viver no presente. Sempre necessitaremos recorrer a uma série de abordagens ao ideal de Horácio para nos ajudar a viver vidas plenas e vibrantes, e assegurar que não sejamos consumidos pelo arrependimento à medida que nossos relógios mortais avançarem. Precisamos de muitas estrelas para nos ajudar a nos orientar em nossa jornada pessoal. Tendo explorado oportunidade, hedonismo e presença, devemos agora voltar nosso olhar para outra delas: a espontaneidade.

7. A recuperação de nossos eus espontâneos

NÃO SOU, EM GERAL, uma pessoa particularmente espontânea. Sou organizado. Gosto de planejar. Tenho muitas inibições. Vez por outra, porém, quebro o molde. Para mim, espontaneidade é o momento em que minha filha vê um declive íngreme gramado no parque, se joga no chão e começa a rolar – e eu me junto a ela também. É o momento em que estou realizando uma oficina na prisão e me dou conta de que os internos estão levando a discussão para longe do tópico que planejei – e de repente decido (apesar de certa apreensão) abandonar meu plano e fazer uma sessão improvisada em torno daquilo sobre o que *eles* querem falar. É o momento em que um amigo meu ouve alguns fogos de artifício lá fora enquanto jantamos e imediatamente consegue fazer com que todos nós subamos ao telhado para contemplá-los, deixando a torta de ruibarbo pela metade. É o momento final do filme *Zorba, o Grego* em que o reprimido e livresco Basil vira-se para o amante da vida Zorba e diz, em completo desacordo com seu comportamento usual e de maneira totalmente inesperada: "Ensine-me a dançar" – e eles dançam o *sirtaki* juntos na praia.

O que esses exemplos de espontaneidade têm em comum? Para começar, envolvem ação imediata e não procrastinação, um eco do conselho de Horácio na Ode XI: "Deixe o menos possível para amanhã." Eles têm a ver com agir livremente e ser desembaraçado, refletindo a origem latina de espontaneidade, que vem de *sponte*, que significa "por iniciativa própria, livremente, voluntariamente". A espontaneidade muitas vezes é também associada ao abandono de planos e horários e à ruptura de normas e convenções sociais, de modo a agirmos de maneira fora do comum. Quando foi a última vez que você rolou por uma encosta gramada?

Algumas pessoas parecem naturalmente espontâneas e possuem uma efervescente personalidade do tipo curta a vida. Estão prontas e dispostas a "tocar de ouvido" – metáfora que pede uma abordagem não ensaiada e não roteirizada à vida. Outras são mais parecidas com o filósofo Immanuel Kant, conhecido como "o relógio de Königsberg" por seu hábito inquebrantável de fazer uma caminhada diária exatamente às cinco da tarde, e sempre pelo mesmo itinerário. A maioria de nós está em algum lugar entre uma coisa e outra.

No entanto, como expus num capítulo anterior, em termos históricos a espontaneidade está em prolongado declínio. As sociedades ocidentais tornaram-se, ao longo dos séculos, cada vez mais planejadas; herdamos, por exemplo, uma atitude regimentada em relação ao tempo como um legado da Revolução Industrial. Estamos agora numa era em que traçamos nossas vidas com semanas de antecedência em nossas agendas e nos concentramos em maneiras de administrar eficientemente nosso tempo enquanto lutamos contra uma chuva de e-mails e a sobrecarga de informação, tentando ao mesmo tempo cumprir prazos de trabalho e levar as crianças à aula de natação. A espontaneidade foi submetida a um devastador sequestro cultural: em vez "simplesmente fazer", nós "simplesmente planejamos".

Não pode haver símbolo maior desse sequestro que um sistema eletrônico de administração do tempo usado por mais de 100 mil advogados no mundo todo que registra cada naco de seis minutos de seu tempo, como forma de aumentar a produtividade e assegurar que todos os instantes sejam cobrados dos clientes. O nome do software? *Carpe diem*. Você não imaginava, não?[1]

A espontaneidade se classifica – ao lado de presença, hedonismo, oportunidade e política – como uma das principais abordagens a aproveitar o dia que emergiram na sociedade ocidental.[2] Num esforço para preservar e reviver o espírito do *carpe diem*, este capítulo examina como deveríamos reagir ao declínio da espontaneidade. Uma reação foi o aumento da ação impulsiva em esferas digitais como compras on-line e trocas de mensagens instantâneas. Entretanto isso corresponde a pouco mais que uma compensação superficial pelo que foi perdido, e é vital distinguir essa impulsividade induzida pela tecnologia de formas mais profundas de espontaneidade. Para recuperar nossos eus espontâneos devemos procurar inspiração em domínios que variam da música persa tradicional e da improvisação teatral à viagem sensorial e à estratégia de futebol no Brasil. A espontaneidade, vamos descobrir, é muito mais que uma explosão improvisada de ação: é – contraditoriamente – uma habilidade que pode ser praticada e cultivada.

Nessa jornada, deveríamos viajar com as palavras do poeta e ensaísta do século XIX Ralph Waldo Emerson em nossos bolsos. Emerson acreditava firmemente no ideal *carpe diem*: "Escreve em teu coração que cada dia é o melhor dia do ano. Nenhum homem aprendeu coisa alguma corretamente até saber que todo dia é o Dia do Juízo."[3] Ao mesmo tempo, ele via a espontaneidade como um caminho sábio para tirar o máximo proveito de nossos preciosos dias. A espontaneidade, ele escreveu, é "a essência do gênio, a essência da virtude e a essência da vida".[4] Deixemo-la ser nosso guia e inspiração.

O aumento da existência de última hora

Um artigo de jornal recente intitulado "How Britons learned the art of last-minute living" observa como "a tecnologia móvel está eliminando os ritmos da vida", porque permite às pessoas ser mais espontâneas em seus hábitos de compra. Não visitamos mais agências de viagens nem planejamos nossas férias com meses de antecedência. Graças aos smartphones e aos websites de viagens cheios de pechinchas para reservas de última hora, mais da metade das pessoas que reservam férias curtas atualmente o faz na semana da partida, e cerca de 44% delas dizem já ter marcado uma viagem de maneira irrefletida. "Hoje é mais fácil que nunca ser espontâneo", diz Matthew Crummack, diretor executivo de uma importante empresa britânica de viagens, a lastminute.com. "A evolução rápida e contínua da tecnologia nos deu uma abundância de escolhas de consumo, quando quisermos e onde quer que precisemos delas."[5]

Essa explosão de espontaneidade se estende a toda uma cultura de compras on-line instantâneas, em um clique. De repente veio a vontade de começar a fazer ioga? Então pegue o celular e compre uma esteira, calças e top. Gostaria de ver um filme depois do jantar? Transmita-o a partir da Netflix ou da Amazon. É empolgante reservar umas férias na última hora ou encomendar alguns acessórios de ioga para entrega no dia seguinte, mas há o perigo de estarmos confundindo consumismo impulsivo com espontaneidade. Compras de último minuto não são convenientes apenas para nós, são também extraordinariamente convenientes para varejistas, especialistas em tirar proveito de nossos instintos impulsivos vendendo-nos uma forma limitada de espontaneidade em benefício de seu lucro. Um subproduto essencial da economia digital é permitir que produtos e serviços sejam facilmente vendidos na última hora – seja um voo barato para as férias, seja uma TV com desconto num anúncio pop-up da liquidação de janeiro. Comprar esses itens irrefletidamente nos dá a *sensação* de agir de forma espontânea, de fazer escolhas propositais e realmente de viver no agora. Clicamos no botão "compre agora" e somos recompensados com uma estimulante descarga de dopamina – a química cerebral que tem um efeito prazeroso sobre nós. Mas queremos realmente reduzir a espontaneidade ao ato de encher uma cesta de compras eletrônica?

Não é somente o consumismo impulsivo que está sequestrando o espírito de espontaneidade *carpe diem*: a inocente mensagem de texto é igualmente responsável. Você, por exemplo, convida um amigo para ver uma banda tocar num bar na noite de sexta-feira e sugere que se encontrem às nove horas. Mas em vez de se comprometer com uma combinação firme, seu amigo responde: "Te escrevo depois." Especialmente no mundo da Geração Y – aqueles nascidos nos anos 1980 e 1990 –, as pessoas tendem a não fazer combinações definitivas no que diz respeito à vida social: decisões são tomadas "espontaneamente" no último momento. Talvez elas apareçam. Mas talvez não, em particular se aparecer uma oferta melhor. A mensagem de texto instantânea criou uma epidemia de não comprometimento que se disfarça de espontaneidade.

O que está subjacente a esse fenômeno? A resposta, para usar sua hashtag nas redes sociais, é #fomo – *fear of missing out*, ou medo de estar perdendo alguma coisa. Psicólogos comportamentais o definem como uma "apreensão generalizada de que os outros talvez estejam tendo experiências gratificantes das quais estamos ausentes".[6] Como diz o crítico cultural Steve Poole, #fomo é "uma atitude generalizada de estar sempre olhando sobre o ombro da pessoa com quem você está conversando para o caso de haver alguém mais interessante ou atraente na festa".[7]

Levantamentos revelam que 56% dos usuários de redes sociais sofrem desse novo transtorno cultural, e que ele é mais comum entre adultos jovens, especialmente homens.[8] Sua ubiquidade não surpreende, com os "amigos" de todo mundo postando constantemente mensagens sobre o filme espetacular que acabaram de ver ou a festa irada em que estão. As heroínas de Jane Austen tinham muito medo de perder um baile em que talvez encontrassem um pretendente, mas isso não é nada comparado ao grande número de eventos sociais que as pessoas hoje descobrem estar perdendo quando checam seus *feeds* nas redes sociais e veem torrentes de oportunidades desperdiçadas descendo por suas telas diante de seus olhos, numa cachoeira de possibilidades não realizadas. De repente há momentos demais para aproveitar.

Mas a praga do #fomo não se espalha apenas pelo excesso de informação. Ela também surge numa cultura que valoriza cada vez mais "estar conectado" com os outros – um desejo que as redes sociais ao mesmo tempo satisfazem e exacerbam.[9] O custo de tentar estar conectado com todo mundo ao mesmo tempo é promover o relacionamento superficial tanto on-line quanto off-line. Na busca de experiências perfeitas com o maior número possível de pessoas, acabamos não satisfazendo ninguém, nem a nós mesmos, enquanto passamos depressa de um compromisso social a outro, pensando sempre que talvez haja opção melhor. Estamos perdendo contato com o antigo ideal grego de *philia* – amizades profundas baseadas em lealdade e camaradagem, em que estamos dispostos a fazer sacrifícios pelos outros.[10] Na busca pela hiperconexão, o que parece ação espontânea é de fato uma falta de compromisso que leva nossas relações a se construírem numa base de areia. "Apenas relacione-se", escreveu o romancista E.M. Forster. Hoje, precisamos de mais alguma coisa: "Apenas comprometa-se."

Não deveríamos pedir mais da espontaneidade, além de acreditar que ela pode ser satisfeita pelo consumo impulsivo e o compromisso de última hora? Se estivesse vivo, Emerson certamente estabeleceria um padrão mais elevado. Assim, como podemos exigir que a espontaneidade satisfaça necessidades existenciais mais profundas? Para começar, virando o ideal de ação espontânea de cabeça para baixo e reconhecendo que ele pode nascer da prática e da persistência.

Se você quer ser espontâneo, pratique, pratique, pratique

"Liberdade", escreveu o psicanalista Erich Fromm em *Medo à liberdade*, de 1942, "consiste na atividade espontânea da personalidade total, integrada." Ele argumenta que temos maior probabilidade de experimentar a sensação de liberdade que se situa na raiz do genuíno bem-estar quando somos espontâneos em nossas reações às pessoas e à paisagem à nossa volta, e também em nossos pensamentos. É então que exercitamos verdadeiramente o livre-arbítrio e escapamos das convenções sociais, e de ser controlados por medo e inibição. A espontaneidade é, portanto, uma chave para a autorrealização. Na sociedade moderna, segundo Fromm, observamos muito facilmente esse traço nas pessoas criativas: "O artista pode ser definido como um indivíduo capaz de se expressar espontaneamente."[11]

O que poderíamos então aprender com artistas e outros tipos altamente criativos sobre dar rédea solta a nossos eus espontâneos? Um pensamento inicial é que deveríamos buscar inspiração em gênios criativos como Jackson Pollock, cujo método inovador de salpicar tinta sobre a tela com rápidas pancadas e respingos encarnou uma abordagem espontânea à expressão artística. Seguindo seu exemplo, deveríamos nos arriscar, quebrar regras e nos expressar livremente na tela de nossas vidas.

O problema dessa visão, contudo, é que, se examinarmos atentamente a vida e a obra da maioria dos grandes artistas – Jackson Pollock entre eles –, vamos descobrir que sua capacidade de expressão espontânea se desenvolveu a partir de anos de prática e aperfeiçoamento de habilidades. Ela nasceu de esforço persistente e treinamento em técnicas tradicionais que servem como um rito de passagem do qual esses artistas podem emergir com liberdade criativa. Tome, por exemplo, a célebre fotografia chamada "Picasso desenha um centauro no ar", uma das representações mais conhecidas da espontaneidade na arte do século XX.

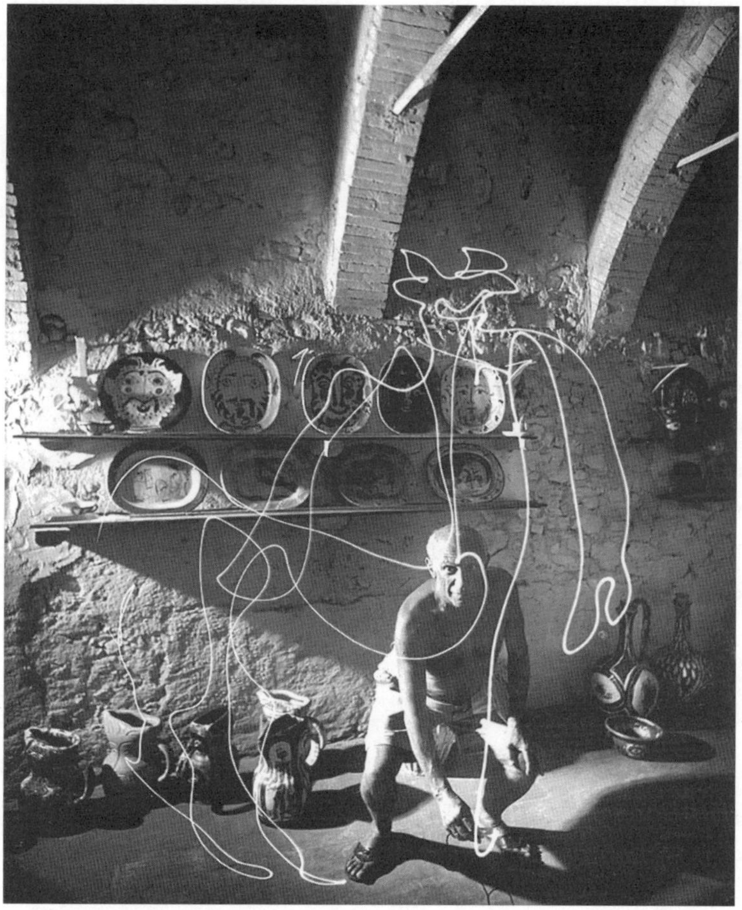

Ela mostra o artista de peito nu agachado atrás do que parece ser a forma rabiscada de um centauro, desenhada com uma única linha branca flutuando no ar diante dele. A foto foi feita em 1949 por Gjon Mili, da revista *Life*, quando ele visitou Picasso, então com sessenta e tantos anos, no sul da França. Mili convenceu Picasso a levar a cabo um experimento de quinze minutos: foi dada ao pintor uma "caneta" contendo uma pequena luz elétrica, e depois lhe pediram que a usasse para "esboçar" imagens no ar. Mili fotografou a ação num quarto escuro e com duas câmeras, mantendo os obturadores abertos para captar as riscas de luz que rodopiavam pelo espaço. Picasso ficou tão empolgado com a experiência de desenhar com luz que fez cinco sessões, traçando rapidamente cerca de trinta desenhos de centauros, touros e perfis gregos. Cada imagem foi uma criação espontânea que desapareceu no instante em que ele a desenhou. Isso era o suprassumo da arte instantânea, efêmera. Picasso foi incapaz de ver as formas que havia criado – que se tornaram conhecidas como seus "desenhos de luz" – até que as fotografias foram reveladas.

Agora pare por um momento e considere uma obra de arte muito mais convencional, um retrato intitulado *O velho pescador*, datado de 1895. Como o crítico de arte John Berger mostrou, ele exibe avançada habilidade técnica.[12] A pele reluzente é muito realista e a camisa grosseira está perfeitamente retratada. As pinceladas largas ajudam a justapor a luz e a sombra, conferindo à figura uma qualidade fugaz, como se sua imagem tivesse sido captada por uma foto feita num único instante. O pescador olha para baixo com expressão séria – praticamente o vemos pensar. Em seu sutil detalhe e especificidade, a pintura evoca obras de Velázquez e outros mestres.

Quem pintou o pescador? Picasso – quando tinha apenas catorze anos.

Perambule por uma exposição de obras posteriores de Picasso – cheias de esboços quase infantis de pombas, bassês e flores –, e você ouvirá invariavelmente alguém exclamando: "Meu filho de cinco anos também consegue fazer isso!" Mas teria pintado o pescador? O que esses espectadores não veem é que Picasso teve de passar pelos anos de formação e prática artística para chegar ao momento em que desenhou e pintou com espontaneidade e liberdade, usando apenas algumas linhas para trazer uma pomba, um centauro ou uma mulher adormecida à vida. Como estudante de arte em Barcelona e Madri, ele teve aulas de desenho acadêmico clássico, trabalhando com modelos-vivos e moldes de gesso de esculturas gregas e romanas, o que lhe deu fundamento para suas experiências posteriores com a forma humana. Embora se impacientando com a instrução formal,

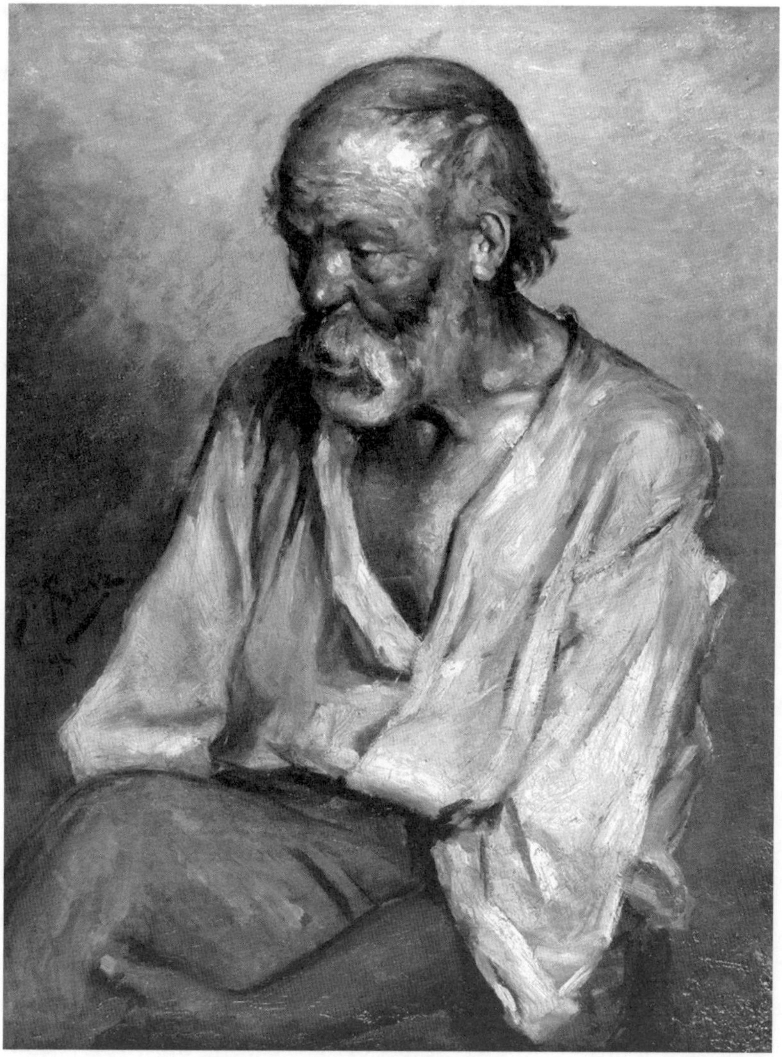

ele passava dias percorrendo o Prado, estudando as obras de Velázquez, Goya e El Greco – os quais tiveram grande influência sobre seu estilo inicial. Teve de submergir-se na tradição e na convenção para se libertar dela. Como observa a estudiosa de sua obra Natasha Staller, Picasso se tornou um "artista radical autoconsciente", que rejeitou sua educação acadêmica inicial ao mesmo tempo que continuava profundamente influenciado por ela, em termos de "sua virtuosidade técnica, seu conhecimento de bons materiais, sua crença na importância do desenho e na utilidade de desenhos preparatórios, sua fascinação pela geometria e pela perspectiva".[13]

O que interessa aqui é que Picasso não nasceu um artista miraculosamente anticonvencional cheio do fogo da espontaneidade criativa. Ele teve de se tornar Picasso, e isso demandou prática, aplicação e educação. *Teve* de pintar o pescador antes de desenhar o centauro no ar 44 anos depois.

A espontaneidade na arte, portanto, pode ser compreendida como uma propriedade emergente da prática. Nós a aprendemos, como qualquer ofício ou habilidade. Esse é ainda mais obviamente o caso da música que das artes visuais. A principal forma musical que encarna a espontaneidade é a improvisação – a criação de uma obra musical enquanto ela está sendo executada. A improvisação aparece, em maior ou menor medida, em quase toda a cultura musical, desde a tradição clássica ocidental e do jazz à música do Oriente Médio e indiana clássica. Ela não é somente uma habilidade aprendida, mas repousa em convenções e regras implícitas. Em outras palavras, a natureza espontânea da habilidade musical improvisada tem lugar dentro de uma estrutura bem definida.

Entre os músicos ocidentais, os organistas principiantes compreendem os desafios de aprender improvisação. "É preciso estudar toda a história da música", diz Daniel Roth, organista na igreja Saint-Sulpice, em Paris, e "ter um conhecimento cabal de harmonia e teoria musical somente para começar."[14] De maneira semelhante, na música carnática da Índia meridional, em que a arte da improvisação é altamente admirada, jovens músicos aprendem as regras da improvisação praticando uma série de exercícios para ajudá-los a justapor estruturas rítmicas e melódicas com a gramática melódica de um *raga*. Entre as regras formais está sempre voltar ao ponto de partida. Essa espontaneidade aprendida é igualmente clara no Irã, onde técnicas de improvisação se baseiam na memorização de um repertório de 250 a trezentas peças curtas conhecido como *radif*. O desenvolvimento de uma verdadeira mestria do *radif* – que pode ser cantado ou tocado em instrumentos persas tradicionais como o *tar*, semelhante à guitarra – demanda literalmente anos de prática, de modo que qualquer parte dele possa ser executada a qualquer momento.

E quanto ao jazz? A maioria dos estilos de jazz – com exceção de grandes bandas minuciosamente orquestradas – põe a improvisação em seu núcleo. Mas apesar de toda a espontaneidade que podemos ouvir numa execução de jazz, há regras tácitas quando se trata de improvisação. A pedra angular é uma coleção de canções populares conhecidas como *standards*, que fornecem não apenas o material melódico, mas também as mudanças de acordes, as progressões harmônicas subjacentes sobre as quais os músicos improvisam. Minha companheira, consumada cantora e saxofonista de jazz, iniciou-me (a mim, um músico absolutamente despreparado) na linguagem secreta da improvisação jazzística. A banda começa tocando em conjunto a "cabeça" ou melodia, depois cada músico faz um solo, improvisando sobre as mudanças de acordes. Os solistas às vezes "trocam quatros" uns com os outros, revezando-se para tocar solos de quatro compassos com um chamado e uma resposta que repercutem o outro. Muitos músicos de jazz desenvolvem um repertório de frases favoritas ou *licks* – fragmentos musicais incluídos nas improvisações. O saxofonista Charlie Parker tinha pelo menos cem *licks* na manga, que ele introduzia e reintroduzia engenhosamente nos solos. Em sua melhor forma, a improvisação torna-se uma troca entre os músicos semelhante a uma conversa, como o vaivém quase cômico entre o contrabaixo de Charles Mingus e o clarinete baixo de Eric Dolphy na gravação "What love" (de 1960, baseada na canção popular "What is this thing called love").

Quando se trata de arte e música, está claro que a espontaneidade surge da prática e da aplicação – o que difere muito da ideia que a maioria das pessoas faz da espontaneidade. É possível concebê-la como "espontaneidade preparada".[15] Assim também na vida, de maneira mais geral, podemos pensar sobre aplicar a ideia de espontaneidade preparada. Há certos domínios em que isso é difícil: quando se trata de grandes decisões, como escolher uma carreira ou se devemos ter filhos, raramente temos oportunidade de praticar. Mas há outras áreas em que desenvolvemos habilidades particulares, que se prestam a expressar uma espontaneidade muito aprendida, quer seja preparar uma refeição, fazer cerâmica ou contar uma história. Quando jogo tênis, e instintiva e inesperadamente rebato a bola na diagonal numa devolução que me dá a vitória, minha ação livre e espontânea ocorre dentro das restrições das regras do jogo, e é o fato de que venho praticando e jogando competitivamente há três décadas que me dá a confiança e a habilidade para vez ou outra improvisar e fazer algo imprevisível.

Quando vemos Picasso desenhando com luz, ou ouvimos Charlie Parker, o que realmente precisamos perguntar a nós mesmos é isso: há áreas em minha vida em que posso cultivar e praticar mais uma arte ou habilidade particular, de modo a me sentir depois liberado o bastante para improvisar e ser espontâneo? Assim como os cientistas compreenderam que não existe geração espontânea, não mitifiquemos a espontaneidade na vida diária como um domínio de ação completamente instintivo e livre de restrições, que de alguma maneira brota do nada. Portanto, se você está ansiando por alguma espontaneidade *carpe diem*, aqui está uma clara lição: pratique, pratique, pratique.

Tudo é um oferecimento

Talvez estejamos preparados para praticar uma habilidade até o ponto de afinal nos libertar e agir com uma espontaneidade semelhante à de Picasso. Mas há um perigo: o que acontece se toda essa prática – as proverbiais 10 mil horas – nos transformar num autômato escravizado pela técnica perfeita e a convenção? Seguiríamos mecanicamente para sempre os métodos ensinados numa aula de desenho de modelo vivo, ou nunca nos desviando do que ensina o livro de receitas, ou o plano estratégico formulado pelo departamento de marketing. Como nos assegurar de que a centelha da espontaneidade "aproveite o dia" permaneça viva em nós, e que mantenhamos uma abordagem criativa à vida?

Por centenas de anos foi ensinado que a própria criatividade era um dom de Deus. No século XVI, Giorgio Vasari escreveu sobre o "Divino Michelangelo", que em todas as grandes artes possui "um perfeito domínio que Deus não concedeu a nenhuma outra pessoa, no mundo antigo ou moderno, em todos os anos em que o Sol esteve girando em volta do mundo".[16] Deus começou a perder seu monopólio sobre o gênio criativo nos anos 1960, quando foram publicados os primeiros livros sobre técnicas de criatividade, como o clássico de Edward de Bono, *Lateral Thinking: A Textbook for Creativity*. Hoje você encontra prateleiras de livros oferecendo métodos para cultivar o potencial criativo, todos baseados na premissa de que a criatividade é tanto uma habilidade aprendida quanto um dom divino (ou genético).[17]

Acredito nessa premissa, mas, em minha opinião, se você estiver interessado em cultivar sua criatividade e espontaneidade, o melhor lugar para buscar inspiração não é nem Deus nem um guia de criatividade, mas o teatro; especificamente, as técnicas de improvisação praticadas por atores. E ainda mais especificamente, numa ideia singular, eletrizante: *aceite o oferecimento*. Se há uma fórmula alquímica para um modo de vida espontâneo, talvez seja essa.

Descobri a ideia do oferecimento numa aula de improvisação dada por um amigo meu, o escritor, ativista e treinador de criatividade John-Paul Flintoff. Éramos quinze pessoas na oficina, nenhum de nós ator profissional. A maioria disse esperar que a improvisação os libertasse dos medos, ou os tornasse mais espontâneos, ou fazia aquilo só porque era divertido. Foi uma experiência extremamente estimulante – e muitas vezes desafiadora. Começamos com um exercício engraçado, em que formávamos duplas com alguém que falava uma língua que não conhecíamos. A pessoa A começava a falar na língua que B não conhecia, e B tinha de imitar exatamente o que A dizia, pronunciando suas palavras exatamente ao mesmo tempo que A. Meu parceiro falou comigo em mandarim. Ele começou devagar enquanto eu tentava espelhar os sons estranhos das vogais e inflexões de tom, minhas palavras se sobrepondo desajeitadamente às dele. Após alguns minutos peguei o jeito, e me vi recitando um antigo poema chinês na língua original (embora não entendendo uma palavra, claro). Para o exercício seguinte, dividimo-nos em equipes e nossa tarefa era falarmos uns com os outros sem usar a letra "s". A princípio a atividade parecia congelar o cérebro e nos impediu de dizer o que quer que fosse, mas afinal nos levou a iniciar conversas marcadas por alguns torneios de frases incomuns ("Qual a idade do filho que você tem?", ou "A habitação em que você mora fica próxima do parque em que Diana, a mulher do príncipe, morava anteriormente?").* Era como utilizar uma parte não usada e bastante enferrujada da nossa inteligência linguística.

Tudo isso foi na realidade um aquecimento para nos fazer perder a vergonha e o constrangimento. O ponto alto ocorreu quando John-Paul introduziu a ideia de um oferecimento com a ajuda de um jogo enganosamente simples chamado Presentes. Mais uma vez nos dividimos em pares. A pessoa A estendia ambas as mãos e dava a B um presente imaginário. O papel de B era aceitar o presente que lhe era oferecido, interpretar o que era e reagir a ele. Foi divertido depois que entendemos a coisa. Assim, A estendia os braços bem abertos e B pegava o presente radiante. B em seguida vestia o presente, fazendo de conta que era uma roupa de palhaço. Em seguida B oferecia um presente a A, talvez com as mãos em concha. A pessoa A o desembrulhava, dava corda no objeto e o acompanhava pelo chão – era um camundongo mecânico. O que fazia Presentes funcionar não era apenas a aceitação entusiástica do presente, mas também a transformação do presente recebido na coisa mais interessante possível.

Esse exercício, como John-Paul explicou, foi originalmente inventado por um dos gurus da improvisação teatral, Keith Johnstone, quando ele lecionava no Royal Court Theatre em Londres, nos anos 1950. O que realmente acontecia em Presentes? Qualquer coisa que um ator faça Johnstone

* Referência arrevesada aos Kensington Gardens. (N.T.)

chama de "oferecimento". Cada oferecimento pode ser aceito ou bloqueado. Cenas geram a si mesmas espontaneamente, segundo Johnstone, se ambos os atores oferecerem e aceitarem, de forma alternada. O jogo Presentes tem por objetivo nos estimular a aceitar um oferecimento e trabalhar com ele. No livro *Impro*, Johnstone dá um exemplo de cena improvisada fracassada, tomado de uma de suas aulas de atuação:

A: Estou tendo problemas com minha perna.
B: Acho que vou ter de amputá-la.
A: Não pode fazer isso, doutor.
B: Por que não?
A: Porque sou muito apegado a ela.
B (*perde o ânimo*): Vamos, cara!
A: Estou com esse tumor no braço também, doutor.

A cena fracassa porque A bloqueia B quando diz "Não pode fazer isso, doutor". A ação não tem como se desenvolver de maneira livre e espontânea. Em seguida Johnstone fez os mesmos atores repetirem a cena, mas agora assegurando-se de aceitar, em vez de bloquear, os oferecimentos:

A: Ai!
B: O que é, cara?
A: É a minha perna, doutor.
B: Isso parece grave. Vou ter de amputá-la.
A: É aquela que você amputou da última vez, doutor.
B: Você quer dizer que está com dor na perna de pau?
A: Estou, doutor.
B: Sabe o que isso significa?
A: Não é caruncho, doutor!
B: É. Vamos ter de removê-la antes que isso se espalhe pelo resto do seu corpo.
(*A cadeira de A desaba.*)
B: Meu Deus! Está se espalhando pelos móveis![18]

Aqui a cena funciona porque os atores descobriram a arte de aceitar o oferecimento. Ela é dinâmica, espontânea, engraçada e flui. Os atores respondem ao que está vivo na outra pessoa e o acolhem.

Para Johnstone, aprender a aceitar o oferecimento é uma lição que se estende muito além da oficina de atuação. "Na vida, a maioria de nós é extremamente hábil em reprimir a ação", escreve ele. "Há pessoas que preferem dizer 'sim' e há pessoas que preferem dizer 'não'. Aquelas que dizem 'sim' são recompensadas pelas aventuras que têm, e aquelas que dizem 'não' são recompensadas pela segurança que alcançam. Há muito mais gente que diz 'não' no mundo que gente que diz 'sim'."[19] Assim, a maioria de nós passa grande parte da vida bloqueando os oferecimentos que lhe são feitos. As ideias de Johnstone nos pedem que identifiquemos as partes de nossas vidas em que tendemos a bloquear e a pensar em aceitar os oferecimentos, em vez de negá-los.

Como pôr tudo isso em prática? Uma resposta convincente vem de Robert Poynton, um pensador original sobre a criatividade e a comunicação nas organizações que passou quinze anos trabalhando com a abordagem de Johnstone à improvisação.

A ideia central de Poynton é esta: tudo é um oferecimento.

Esse princípio fundamental contém três componentes: "Observe mais", "Desprenda-se" e "Use tudo".[20] "Observe mais" tem a ver com elevar nossos níveis de consciência para não passarmos tanto tempo no piloto automático, deixando de perceber oferecimentos potenciais. Se você estiver ouvindo alguém falar, o que pode perceber a partir de sua entonação ou das pausas em sua fala? São as paredes da sala realmente brancas ou – se você olhar com mais atenção – na realidade cinza, ou têm um toque de azul? Você ouve uma nota musical no zumbido da fotocopiadora do escritório (e talvez cante junto)? Esse tipo de atenção consciente nos prepara para a criatividade. Precisamos perceber mais de nosso ambiente imediato abrindo nossos sentidos, ou, como diz Poynton: "Você pode aprender a amar o canto de seu olho?"[21]

Em seguida vem o desprender-se. Isso envolve jogar fora nossas suposições, inibições e o medo do julgamento dos outros. Requer que nos tornemos vulneráveis. Quando fiz a primeira atividade na oficina de improvisação, senti-me constrangido, e isso me refreou. Mas depois que me sentei, percebi que ninguém estava me julgando nem se importava com o quanto eu era "bom" para falar um arremedo de chinês. Temos de nos desprender daquelas pessoas que imaginamos estar olhando sobre nosso ombro. Provavelmente elas nem estão por aí.

O terceiro elemento – e essa é a parte que acho mais libertadora – é o conselho "Use tudo". Deveríamos reconhecer que tudo que observamos à nossa volta e tudo que nos acontece são uma centelha potencial que podemos usar para a vida e o pensamento espontâneos. Estamos cercados por uma abundância de oferecimentos. Aqui está um exemplo. Recentemente eu estava andando pela baía de Sydney, pensando sobre a estrutura deste livro. Então me lembrei de "Use tudo". Olhando à minha volta, notei o arco longo da Harbor Bridge, que me levou a perguntar se o livro tinha um arco narrativo suficientemente forte a atravessá-lo. Depois me voltei para a Ópera de Sydney, ali perto, o que sugeriu um pensamento diferente: cada capítulo deve ser visto como a vela de um barco, mas não seria nenhum

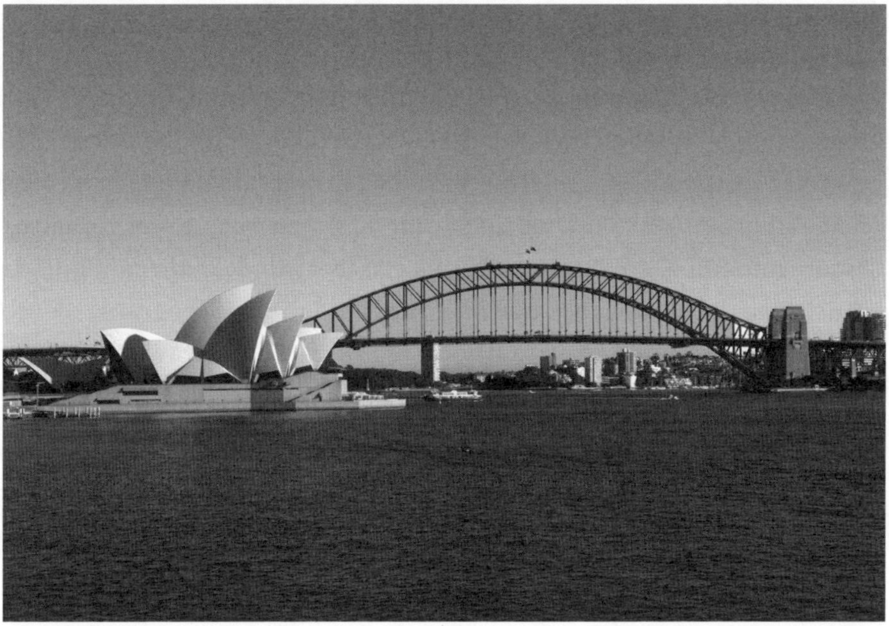

problema se essas velas fossem de diferentes formas e tamanhos – elas trabalhariam juntas, harmoniosamente, para ajudar o barco a navegar. E de repente me dei conta de que queria que o livro fosse mais parecido com a Ópera do que com a Harbor Bridge.

Depois que nos tornamos hábeis em usar tudo, torna-se também possível reinterpretar eventos negativos como oferecimentos potenciais, transformando-os em possibilidades para novos tipos de ação. Será que o orçamento que acaba de ser cortado ou o dia chuvoso que o impede de ir ao parque com seus filhos não se transforma na oportunidade para um festival de artesanato dentro de casa? Quando o diretor Robert Rodriguez fez *O mariachi*, faltava-lhe equipamento de iluminação adequado. Mas ele tirou proveito desse obstáculo, usando-o para dar ao filme sua atmosfera taciturna característica.[22] Groucho Marx, reconhecidamente hábil em usar tudo, viu-se uma vez diante de um concorrente num programa de perguntas e respostas que "congelou". Ele pegou o pulso do homem e comentou: "Ou este homem está morto ou meu relógio parou."[23]

Junte "Observe mais", "Desprenda-se" e "Use tudo", e você tem a improvisação: uma abordagem espontânea à vida baseada na convicção de que "Tudo é um oferecimento". Para mim, ela se resume na ocasião em que eu estava realizando uma oficina numa prisão e de repente abandonei meu plano. Eu *observei* os internos levarem a discussão para longe de meu tópico planejado, decidi *me desprender* de meu desejo de controlar a estrutura da sessão e *usei tudo*, no sentido de que criei uma oficina improvisada conduzida pelas ideias e a energia dos prisioneiros. O momento difícil em que percebi que eles estavam falando com grande entusiasmo sobre questões que não estavam em meu programa (como a psicologia da confiança) era um oferecimento que estava lá para ser aceito. Iria eu bloqueá-lo ou acolhê-lo? Escolhi a segunda opção, e ela se revelou uma das oficinas mais interessantes, gratificadoras e instigantes que já realizei. Um dos internos se aproximou de mim depois e disse: "Essa foi a conversa mais inteligente que tive nos últimos três anos." Sem dúvida ela foi um pouco caótica às vezes, mas era um preço pequeno a pagar pela liberdade que desencadeou.

Essa abordagem da improvisação à vida, em um nível, é um tanto ingênua. *Nem tudo* é um oferecimento. Um aborto acidental não é um oferecimento, é uma tragédia. Ser demitido do emprego não é um oferecimento, exceto em raras circunstâncias. E seria insensato, até imprudente, dizer "sim" a todas as possibilidades que surgem em nosso caminho. Quando estou nos estágios finais da escrita de um livro, escolho dizer "não" a quase tudo – entro em confinamento e não saio de casa. Mas não precisamos reduzir a ideia do oferecimento a um culto do pensamento positivo que considera toda ocorrência uma oportunidade mágica a ser agarrada. Não precisamos aproveitar *todos* os oferecimentos. No entanto, podemos observar aquelas partes de nossas vidas em que recebemos muitos oferecimentos e usualmente os bloqueamos. É no trabalho ou em casa ou com amigos? Estamos fazendo isso com mais frequência à medida que ficamos mais velhos? O que está por trás do nosso bloqueio reflexo? E então fazemos a experiência de aceitar mais alguns oferecimentos.

A improvisação nos encoraja, tal qual Shakespeare, a ver o mundo como um palco em que encenamos nossas vidas, ao mesmo tempo que contesta a ideia de que nossos papéis estão estabelecidos. Queremos sempre nos ater às falas que ensaiamos e às histórias sobre nós mesmos que conhecemos tão bem? Ou poderia estar na hora de jogar o script fora?

O plano é não ter plano

Abrirmo-nos para os oferecimentos à nossa volta parece bom em teoria, mas na prática ainda nos sentimos encurralados por horários, prazos e rotinas. Como curtir a vida quando a agenda está tão cheia e a lista de coisas a fazer é interminável? Talvez haja uma solução simples para isso: mude-se para a Espanha, ou, melhor ainda, para o Brasil.

Quando morei em Madri, tive uma existência muito menos planejada e mais efervescente do que quando morei no norte de Londres. Meus colegas de apartamento espanhóis decidiam de repente à meia-noite ir a um bar de flamenco, ou sugeriam numa tarde de sexta-feira que fôssemos todos passar o fim de semana nas montanhas. Até a conversa parecia carregada de espontaneidade: as refeições eram invariavelmente acompanhadas por discussões acaloradas e apaixonadas sobre os méritos dos filmes de Almodóvar, a ética das touradas ou de quem era a vez de limpar o banheiro. Nunca vivi tão intensamente nem dormi tão pouco. Era como se eu estivesse no romance de Hemingway *O sol também se levanta*, em que os personagens se jogam em impulsivas sessões de bebedeira, festas frenéticas e casos amorosos insensatos, num esforço de viver suas vidas "até o fim".[24]

O Brasil é ainda mais conhecido pela vida espontânea que a Espanha.[25] Há dança e música aonde quer que você vá, a intensa vida de rua e a tradição do carnaval. A espontaneidade é mais visível na maneira como as pessoas alteram seus planos sociais no último minuto e desafiam a existência planejada chegando atrasadas a quase tudo (um traço bem frustrante para estrangeiros atentos ao relógio). "Ei, fique para beber alguma coisa", alguém me disse certa vez no Rio. Respondi que infelizmente tinha de ir embora porque daria uma palestra. "Não faz mal se você começar um pouco atrasado", a pessoa contestou, "relaxe, vai dar tudo certo!" O tempo parece diferente no Brasil, de certa forma mais lento e mais maleável. A falta de domínio que horários e prazos têm sobre a vida cotidiana fica evidente a partir de um levantamento feito em 31 países, que revelou que o Brasil se classifica em 26º lugar no ranking de precisão dos relógios públicos (a Suíça vem em primeiro lugar e El Salvador em último).[26]

Parte dessa espontaneidade é logicamente um mito, a imagem idealizada pintada por aqueles que vivem em sociedades menos vibrantes e mais sujeitas a restrições, ansiosos por uma sensação de liberdade e fuga. Nem todo brasileiro é um virtuose do *carpe diem*: jovens banqueiros que conheci em São Paulo são tão estressados e aprisionados pela rotina quanto qualquer um que eu tenha conhecido em Nova York ou Londres. Ainda assim, vale a pena explorar se há alguma lição clara a extrair da cultura brasileira para escapar das restrições da existência superprogramada.

É difícil dissecar uma cultura como um todo, por isso quero examinar um elemento específico da sociedade brasileira renomado por exibir espontaneidade, e que foi submetido a um estudo detalhado por sociólogos e antropólogos. Estou falando, claro, de futebol.

O futebol brasileiro é reconhecido há muito tempo por sua espontaneidade, brilho e talento. Já em 1945, o sociólogo Gilberto Freyre observava que o estilo do futebol nacional era distinto da abordagem europeia "em razão de uma conjunção de qualidades de surpresa, manha, astúcia, rapidez e ao mesmo tempo o brilho da espontaneidade individual".[27] Era menos um esporte que uma arte, caracterizada por fintas sublimes e improváveis e acrobáticas tentativas de gol. Nos anos 1960 e 1970, o gênio individual de jogadores como Pelé contrastava fortemente com a eficiência maquinal do time nacional alemão ou os austeros ingleses, que tiraram seu jogador mais empolgante e talentoso, o atacante Jimmy Greaves, do time que jogou a final da Copa do Mundo de 1966 em favor do muito mais confiável e profissional Geoff Hurst. A Inglaterra pode ter ganhado a copa naquele ano, mas as vitórias do Brasil nas Copas do Mundo de 1958, 1962 e 1970 pareceram confirmar o triunfo da espontaneidade dionisíaca sobre a abordagem tecnocrática de times europeus com sua hábil utilização da chamada "linha burra" e da tática defensiva. Como escreveu o intelectual uruguaio Eduardo Galeano, na Copa do Mundo de 1970: "O Brasil jogou um futebol digno do anseio de seu povo por celebração e desejo de beleza."[28]

Qual era então o segredo do futebol brasileiro? O consenso entre os especialistas é que sua energia espontânea se devia não tanto ao estilo promovido por certos técnicos e administradores, mas ao lugar que o jogo ocupa na sociedade brasileira. O futebol tornou-se um divertimento popular no início do século XX, jogado sobretudo por negros (afro-brasileiros), mestiços e pobres. Num país dividido pelo racismo e pela desigualdade, e onde as perspectivas de emprego eram determinadas mais por relações sociais que por habilidade ou qualificação, ele era visto como um raro oásis de democracia e igualdade de oportunidade. Por meio da simples demonstração de talento individual no campo, era possível progredir no mundo – pelo menos mais que em muitos outros domínios da vida. Foi isso que guiou o estilo do futebol brasileiro, em que os jogadores se esforçavam para que sua individualidade brilhasse.[29]

Em outras palavras, o caráter do futebol brasileiro está enraizado em fatores historicamente específicos relacionados à herança econômica e social do país, que não podem ser facilmente reproduzidos. A "maneira brasileira", se é que há uma (e muitos contestariam isso hoje, observando que nas duas últimas décadas os times brasileiros passaram a jogar um futebol defensivo, até enfadonho), é muito mais uma questão de circunstância e contexto que de projeto deliberado.[30] E isso se aplica a outros aspectos da espontaneidade na cultura brasileira, como a tradição do carnaval, a presença constante da música e da dança e a atitude relativamente despreocupada em relação ao tempo. Cientistas sociais afirmam que essas coisas estão enraizadas num sem-número de fatores que vão do legado da escravidão colonial à adoção de formas musicais africanas, do impacto do catolicismo e da cultura indígena à natureza extremamente estratificada da desigualdade da riqueza baseada em séculos de distribuição desigual da terra. O clima tropical também desempenha seu papel nisso.[31]

Por isso lamento dizer, mas talvez seja difícil para os habitantes do hemisfério norte se apoderarem de um pouco da espontaneidade brasileira: essa mistura de forças sociais e históricas não pode ser inventada a partir do nada. Há, contudo, uma mensagem de esperança aí. Num nível individual, podemos fazer um esforço para desafiar nossas próprias tradições sociais e desenvolver novos hábitos que introduzam mais improvisação em nossas vidas. Tendo passado mais de uma década dando oficinas sobre existência criativa, acho que há dois passos práticos a dar para estimular nossos eus criativos e nos tornarmos, à nossa própria maneira, um pouquinho brasileiros. Eles estão representados num único slogan: "O plano é não ter plano."

A primeira coisa a fazer é pegar nossa agenda, ou um calendário, e estabelecer um horário regular para a existência espontânea. Assim você bloqueia o horário das duas às seis da tarde dos domingos, para o qual você decididamente não faz plano nenhum. Só quando são duas da tarde de domingo você decide o que fazer. Pode ser qualquer coisa, de assar um bolo com os filhos para um novo vizinho ou ir ao parque com um bloco de desenho, ou ao cinema para assistir a qualquer coisa que esteja passando. O essencial é fazer alguma coisa um pouco fora da sua rotina usual. Essa é uma oportunidade de cultivar seu brasileiro interior. Marcar hora para a espontaneidade parece artificial, mas é uma estratégia eficaz num mundo em que compromissos intermináveis nos deixam ansiando por um tempo livre que talvez não chegue nunca. Eu a considero deliciosamente subversiva: é usar a estrutura planejada de uma agenda contra a própria estrutura do planejamento.

Levo isso um passo à frente tendo uma agenda que é tão pequenina – menos de metade de um dedo mínimo destinado para cada dia – que mal posso registrar nela mais de uma ou duas atividades ou reuniões diárias. Parece ridículo, mas juro que isso significa que minha semana não fica abarrotada e tenho mais tempo para a existência improvisada.

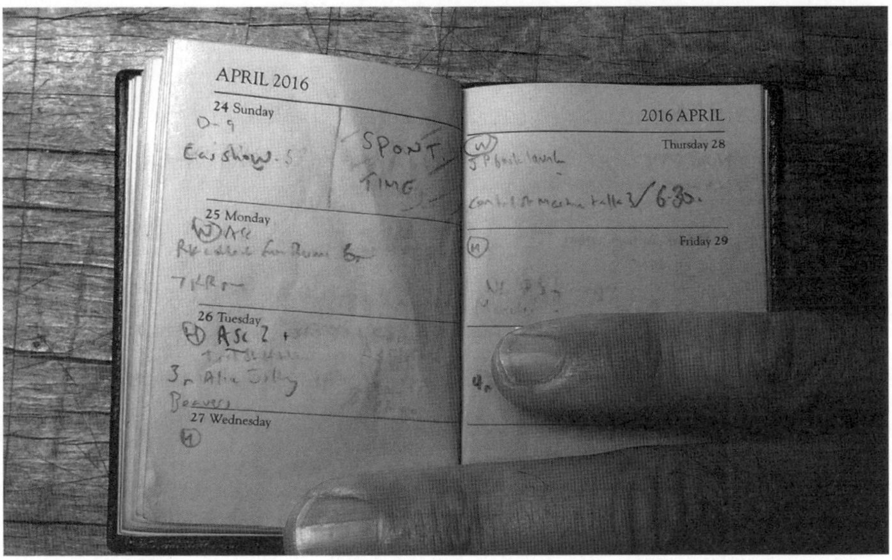

A pequenina agenda do autor, improvável fonte de existência espontânea.

Uma segunda abordagem é empreender uma viagem experimental. Desde que Karl Baedeker inventou o guia de viagem nos anos 1830, muitas pessoas permitiram que esse tipo de publicação determinasse seus itinerários de férias.[32] É comum chegar a uma nova cidade e imediatamente pegar um Lonely Planet ou conectar-se com o TripAdvisor à procura das "Dez melhores coisas a fazer", depois seguir os mapas e visitar os locais, as paisagens, as catedrais e os museus de praxe. Há no entanto uma tendência crescente a adotar uma abordagem mais experimental e espontânea à viagem, semelhante à preferida por Eleanor Lavish no filme sobre a era eduardiana *Uma janela para o amor*. Quando a srta. Lavish e sua amiga se perdem nas ruas transversais de Florença, ela repreende a amiga, que faz menção de pegar seu guia. "Não, srta. Bartlett, você não vai consultar seu Baedeker. Duas mulheres sozinhas numa cidade desconhecida, é isso que chamo de aventura. Vamos simplesmente andar sem rumo." Um instante depois, quando as duas passam por um grupo de rapazes, ela para de repente, fecha os olhos e inala profundamente. "O cheiro! Um verdadeiro cheiro florentino – inale, minha cara", diz, numa espécie de êxtase. "Cada cidade, permita que eu lhe diga, tem seu próprio cheiro."[33]

Os viajantes *carpe diem* de hoje seguem o exemplo da srta. Lavish e fazem coisas como inventar itinerários sensoriais, em que passam um dia inteiro seguindo cheiros ou sons para ver onde vão dar. Ou pegam ônibus aleatórios para destinos desconhecidos, ou conversam com estranhos que estejam usando chapéu, ou viram a cada duas esquinas, ou desenham um coração num mapa e caminham pela rota assim traçada. O sentido de fazer isso não é romper com a tradição do Baedeker; é começar a desenvolver o hábito da existência improvisada, não planejada. Depois que você tentar isso numas férias, comece a introduzi-lo na vida diária, no modo como você vai para o trabalho ou conduz as reuniões no escritório, na maneira como escolhe a comida no cardápio.

A viagem experimental é um trampolim para uma existência mais pautada pelo ditame de aproveitar o dia. Em última análise, talvez não precisemos visitar o Brasil. Simplesmente despertemos nossa espontaneidade fazendo experimentos com o modo como viajamos através de nossas vidas diárias.

Ponha música em sua vida

Temos agora três ferramentas à nossa disposição que permitem levar a espontaneidade para além das farras de compras impulsivas e da socialização de última hora, que funciona como um véu para a falta de compromisso. É possível praticar (e praticar e praticar) ocupações ou habilidades – arte, música ou esporte – como caminho para liberar a invenção espontânea. Cabe nos esforçarmos para usar tudo e aceitar os oferecimentos, de modo a nos tornarmos mais abertos, conscientes e prontos para ser criativamente provocados pelo mundo à nossa volta. E resistir imediatamente à tirania do horário, introduzindo de modo consciente a liberdade em nossas vidas.

Ao fazer isso, estamos honrando Horácio e resgatando o espírito do *carpe diem* sequestrado ao longo dos séculos. Deveríamos, contudo, abordar a espontaneidade com um toque de moderação. Não só porque respostas impulsivas são moralmente repreensíveis ou impróprias – por exemplo, uma explosão de raiva ou uma crítica mordaz precipitada feita a um colega. É também porque a ordem tem seu lugar nos assuntos humanos. Gustave Flaubert aconselhou: "Seja regular e disciplinado em sua vida, de modo a ser violento e original em seu trabalho." Todos nós precisamos de uma dose de planejamento e organização para estabilizar nossas vidas e mantê-las ancoradas. Espontaneidade contínua seria exaustivo e insensato: num sentido tanto literal quanto metafórico, eu não recomendaria comprar uma casa por capricho, sem primeiro pedir ao engenheiro para verificar os alicerces.

Ontem à noite vi meu filho de sete anos atuar como abelha-operária numa apresentação de dança. Ele zumbiu por toda parte no palco com outras vinte abelhinhas vestidas de preto com listras amarelas e asas feitas

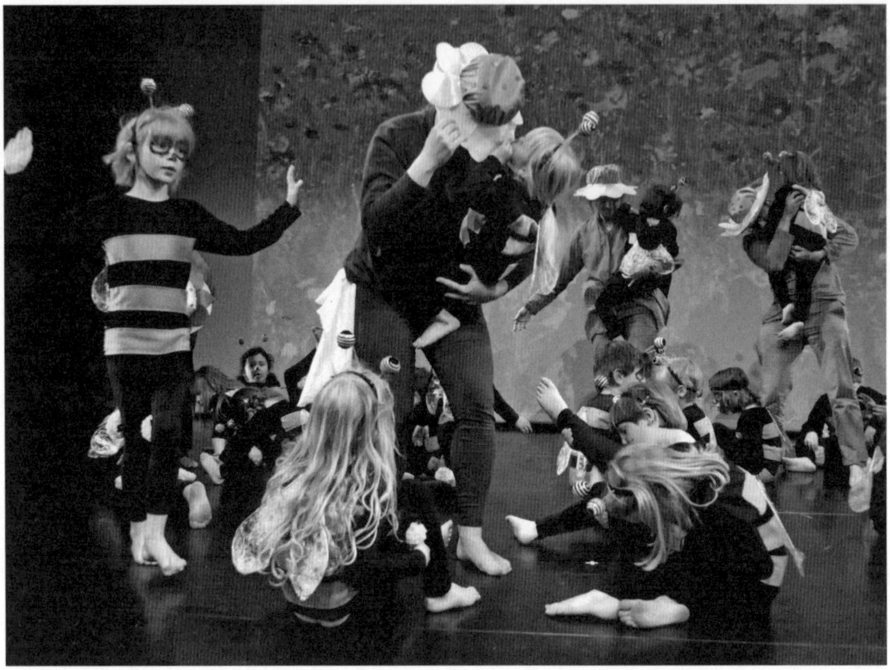

em casa. Parecia completamente absorto e desinibido. Estava livre. Estava sendo espontâneo. E foi bonito. Senti inveja das crianças e dos pais que participaram disso também. Depois, assisti a uma palestra on-line de sua inspiradora professora de dança, Cecilia Macfarlane, fundadora da Oxford Youth Dance, cuja filosofia é baseada em estimular a espontaneidade e a criatividade entre todos com quem trabalha, desde estudantes a pessoas em casas de repouso. "Acredito que minha última dança será meu último piscar de olhos, porque qualquer movimento é uma dança", disse ela ao público. E continuou:

> Se você pensa que dança é o que você faz se consegue abrir espacate ou se seu cabelo estiver preso num coque, passei a minha vida quebrando regras e mudando esses estereótipos. A maior parte de vocês nesta sala provavelmente disse: "Não sou bom para dançar, não sei dançar." Mas vocês todos são dançarinos porque acabam de se levantar para tomar café e sentaram-se de novo. Se tivessem feito isso em silêncio, com uma bonita música, teríamos

> visto toda a sala dançando. ... Sou apaixonada por dança. Se vocês puderem encontrar uma paixão, e se apropriar de sua paixão, quebrem as regras, por favor, e celebrem sua individualidade e singularidade.[34]

Sou uma daquelas pessoas que dizem "Não sou bom para dançar, não sei dançar". O desempenho de meu filho foi um oferecimento. Acho que é hora de me juntar a ele na pista de dança e ter alguma liberdade espontânea zumbindo através do meu corpo.

8. Simplesmente fazendo juntos

18 DE JUNHO DE 1999. Eu estava sentado tranquilamente na Biblioteca Britânica em Londres, trabalhando com afinco em minha tese de doutorado em ciência política, quando um amigo se aproximou com um folheto me chamando para um tipo diferente de política. Era um convite para um "Carnaval contra o capitalismo", na Estação de Liverpool Street, que prometia ser uma "festa de rua global" para protestar contra a economia neoliberal alimentada pelas corporações defendidas pelas nações abastadas do G8, cuja 25ª Reunião Anual de Cúpula estava sendo aberta naquele mesmo dia na Alemanha. Como resistir a uma oportunidade como essa? Estava quase na hora, assim, decidimos espontaneamente abandonar nossos livros e nos enfiamos no metrô.

Emergimos numa estação completamente transformada. O pátio estava lotado de milhares de jovens dançando ao som de uma banda brasileira de samba. Um gigantesco Planeta Terra inflável era lançado de um lado para outro acima desse mar de gente, com gritos e exclamações quando ele pousava sobre um novo ponto da multidão. Pessoas usando máscaras de carnaval no estilo veneziano distribuíam exemplares de uma edição simulada do jornal *Evening Standard* chamada *Evading Standards*, que anunciava o "Colapso global dos mercados" na primeira página. Em seguida começaram a distribuir máscaras de quatro cores diferentes. "Siga a sua cor", instruíram-nos, e avançamos para fora da estação em quatro direções diferentes, cada grupo dominado por foliões com máscaras vermelhas, verdes, pretas ou douradas. Logo estamos dançando pelas ruas do centro financeiro da City, com bandeiras ondulando e as máscaras proporcionando uma dupla sensação de liberdade e anonimato diante das câmeras de segurança e da polícia. Estávamos mergulhados na pulsação rítmica dos tambores e no exuberante espírito festivo, enquanto funcionários de escritórios perplexos nos viam passar, claramente se perguntando qual era a razão de toda aquela festa. Cada um dos quatro grupos serpenteou diante de bancos e seguradoras, esquivando-se e dando voltas pelas ruas para evitar os cordões da polícia.

Por volta das duas da tarde havíamos finalmente voltado a nos reunir na larga avenida da Lower Thames Street. Enquanto alguns manifestantes convergiram para o London International Financial Futures Exchange, próximo dali, onde tentaram (sem sucesso) ocupar o pavimento térreo, meu amigo e eu nos unimos aos milhares que estavam sentados no meio da rua, fazendo piqueniques improvisados e dançando ao som das bandas que tinham aparecido de repente num palco surgido na hora. Ciclistas do movimento Critical Mass rodavam por ali em meio a uma série de enormes bonecos ambulantes e um ou outro ecoativista nu, ou um intrépido financista com terno risca de giz. Ninguém mais trabalhou, os relógios pareciam paralisados e o carnaval continuou pelo longo entardecer de verão. Avistei um cartaz em que se lia: "A Terra é um tesouro comum para todos" – citação do radical do século XVII Gerrard Winstanley. Durante aquelas poucas horas, enquanto tomamos as ruas, aquilo realmente parecia a celebração de um tesouro comum.

O J18, como o evento se tornou conhecido, não aconteceu apenas em Londres: houve protestos naquele dia em quarenta países. Dez mil pessoas marcharam em Port Harcourt, na Nigéria. Ativistas sul-coreanos se fantasiaram como o rebelde zapatista subcomandante Marcos. Em Barcelona, reviveram alegremente o slogan usado por estudantes de Paris em 1968, *"Sous les pavés, la plage"* ("Sob o calçamento, a praia"), vestindo roupas de banho e tomando sol nas ruas.

Esse foi o nascimento do Movimento pela Justiça Global, uma onda de protestos tendo por alvo os mastodontes do capitalismo transnacional – o FMI, o Banco Mundial, a Organização Mundial do Trabalho e o G8 – que tomaram as ruas de cidades como Seattle, Gênova e Praga no curso dos quatro anos seguintes, com frequência enfrentando a polícia armada de cassetetes.[1]

A política de aproveitar o dia

O Movimento pela Justiça Global foi um poderoso exemplo do que chamo de "política *carpe diem*", expressão que não pode ser encontrada em nenhum livro-texto de política, mas acredito que merecia estar lá. O que é ela exatamente? Eu a defino como uma estratégia de mudança política baseada em mobilização popular de massa, que emprega as quatro formas de aproveitar o dia – oportunidade, hedonismo, presença e espontaneidade – para conquistar influência política. Cada um desses quatro tipos de *carpe diem* estava evidente no J18, que não foi apenas um protesto de rua repleto de espontaneidade, mas encarnou a folia hedonística, conduziu seus participantes para o momento presente e representou um esforço para agarrar uma janela de oportunidade política. Claro que a política sempre envolveu pessoas tentando aproveitar oportunidades – pense em Boris Johnson decidindo no último minuto apoiar a campanha de "Sair" no referendo de 2016 sobre a permanência do Reino Unido na União Europeia, e seu cúmplice, Michael Gove, apunhalando-o pelas costas num esforço (fracassado) para se tornar líder do Partido Conservador. A diferença em relação à política *carpe diem* é que todos os quatro modos de aproveitar o dia estão reunidos numa escala de massa para criar mudança. Como tal, ela constitui uma quinta abordagem, distinta, à ideia original de Horácio, em que não "simplesmente fazemos", mas "fazemos juntos".

A política *carpe diem* é uma estratégia mais frequentemente usada por movimentos sociais que empreendem ação coletiva de grande escala, e não de partidos políticos que se concentram mais na política eleitoral – embora os partidos tradicionais algumas vezes a empreguem ao mobilizar sua base popular de apoio. Assim, ela tem muito mais a ver com apoderar-se das ruas que das cadeiras políticas. Esse é também um conceito politicamente neutro, no sentido de que movimentos em todo o espectro político se valem de seu potencial: enquanto a política *carpe diem* estava evidente no anticapitalista Movimento Global pela Justiça e na Revolução dos Guarda-Chuvas pró-democracia de Hong Kong, ela foi também visível nas estratégias do movimento conservador Tea Party, nos Estados Unidos, e da organização de extrema direita Aurora Dourada, na Grécia.

Movimentos de protesto não são a única maneira pela qual a mudança política acontece. Partidos políticos, alianças eleitorais, pressão de grupos de interesse, estratégias da mídia, mudanças ideológicas e muitos outros fatores desempenham seu papel. Devemos lembrar, contudo, uma lição bem conhecida da história: a pressão de movimentos de massa na base foi muitas vezes uma força fundamental na transformação política substantiva.[2] O New Deal nos anos 1930, por exemplo, não foi um presente de políticos americanos benévolos, foi imposto a eles por uma onda de protestos públicos de trabalhadores desempregados, veteranos de guerra e até passeatas de crianças famintas, que se rebelavam em face da miséria criada pela Depressão.[3] Como nos lembra o antropólogo James Scott, "os grandes ganhos emancipatórios para a liberdade humana não foram resultado de procedimentos organizados, institucionais, mas de ação desordenada, imprevisível e espontânea rompendo a ordem social a partir de baixo".[4]

É precisamente isso que começamos a testemunhar hoje. Como estamos prestes a descobrir, durante a década passada houve um espetacular aumento da ação de movimentos sociais numa escala global que conseguiu utilizar o poder do *carpe diem* para mudar a paisagem política, e envolveu uma nova geração na vida pública. Embora enfrentando desafios – inclusive uma dependência de mobilização gerada digitalmente, que pode ser efêmera –, ela foi muito eficaz em inúmeros países. E se você tem alguma dúvida quanto ao potencial desses movimentos para sacudir a política, lembre-se de um muro que se manteve como a linha divisória simbólica da Guerra Fria por quase trinta anos.

1989 – Um carnaval de revolução

Por volta das oito da noite de quinta-feira, 9 de novembro de 1989, multidões começaram a se reunir no posto de fronteira de Bornholmer Strasse, em Berlim Oriental. Havia um rumor, baseado num anúncio feito numa entrevista coletiva à imprensa naquela tarde, de que o governo da Alemanha Oriental iria permitir a seus cidadãos atravessar livremente para o Ocidente. Um número cada vez maior de pessoas começou a sair de suas casas e dos bares locais e a se dirigir para a fronteira. Às onze da noite, a multidão já chegava a dezenas de milhares, apesar de anúncios frenéticos feitos pela TV governamental e pela polícia de que ainda era preciso haver visto para atravessar. Os guardas da fronteira em Bornholmer Strasse, completamente despreparados, olharam horrorizados quando as pessoas começaram a clamar "Abram a fronteira! Abram a fronteira!". Finalmente, pouco antes das onze e meia, o chefe da guarda, Harald Jäger, compreendeu que eles não podiam conter a multidão, cada vez mais agitada, e o portão principal foi aberto.[5]

Berlinenses orientais exultantes começaram a jorrar pela fronteira. Sequências de vídeo logo correram o mundo, mostrando-os aplaudindo, gritando e se abraçando ao chegar ao outro lado. Champanhe surgiu do nada e começou a dança nas ruas. Houve cenas semelhantes em outros postos de fronteira por toda a cidade. Com o rompimento do Muro de Berlim, subitamente um dos regimes mais repressivos do Bloco Oriental, notório por sua polícia secreta – a Stasi –, que parecia se infiltrar em cada aspecto da vida das pessoas, havia efetivamente desmoronado. Esse foi o momento emblemático em que os sonhos dos revolucionários de outubro de 1917 viram-se estilhaçados, e a Guerra Fria terminou.

Num momento não planejado, espontâneo, de ação de massa e de exuberância coletiva, Berlim Oriental havia agarrado a oportunidade de conquistar a liberdade. As festas de rua que brotaram por toda a cidade tinham todas as características de um estrepitoso e hedonístico carnaval da Idade Média. Os acontecimentos daquela noite estavam impregnados do espírito do *carpe diem*.

No entanto, a aparente espontaneidade das massas era em parte uma ilusão. De fato, tratava-se de uma espontaneidade intensamente preparada, enraizada em anos de organização por parte de movimentos de oposição, que remontavam ao início dos anos 1980. Esse não foi o caso somente em

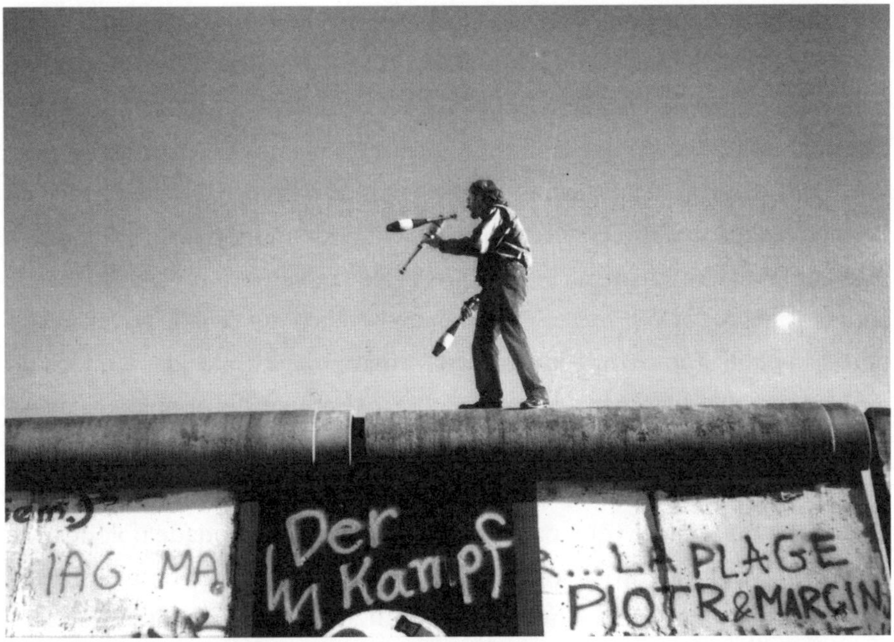

Fazendo malabarismo sobre o Muro de Berlim, 16 de novembro de 1989.

Berlim, mas também em outras cidades onde protestos irromperam em 1989, como em Praga e Budapeste. Sua energia *carpe diem* não surgiu subitamente do nada – elas tinham sido preparadas para o momento. "As multidões que apareceram nas ruas", escreve o historiador Padraic Kenney, "emergiram num palco já preparado para elas e por elas."[6] É somente quando adotamos essa perspectiva de longo prazo que verdadeiramente reconhecemos quanta política *carpe diem* moldou a derrocada do regime da Alemanha Oriental e de outros países em toda a Europa Oriental e Central entre 1989 e 1991.

O movimento de oposição da Alemanha Oriental, baseado sobretudo na cidade de Leipzig, organizou pelo menos 35 protestos públicos antirregime nos dois anos anteriores aos eventos em Bornholmer Strasse. Em junho de 1989, inspirados por manifestações de rua na Polônia e na Tchecoslováquia, e percebendo que a liderança do governo estava desorganizada, eles fizeram algo novo, promovendo um festival de música com bandas, dançarinos e teatro de rua que levou a 84 detenções.[7] Depois um ato organizado para o dia 9 de outubro atraiu uma multidão inesperadamente numerosa de quase 100 mil pessoas, e foi grande demais para que a polícia a interrompesse. Esse foi o ponto de virada: a oposição havia tomado a iniciativa e a elite dominante estava em desvantagem. Em resposta aos eventos de Leipzig, uma onda de protestos colossais varreu o país. Em Berlim Oriental, músicos de rock realizaram um concerto público exigindo democracia, enquanto a Stasi observava com consternação. No dia 4 de novembro um grupo teatral convocou para outro protesto de rua maciço.[8] Na noite de 9 de novembro, a oposição pública ao regime já estava extremamente fortalecida. A queda do muro não foi um fenômeno surpreendente; os berlinenses-orientais estavam prontos e à espera para aproveitar o momento.[9]

O sabor de *carpe diem* do protesto público foi ainda mais pronunciado em outros países que na Alemanha Oriental. Na cidade polonesa de Wrocław, o movimento de oposição – liderado pelo coletivo guerrilheiro de teatro de rua Laranja Alternativa – utilizou explicitamente a espontaneidade e o hedonismo da tradição do carnaval para zombar do regime em vigor. Um evento típico que aconteceu na terça-feira, 16 de fevereiro de 1988 – terça-feira gorda, a véspera da quarta-feira de cinzas –, foi um "Carnaval ProletaRio" (*Karnawal RIObotniczy*). Descrito por seus organizadores como "surrealismo socialista", ele reuniu milhares de pessoas. A multidão foi entretida com cantigas infantis e canções stalinistas. Um desfile de personagens brincalhões farreou pelas ruas, incluindo pessoas fantasiadas de esqueletos, Smurfs, uma Chapeuzinho Vermelho de braço dado com o lobo, um urso carregando uma metralhadora e um grupo de homens da Ku Klux Klan agitando um cartaz em que se lia: "Abram as fronteiras, vamos fugir para Calgary!" A multidão repetia "Embromação!" e "A polícia festeja conosco!". Quando a polícia agarrou um folião, a turbulenta multidão logo correu para libertá-lo: as autoridades nunca tinham sido treinadas para lidar com Smurfs. Num evento também surreal em Praga, em agosto de 1989, a Sociedade para um Presente Feliz promoveu uma marcha silenciosa chamada "Uma ação infrutífera", em que desfilaram de um lado para outro da ponte Carlos usando capacetes feitos de melancias e empunhando cartazes em branco.[10]

Esses tipos de evento cultural anticonvencionais – frequentemente organizados por grupos teatrais, músicos, ativistas da paz e ecológicos – que ocorreram por toda a região entre 1986 e 1989 talvez parecessem frívolos, mas estavam longe disso. Eles desequilibraram os regimes em vigor e criaram novos espaços sociais para a expressão da divergência pública. Pouco a pouco se transformaram em movimentos de oposição mais amplos, os próprios movimentos que tomaram as ruas de Praga, Berlim Oriental, Cracóvia, Budapeste e outras cidades no ano crucial de 1989. Como Padraic Kenney conclui: "O que começou como um simples carnaval tornou-se uma revolução."[11]

Olhando para o quadro geral, a extinção do socialismo na Alemanha Oriental e outros lugares é reveladora da potência da política *carpe diem*. Decerto é verdade que outros fatores desempenharam um papel importante nos acontecimentos, incluindo as reformas de Mikhail Gorbachev, que encorajaram a divergência política; os fracassos econômicos do próprio sistema comunista; e um catálogo de erros de cálculo por parte dos chefes de Estado socialistas.[12] Mas não há dúvida de que movimentos de "aproveite o dia" foram um elemento vital e necessário do que se revelou uma das maiores transformações políticas do século XX. A história de 1989 não pode ser contada sem eles. Na ausência de ativismo *carpe diem*, as possibilidades políticas teriam continuado a ser pequenas rachaduras, e não as grandes brechas que se tornaram, e as oportunidades que ofereceram talvez nunca tivessem sido aproveitadas com tanto vigor. Aproveitar o dia não é apenas uma filosofia da vida cotidiana; é a substância da própria história.

Aprendemos também uma importante lição sobre um traço *carpe diem* específico, a saber, a espontaneidade. Embora seja um ingrediente potencialmente poderoso da mobilização de massa efetiva, ela não é um ingrediente mágico produzido a partir do nada. Demanda anos de cultivo antes de estar pronta para irromper na cena política. Assim como a espontaneidade nas artes criativas é uma questão de pratique, pratique, pratique, também a espontaneidade nas artes políticas é produto de organize, organize, organize. Movimentos sociais que buscam usar a energia e a força do *carpe diem* devem reconhecer que a espontaneidade é como uma cerejeira: suas flores desabrocham em um dia, mas seus botões são fruto de um ano inteiro.

Como Horácio inspirou uma nova era de divergência

Os eventos na Europa Oriental e Central não foram um caso único, tipo fogo de palha de *carpe diem* no palco principal da política. A onda de movimentos sociais que emergiu no Ocidente nos anos 1960 e 1970 – incluindo os movimentos pelos direitos dos gays, pelos direitos das mulheres e o movimento pacifista – foi igualmente impregnada com o espírito de Horácio, tal como as manifestações carnavalescas do Movimento pela Justiça Global. Agora posso relatar que seu espírito está de volta: durante a última década um extraordinário surto de mobilização popular emergiu em dezenas de países, grande parte dele alimentado pelo fogo da política *carpe diem*. De onde ele veio e como é?

A recente explosão de rebeldia de pessoas comuns teve origem numa crescente insatisfação com governos que não conseguiram lidar bem com uma série de grandes crises globais, do influxo de refugiados e do terrorismo internacional às mudanças climáticas e – talvez de maneira mais importante – a uma recessão econômica de âmbito mundial desde 2008, com efeito devastador sobre empregos, habitação e fornecimento de serviços públicos. Ela se deve também a uma crescente sensação de que os governos não representam mais seus cidadãos e são muito mais eficientes para representar os interesses corporativos de que são devedores, dos grandes bancos às grandes empresas petrolíferas internacionais. Em consequência, a confiança nos governos despencou.[13]

Nessas circunstâncias, não surpreende que candidatos políticos "antissistema" estejam em ascensão, oferecendo o rompimento com os políticos partidários tradicionais do passado: a eleição de Donald Trump atesta isso. Mas igualmente importante foi a chegada de uma nova geração de movimentos sociais tentando mudar a política a partir de baixo. A maioria deles – mas não todos, de maneira alguma – está, em linhas gerais, à esquerda na política ou tem caráter antiautoritário. Penso, por exemplo, no movimento antiausteridade Indignados que inflamou as ruas da Espanha em maio de 2011, cujos principais slogans eram "Não nos representam!" e "Democracia real já".[14] Alguns meses depois veio o Movimento Occupy – inspirado pelos Indignados e pela Primavera Árabe –, que se espalhou rapidamente de Wall Street para 951 cidades em 82 países, motivando a revista *Time* a declarar "O Manifestante" como Personalidade do Ano em 2011.[15] Desde então ondas de protesto de massa irromperam por toda parte, no Rio de Janeiro, em Istambul, Kuala Lumpur, Hong Kong etc.

Ao mesmo tempo, houve a ascensão de novos movimentos globais baseados em problemas que têm pouca semelhança com partidos políticos convencionais, como a organização de campanhas voltadas para a questão climática 350.org. Vimos também a emergência de movimentos na web como o Avaaz, que mobiliza sua brigada internacional de 40 milhões de membros para protestar em questões que vão dos direitos humanos e da destruição ecológica ao bem-estar dos animais e à desigualdade de riqueza, concentrando seus esforços em "momentos críticos de crise e oportunidade".[16] Embora muitas vezes se concentrem em campanhas on-line, essas organizações são também ativas off-line: se você estivesse na marcha de 50 mil pessoas em Londres para pressionar as negociações na Conferência sobre a Mudança Climática em Paris, em novembro de 2015, teria visto o caminhão do Avaaz irradiando clássicos *disco* de seus alto-falantes – e minha filha de sete anos segurando um cartaz feito em casa e dançando pelas ruas perto dele.

Reúna todos esses movimentos, e fica evidente que estamos experimentando um dos períodos mais dinâmicos de ação de protesto público jamais registrados, no mesmo nível que os anos 1960. Embora possamos não detectar à medida que levamos nossas vidas adiante, a evidência é esmagadora. Um estudo recente de mais de oitocentos protestos em mais de oitenta países revelou um aumento constante no número de movimentos de massa e outras formas de protesto desde 2006, com a maioria se concentrando em justiça econômica e questões de antiausteridade, bem como nos fracassos da representação democrática e na influência das corporações sobre os políticos. Alguns estiveram entre os maiores protestos já registrados: 37 deles – em países como França, Índia e Chile – reuniram multidões de mais de 1 milhão de pessoas.[17] Outro estudo mostrou que a frequência de protestos públicos no Reino Unido vem aumentando desde 2008, alcançando um pico de 206 eventos como marchas e greves registrados em 2015 – o nível mais alto desde os anos 1970.[18] Um dos desenvolvimentos mais importantes é a mudança do perfil dos que comparecem às ruas: junto com os manifestantes tradicionais do movimento trabalhador, há um número crescente de estudantes, profissionais de classe média, ativistas do movimento pelo direito à moradia e grupos minoritários. Estamos testemunhando uma nova era de divergência, e ela está acontecendo numa escala global.

Mas a parte realmente fascinante de tudo isso – pelo menos para qualquer pessoa que tenha Horácio em mente – é que esses movimentos são viveiros de ativismo *carpe diem*. Um dos pensadores mais influentes do mundo sobre essa nova onda de protestos, o sociólogo Manuel Castells, os chama de "movimentos sociais em rede". Como todos os movimentos sociais ao longo da história – por exemplo, os movimentos antinuclear e feminista nos anos 1970 –, eles visam fundamentalmente a influenciar a política a partir de fora da esfera formal das eleições e dos partidos políticos. Então, o que torna a última onda tão inovadora?

Para começar, os movimentos operam em "espaço público híbrido": nós os encontramos ocupando não só espaços urbanos físicos como a Puerta del Sol em Madri ou a praça Tahrir no Cairo, mas espaço público digital criado por plataformas de rede como Twitter, Facebook e Tumblr, que as autoridades têm dificuldade de controlar. Eles são relativamente "horizontalistas" em sua organização, favorecendo tomadas de decisão por consenso democrático em relação a estruturas mais hierárquicas, com líderes facilmente identificáveis. Isso, segundo Castells, é um reflexo da natureza horizontal e desprovida de líderes das próprias redes da internet. São também, "em grande parte, espontâneos em sua origem"; usam as redes sociais para levar as pessoas quase instantaneamente para as ruas, criando um estilo de política *flash mob* com qualidade viral, que se espalha depressa e tira proveito de novas oportunidades políticas.

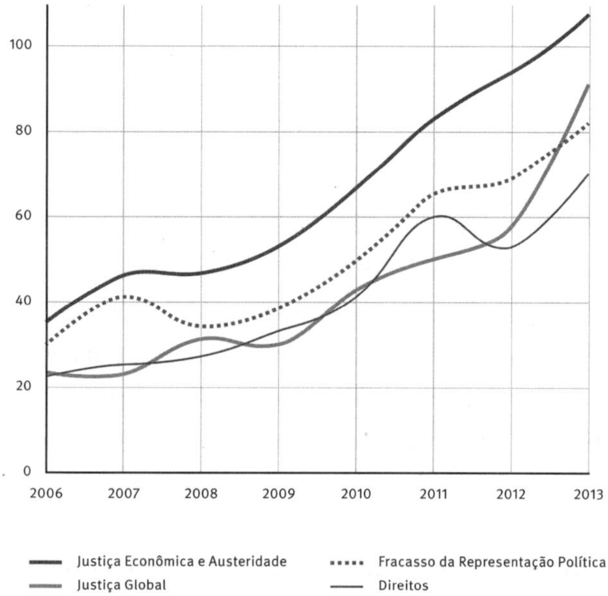

Número de protestos em todo o mundo por queixa/reivindicação principal, 2006-2013.[19]

Um traço adicional é que eles com frequência constroem acampamentos ou comunidades temporárias onde os partidários dormem, comem, aprendem e fazem novas amizades e alianças. Isso, diz Castells, permite às pessoas saírem de suas vidas normais para "viver o momento em termos de sua experiência". Em seu núcleo está uma visão existencialista para criar uma "utopia da autonomia do sujeito *vis-à-vis* as instituições da sociedade", em que a prioridade é "explorar o sentido da vida em vez de tomar o Estado".[20] Em outras palavras, eles têm a ver não apenas com a conquista de objetivos políticos, mas com a criação de novos espaços para a expressão da liberdade e da ação pessoais.

Tudo isso me parece extraordinariamente próximo de uma receita de política *carpe diem*. O que Castells nos diz – sem o perceber de todo – é que estamos vendo a ascensão de uma nova geração de movimentos sociais cujas principais características não são seu sabor digital ou a ética igualitária, mas o fato de incorporarem traços da secular tradição do *carpe diem*. É como se Horácio tivesse sido seu conselheiro político secreto, cochichando em seus ouvidos.

A maioria dos movimentos identificados por Castells e outros analistas tende a ter programas progressistas, de justiça social, que poderíamos associar à esquerda. E quanto aos movimentos à direita? Estão eles também dando ouvidos à sabedoria de Horácio? Embora tenha havido um aumento significativo do populismo de direita em muitos países, em especial na Europa e nos Estados Unidos, Castells mostra que isso é geralmente expresso na forma de partidos políticos que operam sobretudo na esfera da política eleitoral convencional. Exemplos incluem o movimento antieuropeu Ukip, na Grã-Bretanha, a Frente Nacional de Marine Le Pen, na França, e o partido quase nazista Verdadeiros Finlandeses, na Finlândia. Esses partidos de fato realizam comícios e outras reuniões de massa, mas esse não é seu principal modo operacional. Há, contudo, algumas exceções, como a organização explicitamente neonazista Aurora Dourada, na Grécia, que se autoproclama movimento social e partido político.[21] Há outra exceção que merece menção especial, uma vez que levou tão claramente uma qualidade *carpe diem* para suas campanhas: o movimento Tea Party nos Estados Unidos.

O Tea Party emergiu no início de 2009, algumas semanas depois da posse de Barack Obama. Seu programa, que os cientistas políticos Theda Skocpol e Vanessa Williamson descrevem como "conservadorismo de direita", incluía questões como cortes radicais nos gastos públicos, impostos mais baixos, direitos associados às armas e regras de imigração mais rígidas, tudo sintetizado em slogans patrióticos como "I Want My Country Back!" ("Quero meu país de volta!").[22] Apoiado por financistas plutocratas, como os irmãos Charles e David Koch, e canais de notícias conservadores como a Fox News, ele logo se transformou num movimento social capaz de levar milhares de pessoas às ruas.[23]

As maiores manifestações do Tea Party suscitaram um caráter *carpe diem* distinto. Em abril de 2009 ele organizou protestos do "Tax Day"* em

---

* Tax Day: Dia do Imposto, expressão coloquial para o último dia de entrega das declarações de imposto de renda nos Estados Unidos. (N.T.)

mais de 750 localidades por todo o país, em resposta ao pacote de estímulo de 800 bilhões de dólares da administração Obama. Em meio às multidões havia pessoas vestidas com trajes coloniais – uma referência ao Boston Tea Party de 1773 – e outras usando chapéus dos quais pendiam saquinhos de chá, balançando a bandeira americana. Em setembro daquele ano, pelo menos 60 mil ativistas do Tea Party marcharam sobre Washington D.C. no maior protesto público desde a posse de Obama. Mais uma vez lá estavam as bandeiras e os trajes de época, os cartazes difamatórios, os hinos patrióticos, a música folclórica e bandas de gaitas de foles, tudo isso ao lado de estimulantes discursos políticos denunciando o plano de assistência médica de Obama como "socialismo". Como o *New York Times* relatou: "Embora não faltasse acrimônia entre os manifestantes, havia também um ar de festividade."[24] Isso era política "aproveite o dia" em ação, reunindo elementos da tradição do carnaval à ideologia da extrema direita republicana. Se o Tea Party continuará usando estratégias *carpe diem* e por quanto tempo conseguirá sobreviver na era pós-Obama (em especial com a ascensão do "alt-right", ou direita alternativa), essas são questões em aberto. Mas é evidente que aproveitar o dia, sob suas várias formas, contribuiu para a história de seu sucesso.[25]

Embora algumas organizações de direita tenham feito uso do poder da política *carpe diem*, elas não a sequestraram para si. Seu verdadeiro território é a nova paisagem dos movimentos sociais em rede inflamados pelos ideais de justiça social, valores democráticos e mudança progressiva. Eles reconhecem que, se você quer mobilizar pessoas, empolgá-las e manter sua fidelidade e seu envolvimento, uma pequena ajuda de Horácio cairia bem. Para compreender como aproveitar o dia funciona na política moderna, e avaliar suas possibilidades de promover mudanças substanciais, cabe agora pôr um desses movimentos no microscópio.

O candidato mais óbvio, que capta mais que qualquer outro o espírito do *carpe diem*, é o Movimento Occupy.

A bailarina em cima do touro

O Movimento Occupy nasceu on-line. Em 13 de julho de 2011, a revista anticonsumista baseada em Vancouver *Adbusters* lançou um chamado para #occupywallstreet em seu blog e em sua página no Facebook. As instruções eram simples: "Você está pronto para um momento Tahrir? Em 17 de setembro, inundem Lower Manhattan, armem barracas, cozinhas, barricadas pacíficas e ocupem Wall Street." O cartaz mostrava uma dançarina equilibrada placidamente numa posição de arabesque em cima da estátua do Charging Bull, perto de Wall Street, cercada pela polícia de choque. Aquela era uma imagem séria, mas também criativa, que encarnava uma suprema representação da liberdade *carpe diem* – oportunidade, espontaneidade, presença e hedonismo combinados.

A escolha do momento para a ação teve a ver com o aproveitamento de uma oportunidade política perfeita. O dia 17 de setembro é o aniversário da assinatura da Constituição dos Estados Unidos, mas a data se baseava também no ímpeto dos protestos públicos na Espanha e no Egito, e num verão fermentado de descontentamento, com crescente fúria pública em relação às desigualdades e à ganância corporativa no coração da sociedade americana, em particular na sequência da crise financeira. Essa ira era encontrada entre pessoas que tinham perdido suas casas e seus empregos, aposentados cujas poupanças haviam sido dizimadas e em especial entre um exército de jovens com curso universitário que estavam fartos de usar suas dispendiosas formações para se tornar baristas e desenhar corações em cappuccinos, com poucas chances de saldar suas dívidas estudantis com um emprego decente (ou qualquer tipo de emprego). "Os 99%"* estavam ficando indignados, e a *Adbusters* sabia disso.

Depois vinha a espontaneidade. Por "espontaneidade" não quero dizer que Occupy Wall Street não foi planejado. Na realidade, um grupo compro-

* "We are the 99%" ("Nós somos os 99%") foi o slogan político cunhado pelo Movimento Occupy. O 1% restante seria constituído pela fração mais rica da sociedade, possuidora de uma porção desproporcional de capital, influência política e meios de produção. (N.T.)

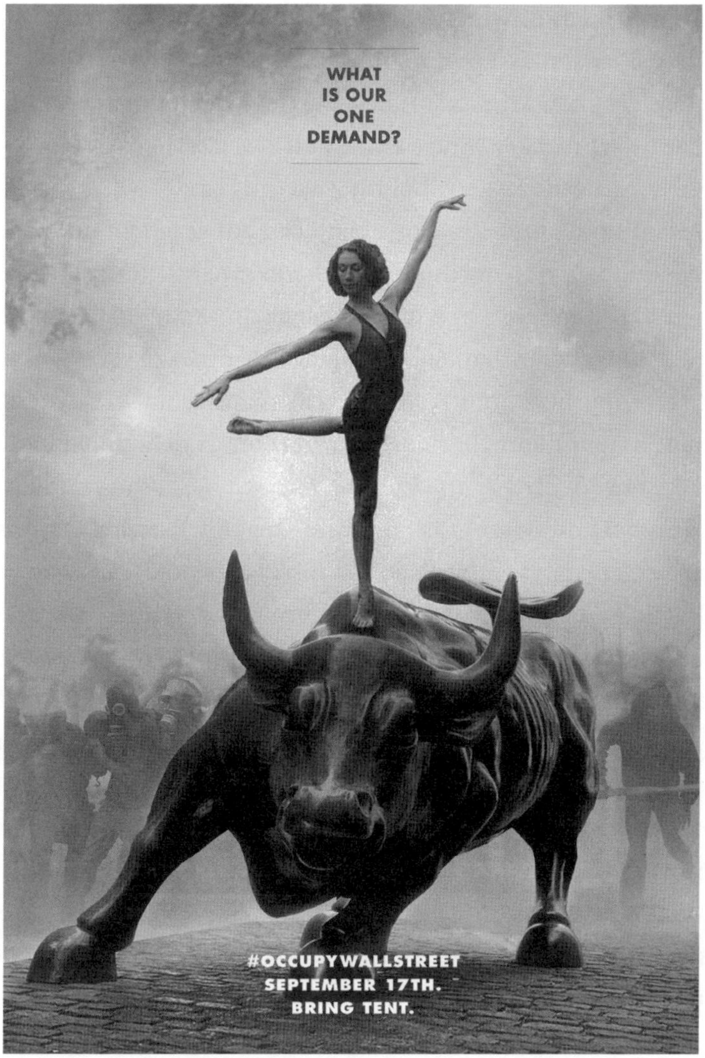
WHAT
IS OUR
ONE
DEMAND?
#OCCUPYWALLSTREET
SEPTEMBER 17TH.
BRING TENT.

metido de anarquistas de Nova York e outros radicais de ação direta trabalharam com vigor no planejamento estratégico que levou ao 17 de setembro, alguns deles recorrendo ao que tinham aprendido quando participaram do Movimento pela Justiça Global dez anos antes. A espontaneidade estava muito mais na natureza ágil do movimento e em sua expansão inesperadamente rápida. No próprio dia, as pessoas começaram a se reunir em torno da estátua do touro em Bowling Green Park. A intenção original era marchar para a Chase Plaza, mas a polícia ficara sabendo do percurso e o cercara durante a noite. Quando a multidão chegou a cerca de mil pessoas, uma decisão rápida teve de ser tomada. Entre cinco destinos alternativos que tinham na manga, os organizadores escolheram Zuccotti Park.[26]

Ninguém podia prever o que aconteceu em seguida: um protesto potencialmente único transformou-se num movimento global pela mudança não violenta. Milhares de pessoas chegaram ao Zuccotti Park durante as semanas seguintes para armar suas barracas e tomar parte nas assembleias gerais do Occupy, bem como participar de manifestações de massa contra a intimidação e as detenções desenfreadas feitas pela polícia. Mas a real surpresa foi que, dentro de um mês, o Occupy havia se expandido de Wall Street para mais de seiscentas comunidades nos Estados Unidos e dezenas de países. Havia Occupies não só em cidades politicamente vibrantes, como Seattle e Oakland, mas também em cidadezinhas minúsculas em Dakota do Norte e no Oregon. Ao mesmo tempo, barracas do Occupy brotavam em toda pare, de Dublin e Bruxelas a Buenos Aires e Seul. O slogan "We are the 99%" era um meme cultural que se espalhava viralmente com a ajuda das redes sociais. Durante o mês de novembro, houve uma média de 120 mil tuítes relacionados ao Occupy por dia, chegando a mais de 500 mil durante o ataque da polícia ao Zuccotti Park em 15 de novembro.[27]

Embora houvesse muita espontaneidade e aproveitamento de oportunidades, o Movimento Occupy incorporou outro traço "aproveite o dia": a presença. Uma forte sensação de estar no aqui e agora emergiu porque muitas zonas do Occupy foram, como um participante as descreveu, "um experimento de 24 horas por dia em existência igualitária".[28] Junto com as assembleias diárias, havia uma distribuição de comida organizada comunitariamente, arranjos para dormir, lavanderia e instalações educativas. Seria errado dizer que os acampamentos eram idílios utópicos: havia frequentes desacordos internos e problemas com aqueles que não faziam sua justa cota de trabalho. Ainda assim, a cultura dos acampamentos encarnava uma mudança temporária de estilo de vida, com uma novidade e um frescor que davam às pessoas uma sensação de estar imersas num presente diverso, permitindo-lhes escapar da labuta diária de empregos sem futuro e pagamento de aluguel. Como diz Castells, eles entraram numa espécie de "tempo atemporal", em que recusaram "a subserviente hora do relógio imposta pelos cronômetros de sua existência".[29]

E quanto ao elemento final do *carpe diem*, o hedonismo? Segundo o antropólogo David Graeber, um dos organizadores por trás do Occupy Wall Street, as grandes mobilizações do Movimento pela Justiça Global entre 1999 e 2003 "foram essencialmente festas", cheias de bandas, palhaços radicais e "Pink Blocs" de tutus e armados com espanadores para fazer cócegas na polícia. O Occupy, em contraposição, "não é uma festa, é uma comunidade. E tem menos a ver com diversão, ou tem menos fundamentalmente a ver com diversão que com solicitude".[30] Quando apareci no acampamento do Occupy perto da catedral de São Paulo em Londres, estava longe de haver uma atmosfera orgiástica de carnaval: todos se sentiam nervosos, prontos para um ataque da polícia.

No entanto, muitos Occupies ao redor do mundo fizeram esforços para gerar uma atmosfera festiva, com multidões cantando em coro, músicos de rua e Flash Mobs dançantes, que ajudaram a criar um forte senso de comunidade.[31] Parece que, mesmo quando há muito em jogo, os ativistas *carpe diem* querem introduzir um pouco de hedonismo em suas vidas. Como Barbara Ehrenreich observa: "Quase todas as manifestações em que estive ao longo dos anos – antiguerra, feministas ou por justiça econômica – exibiram algum elemento carnavalesco: fantasias, música, dança improvisada, o compartilhamento de comida e bebida. ... O impulso de transformar a própria aparência, de dançar na rua, de zombar dos poderosos e abraçar completos estranhos não é fácil de reprimir."[32] Além disso, o elemento de carnaval é uma tática engenhosa, pois uma tropa de polícia brandindo pistolas de eletrochoque em geral não sabe como reagir a um bando de manifestantes de tutus zombando deles com espanadores – assim como a polícia da Europa Oriental nos anos 1980 não soube como lidar com os Smurfs que protestavam.[33]

Rememorando a emergência do Movimento Occupy, ele parecia quase bom demais para ser verdade: a política *carpe diem* estava criando ondas numa escala planetária que – pelo menos em termos dos simples números e de difusão geográfica – rivalizava com as revoltas de 1968.[34] Quando a banda anarquista Seize the Day tocou para os manifestantes do Occupy na cidade inglesa de Sheffield, ela estava, na realidade, também celebrando o poder oculto do velho verso de Horácio, *carpe diem, quam minimum credula postero*. Aproveita o dia, e deixa o mínimo possível para amanhã.

No entanto, dentro de alguns meses parecia que tudo estava terminado: a música não tocava mais e a bailarina caíra do Charging Bull. A maior parte dos acampamentos do Occupy tinha sido fechada pela polícia, mais de 7 mil pessoas haviam sido presas só nos Estados Unidos e a energia que marcou o início dos protestos desaparecera. Wall Street continuava de pé, o capitalismo não desmoronara e a mídia convencional declarava o Occupy uma força morta e enterrada, que não conseguira alcançar qualquer resultado significativo. Enquanto os berlinenses-orientais haviam conseguido derrubar seu muro em 1989, o que os Occupiers de 2011 tinham para mostrar, apesar de todos os seus esforços? Sim, ele foi sem dúvida um belo exemplo de política *carpe diem* em ação, mas será que não demonstra que a prática de aproveitar o dia – mesmo numa escala global e alimentada por tecnologia digital – não tem nenhum futuro sério como força para a mudança política?

O poder oculto da política *carpe diem*

Tenho de admitir que no começo eu estava do lado dos céticos, duvidando do impacto prático do Occupy e movimentos similares do tipo "aproveite o dia". Mas, após considerar as principais críticas – debatidas a seguir –, cheguei aos poucos a uma conclusão diferente, ou pelo menos a uma conclusão mais nuançada: apesar de todos os seus inconvenientes, esses movimentos não apenas estão desempenhando um papel cada vez mais proeminente no palco político, como são mais eficazes do que parecem à primeira vista. Horácio está deixando uma séria marca na vida política contemporânea.

A maior crítica lançada ao Occupy é que ele não conseguiu alcançar nada de substancial porque se recusou a fazer quaisquer exigências concretas, por exemplo, reformas tributárias radicais ou novas regras limitando o financiamento empresarial na política, postura capturada pelo slogan "Ocupe tudo, não exija nada".[35] De outro ângulo, contudo, o Occupy foi um retumbante sucesso, na medida em que catapultou a questão da desigualdade econômica para a ordem do dia pública e mudou os termos do debate político. Em grande parte como resultado dos protestos, a cobertura dada pela mídia a questões de desigualdade nos Estados Unidos quintuplicou, mesmo mais de um ano depois que o Occupy Wall Street já havia sido fechado.[36] O movimento também desempenhou papel vital ao criar espaço para a emergência de políticos antiausteridade radicais, como Bernie Sanders, que concorreu à indicação democrata como candidato à Presidência dos Estados Unidos, e a surpreendente vitória de Jeremy Corbyn, eleito líder do Partido Trabalhista no Reino Unido. Além disso, sem o Occupy, livros poderosos sobre desigualdade como *O capital no século XXI*, de Thomas Piketty, jamais teriam tamanha ressonância global. Nos dizeres do linguista George Lakoff, o Occupy mudou a "estrutura" do discurso econômico, usando o slogan "Nós somos os 99%" para ajudar a erodir a dominância da ideologia liberal.[37] E esse não foi um feito desprezível.[38]

Uma segunda crítica feita a movimentos como o Occupy é que uma parte grande demais de seu ativismo ocorre na esfera digital. Hoje é relativamente fácil seduzir dezenas de milhares de pessoas para apoiar nossa causa com "curtidas" em nossa página do Facebook, nos seguindo no Twitter ou assinando uma petição eletrônica: em apenas um mês o Occupy Wall Street ostentava orgulhosamente 400 mil "curtidas" no Facebook.[39] Mas isso talvez fosse mais apropriadamente denominado *slacktivism*, ou "ativismo preguiçoso" – ação política que requer pouca reflexão, esforço ou sacrifício além de clicar ou compartilhar um vídeo, e que gera apenas laços fracos entre partidários e níveis frágeis de compromisso.[40]

É verdade que o ativismo preguiçoso não será uma panaceia para nossos males sociais e políticos. Mas o que há de notável nesses movimentos como Occupy, Indignados, a Revolução dos Guarda-Chuvas de Hong Kong e exemplos anteriores, como o Movimento pela Justiça Global, é que eles foram incrivelmente bem-sucedidos em fazer seus partidários on-line se afastarem de suas telas e ganharem as ruas. A tecnologia foi usada sobretudo como meio, não como fim em si. Quando a *Adbusters* lançou o chamado para #occupywallstreet, não estava pedindo às pessoas que clicassem num botão de "doar" ou assinar uma petição: estava exortando-as a participar de ativismo *carpe diem* face a face. E elas o fizeram, não apenas comparecendo para empunhar cartazes durante algumas horas, mas para marchar, a despeito da polícia, sendo presas e enfrentando as condições climáticas para armar acampamentos em que viveram por dias e às vezes semanas. As pessoas foram atraídas para esses movimentos pelo próprio fato de que eles oferecem uma experiência corporificada, social, e não só mais um encontro virtual raso. Se os ativistas preguiçosos estiverem certos, deveríamos assistir a um declínio dos protestos sociais ativos nas ruas desde o início da era da internet. Mas ocorreu exatamente o contrário. Eles são mais vibrantes e prevalentes que nunca, e estão ajudando a desafiar nossa cultura de distração digital.

Uma crítica final é que a característica *carpe diem* mais notável da nova onda de movimentos sociais – sua capacidade de mobilização instantânea – é de fato uma de suas fraquezas fatais. Movimentos como o Occupy podem ser extremamente hábeis em usar as redes sociais para levar enormes multidões às ruas, mas essa explosão de energia pode ser efêmera e de pouco adiantar se não houver um claro planejamento por trás dela. Como o jornalista Paul Mason observa, "o horizontalismo pode organizar uma grande demonstração, mas não sabe o que quer".[41] O problema, como qualquer ativista experiente lhe dirá, é que a ação espontânea não basta: você precisa também de um grupo de vanguarda extremamente estratégico para dar direção, unidade e liderança, para organizar a base de apoio do movimento. Angela Davis, veterana do movimento pelos direitos civis nos Estados Unidos, está preocupada com o rumo que o ativismo político toma atualmente:

> Parece-me que mobilização substituiu organização, de modo que, no momento contemporâneo, quando pensamos em organizar movimentos, pensamos em levar massas de pessoas à rua. ... A internet é uma ferramenta incrível, mas ela também nos estimula a pensar que podemos produzir movimentos instantâneos, movimentos que imitam a entrega de fast-food.[42]

Teremos sucumbido então à política como fast-food? Concordo com os críticos que, se compreendemos "espontaneidade" como ação de massa não planejada, então isso por si só raras vezes será o suficiente para alcançar uma mudança fundamental. Mas a espontaneidade de muitos dos novos movimentos sociais é menos efêmera e indireta do que parece, e se assemelha mais claramente à "espontaneidade preparada" de artistas e músicos que examinamos antes, a qual se baseia em extensa prática e treino dedicado. Os movimentos mais proeminentes foram muitas vezes bastante organizados, com profundas raízes históricas. Os Indignados da Espanha (também conhecido como Movimento 15-M) levou enormes multidões para as praças, mas sua capacidade de realizar assembleias deliberativas com até 5 mil pessoas baseava-se em três décadas de organização autônoma de bairros em Madri e outras cidades, bem como no que havia sido aprendido com o Movimento pela Justiça Global. De maneira semelhante, o Occupy Wall Street não brotou de um post da *Adbusters* no Facebook: os organizadores passaram o verão de 2011 planejando a ação no espaço cultural da Beaver Street, nº 16, em Manhattan.[43] Entre suas fileiras estavam muitos ativistas experientes instruídos na arte da espontaneidade preparada. Foi por isso que, por exemplo, quando o número de pessoas reunidas foi maior que o esperado, tornando os procedimentos da assembleia difíceis de conduzir, eles começaram a usar o método "microfone de pessoas", em que os membros da multidão retransmitiam as palavras de cada orador para as pessoas que estavam atrás deles, frase por frase, de modo que todos pudessem ouvir o que estava acontecendo e se sentissem envolvidos.[44] Foi esse tipo de espontaneidade praticada que ficou em evidência nas Europas Oriental e Central em 1989: em Leipzig, o movimento de oposição foi capaz de responder com rapidez e eficácia às novas oportunidades políticas organizando uma sucessão de protestos de rua convocados na última hora (e naquela época eles não tinham nenhuma ajuda do Twitter).

A espontaneidade preparada é um pré-requisito essencial de movimentos sociais bem-sucedidos hoje. Eles devem aprender a aproveitar a energia dos protestos públicos improvisados, que se tornaram cada vez mais frequentes graças à ascensão das comunicações de massa digitais. O truque é desenvolver agilidade e destreza organizacional para tirar proveito de explosões repentinas de mobilização antes que o fogo se apague ou o caos irrompa. Quando uma oportunidade política surge, eles devem estar prontos para saltar e agarrá-la, sendo espontâneos, no sentido de ágeis. Como qualquer escoteiro que conhece Horácio lhe dirá: "Esteja sempre alerta, ou perderá a chance de aproveitar o dia."

"Colhei os botões de rosa enquanto podeis", proclamou Robert Herrick em seu poema *carpe diem* do século XVII. Ótimo conselho. Mas isso não significa que devemos usar óculos cor-de-rosa ao avaliar o impacto da ação de movimentos sociais, que teve lugar no mundo todo durante a década passada. Muitos dos movimentos da Primavera Árabe fracassaram, prejudicados por divisões internas e incapazes de derrubar líderes autoritários apoiados por militares poderosos. Em minha visão pessoal, o Occupy teria tido mais sucesso se houvesse adotado alguns objetivos políticos claros, como o movimento feminista dos anos 1970, que fez campanhas por questões específicas, como remuneração igual e direitos reprodutivos. Talvez ele devesse até ter se transformado num partido político progressista, com uma forte base de apoio de pessoas comuns, a exemplo do Podemos, na Espanha, ou do Syriza, na Grécia: embora a política eleitoral não tenha sido sempre fácil para eles, esses partidos fizeram a diferença negociando mais diretamente com o Estado.[45]

Estas são, no entanto, especulações. O que de fato sabemos é que, apesar das fraquezas, muitos movimentos sociais como o Occupy foram extremamente influentes, em especial ao inserir questões como a desigualdade na ordem do dia pública. Além disso, grande parte de seu sucesso deveu-se à utilização do poder da política *carpe diem*. Ao combinar oportunismo, presença, hedonismo e espontaneidade, esses movimentos foram capazes de criar um coquetel explosivo de ação social e transformação política.

Aproveitar a *vita activa*

Essa nova onda de ação dos movimentos sociais raramente domina o noticiário político convencional, que tende a ficar preso no imediatismo de eleições iminentes, escândalos políticos e lutas intrapartidárias. Mas num mundo em que os governos se esforçam para lidar com problemas endêmicos como recessão econômica, imigração, terrorismo e aquecimento global, e onde os partidos tradicionais estão perdendo a confiança pública, é improvável que esses movimentos desapareçam logo. De fato, há uma forte possibilidade de que o protesto de massa entre o público em geral – tanto de esquerda quanto de direita – desempenhe um papel significativo na configuração do futuro político e seja um fórum importante para o envolvimento dos cidadãos na vida pública, junto com a participação mais convencional nas urnas.[46] Enquanto escrevo estas palavras, 50 mil pessoas estão nas ruas de Londres protestando contra o resultado do recente referendo sobre a União Europeia e proclamando "Nós somos os 48%!" – um eco do slogan que galvanizou o Movimento Occupy.[47] É bem possível que esses protestos se transformem num amplo movimento de cidadãos em prol de mudanças progressivas.

Em seu recente livro *This Changes Everything*, Naomi Klein afirma que o enfrentamento de uma das maiores questões de nosso tempo – a mudança climática – não pode ser feito sem que se forjem esses tipos de movimentos de massa.[48] Eu concordo. Soluções tecnológicas não serão suficientes. Vagos acordos globais entre líderes políticos não bastarão. Soluções de mercado não bastarão. Não há dúvida de que precisaremos do poder e da pressão de movimentos sociais como 350.org e Rising Tide para sacudir os políticos e as companhias de combustíveis fósseis, arrancá-los da complacência e nos ajudar a criar a mudança cultural e as alternativas econômicas que um futuro sustentável, próspero e à base de energia limpa requer.

Mas aqui está a questão verdadeira: os exemplos da Europa Oriental em 1989 e do Occupy em 2011 nos dizem que tais movimentos aumentarão suas possibilidades de sucesso se fizerem bom uso do potencial do ativismo *carpe diem*. Eles devem: ser estrategicamente versados na prática de aproveitar as oportunidades; aprender a usar a espontaneidade criada por contágio digital; cultivar uma "espontaneidade preparada" própria; se esforçar para construir comunidades que submerjam as pessoas no presente; ser sábios para criar algum hedonismo carnavalesco que mantenha elevado o moral de todos diante do desafio desalentador. É hora de colocar a esperança em Horácio.

Afora seu papel como estratégia para movimentos sociais, por que a política *carpe diem* importa? Porque ela ajuda a expandir nossa concepção da boa vida. Ela enriquece a Ode XI de Horácio, sugerindo que a aventura de ser plenamente humano e agarrar o máximo da vida vai além do "simplesmente faça" para "simplesmente façam juntos". Ao lado da injunção singular "*carpe diem*", precisamos do plural "*carpamus diem*" – a ideia de aproveitar o dia com os outros – como uma forma de superar o individualismo excessivo da vida contemporânea e expressar nossos eus coletivos.[49] Como aprendi no protesto J18 que me tirou da Biblioteca Britânica no verão de 1999, é uma questão de valorizar o que a filósofa Hannah Arendt chamou de *vita activa*, com o que se referia a uma vida em que nos envolvemos ativamente como cidadãos na arena pública, em contraposição à *vita contemplativa*, modo de vida muito mais introspectivo, auto-orientado e privado.[50] Ela nos convida a abraçar o desafio existencial de cultivar tanto o "eu" quanto o "nós".

9. Escolho, logo existo

O *carpe diem* como filosofia de vida não se compõe só das cinco maneiras de aproveitar o dia: ele é também uma rota fundamental para a felicidade humana em si mesma. Por "felicidade" não me refiro a um estado animado de alegria e boa disposição, mas a algo mais próximo do que os antigos gregos chamavam de *eudaimonia*, ou "a boa vida" – uma vida de profundo bem-estar e florescimento que oferece um sentido ou propósito. Certamente *carpe diem* não é *a* rota para esse ideal de felicidade. Como John Locke observou no século XVII:

> Todos os homens buscam a felicidade, mas não do mesmo tipo. ... Irás tão inutilmente tentar deleitar todos os homens com riquezas e glória quanto buscarias satisfazer a fome de todos os homens com queijo ou lagostas; os quais, embora sejam alimentos muito agradáveis e deliciosos para alguns, são para outros extremamente nauseantes e repulsivos.[1]

Ao contrário, mais modestamente, *carpe diem* é *um* caminho para a felicidade que merece se alinhar a outras importantes abordagens, mas um caminho que foi por demasiado tempo capturado por seus sequestradores culturais com o envio da mensagem "simplesmente compre" do consumismo desenfreado.

Onde então ele se encaixa no panteão das filosofias da felicidade? Primeiro precisamos de alguma perspectiva histórica. Na maioria das culturas ocidentais antigas, a felicidade era considerada algo em grande parte fora de nosso controle, nas mãos dos deuses. Essa visão conseguiu se introduzir na própria linguagem. Em quase todas as línguas indo-europeias, a palavra "felicidade" estava originalmente associada a sorte, fortuna ou destino. Em inglês médio e nórdico antigo *hapiness* está enraizado em *happ*, que significa "chance" ou "fortuna", ou o que acontece. É essa a origem de palavras inglesas como *happenstance* ("casualidade"), *hapless* ("desafortunado"), *haphazard* ("acaso") e *perhaps* ("talvez"). Em alemão, as palavras para felicidade e sorte são iguais – *Glück*. O francês *bonheur* vem de *bon* ("bom") e *heur* ("fortuna", "sorte") e o italiano *felicità* e o espanhol *felicidad* se baseiam no latim *felix*, que significa "sorte" ou "destino". Em suma, felicidade é o que nos acontece. Nosso bem-estar não está sujeito à nossa própria vontade ou ação.[2] Essa atitude refletia as realidades da vida pré-moderna: você nascia escravo, era acometido por uma doença mortal ou morto na guerra, e com toda a probabilidade estava condenado a uma vida de pobreza. Sob tais circunstâncias, criar a própria felicidade – por exemplo, escolhendo livremente sua carreira – era uma ilusão.

Foi somente na Idade da Razão, no século XVIII, que a felicidade passou a ser vista como uma questão de escolha e uma aspiração de vida viável para aqueles que não pertenciam às elites abastadas. Isso se deu graças a várias mudanças culturais de vulto, como o aumento do padrão de vida, significando que, para muitas pessoas, a luta pela mera sobrevivência começava a dar lugar à busca mais nobre pela felicidade, e a erosão de doutrinas da Igreja que propagavam a ideia de que a felicidade deveria ser desfrutada numa vida celestial após a morte, não na vida mortal na terra.[3]

Ao longo dos dois últimos séculos, uma série de abordagens à felicidade emergiu como algo dominante na cultura ocidental. Embora muitas vezes enraizada nos escritos de pensadores pré-Iluminismo, e visível no comportamento humano desde tempos antigos, foi só na era moderna que a maioria delas passou a ser submetida a discussões abertas e generalizada como filosofias da felicidade. Elas incluem o utilitarismo, teoria "científica" da felicidade surgida no século XVIII e concentrada na maximização do prazer e na minimização da dor, e na busca de uma "causa transcendente", o que envolve o esforço pela conquista de metas significativas para além da esfera do interesse pessoal, como criar uma sociedade mais igualitária ou viver segundo os mandamentos de uma religião particular. O Romantismo defendeu a ideia de extrair prazer de relações pessoais, em especial do amor romântico, da vida em família e da amizade. A mais recente "teoria do estado emocional" da felicidade exalta a ideia de que ela é fundamentalmente uma questão de experimentar sentimentos positivos – é uma questão de sentir-se alegre e "para cima", e não triste e "para baixo".[4]

No entanto, em meio a esses caminhos comumente reconhecidos para a felicidade, um deles é deixado de fora: o *carpe diem*. Em seu núcleo reside uma ideia muito simples e poderosa, de que forjamos significado em nossas vidas fazendo escolhas e agindo em conformidade com elas. O que importa não é tanto *o que* escolhemos, mas *o fato* de escolhermos. Criamos a nós mesmos através do próprio exercício da liberdade, aproveitando o dia tomando decisões. O fio comum que atravessa as várias formas de *carpe diem*, desde agarrar uma oportunidade fugaz até dedicar nossa atenção ao momento presente, é que elas em geral envolvem uma escolha consciente. Os projetos de vida que moldam nossas identidades – apoiar uma causa, iniciar uma família, montar um negócio, treinar para a maratona – emergem desses instantes de compromisso. Essa é uma ideia que gosto de resumir numa única máxima: escolho, logo existo.

Nossa tarefa é compreender como "escolho, logo existo" se apresenta em nossas vidas cotidianas, e que contribuição pode dar para nossa busca da boa vida. Antes de nos aprofundarmos nisso, precisamos considerar duas contestações fundamentais à tradição do *carpe diem* que surgiram em vários pontos em capítulos anteriores, e que suscitam dilemas quando se trata de fazer escolhas do tipo "aproveite o dia". Primeiro, essa é uma filosofia que celebra o valor da liberdade ao mesmo tempo que deixa de impor limites morais a ela – somos realmente livres para escolher *qualquer coisa*? Segundo, que enfrentamos barreiras psicológicas formidáveis para pôr o *carpe diem* em prática, a saber, procrastinação, sobrecarga, risco e apatia. Quanto mais profunda for nossa compreensão dessas contestações, mais robusto – e convincente – o *carpe diem* se tornará como um paradigma para a existência.

O *carpe diem* passa no teste de moralidade?

Há uma palavra que você raramente encontrará no índice dos livros de autoajuda sobre "como ser feliz": ética. Questões morais complicadas em geral são tratadas por alto, enquanto o foco continua firmemente em *minha* felicidade, com pouca consideração pela de qualquer outra pessoa. Defensores dos diferentes tipos de *carpe diem* tendem a sofrer da mesma miopia. Ética é um assunto tabu na maioria dos guias tipo "sinta o medo e faça mesmo assim", que nos encorajam a agarrar oportunidades e a fazer escolhas ousadas. De maneira semelhante, como vimos, o movimento da atenção plena exalta as virtudes de se viver no momento presente sem impor nenhum limite substantivo àquilo a que deveríamos estar atentos – daí o delicado problema do atirador atento.

Algumas pessoas acreditam que uma filosofia do *carpe diem* deveria ser mantida separada de considerações morais, talvez sob a alegação de que "minha moral é minha, a sua é sua, portanto, você não pode sair por aí dizendo às pessoas o que elas devem ou não devem aproveitar". Adoto um ponto de vista diferente. Seres humanos são animais sociais, e devemos aprender a viver uns com os outros. Não podemos nos retirar para um individualismo ingênuo, supondo que nossas ações são miraculosamente desprovidas de qualquer efeito para além de nossas próprias vidas e nunca afetam os outros. Se desejamos realmente recuperar o *carpe diem*, devemos explorar alguns de seus desafios morais.

Devemos começar reconhecendo que o *carpe diem* encerra um poderoso fundamento moral através da defesa de um valor supremo: a liberdade. Toda a ideia de "aproveitar" o dia, ou "colhê-lo", ou "arrancá-lo", tem a ver com entrar em ação, e atribui importância absoluta a escolhas e ações individuais. Essa consideração pela liberdade é o que lhe confere forte conformidade com o existencialismo, que considero uma expressão filosófica moderna do antigo ideal do *carpe diem* (o primeiro está por aí há cerca de um século, o segundo, há dois milênios).[5] Durante o auge do existencialismo, nos anos seguintes à Segunda Guerra Mundial, a ênfase do movimento em "liberdade como o fundamento de todos os valores", como

Sartre expressou, parecia adequada à sua época.[6] Havia uma rejeição do totalitarismo severo do nazismo e do stalinismo que massacrou a liberdade de expressão individual. Ele fazia uma exigência radical de liberdade em todas as esferas da vida, como nas relações sexuais: Sartre e Simone de Beauvoir – a outra metade do par dinâmico do próprio existencialismo – não só tinham um relacionamento aberto, em desafio à instituição burguesa do casamento, como eram também defensores dos direitos de LGBTs meio século antes de seu tempo.[7]

Hoje, não continuamos a valorizar a liberdade de escolha? Não é ela um direito humano essencial – o direito de ingressar num sindicato ou na fé de nossa escolha, de escrever blogs contra o governo ou participar de protestos públicos sem medo de ser preso? Ou de casar com alguém do mesmo sexo? Nesse sentido, o *carpe diem* pode ser *mais* ético que outras rotas para a felicidade, uma vez que incorpora a liberdade de escolha à sua própria essência, expressa em seu moto definidor: "Escolho, logo existo."

Então, qual é a argumentação ética contra o *carpe diem*? Ele pode ser acusado do que os filósofos chamam de "subjetivismo moral", o que significa que não oferece nenhum critério para distinguir entre ações corretas e erradas. Não há nada, ao que parece, para nos impedir de fazer o que nos agrada. Um valentão que intimida uma criança franzina no parquinho e rouba seu lanche pode afirmar que está aproveitando o dia. O mesmo faria o dono de uma fábrica clandestina que decide aproveitar a oportunidade de duplicar seus lucros pagando salários miseráveis aos trabalhadores, ao mesmo tempo que também tira proveito de brechas legais para evitar impostos. Como sabemos quando estamos levando nosso entusiasmo por aproveitar o dia longe demais? Simone de Beauvoir tinha plena consciência de que a mesma crítica era feita ao existencialismo. "Se o homem é livre para definir para si mesmo as condições de uma vida que seja válida a seus próprios olhos", escreveu ela, "não pode ele escolher qualquer coisa que lhe agrade e agir como lhe aprouver?"[8]

Por mais que celebremos a liberdade individual como um bem moral, haverá sempre razões para impor limites em algumas circunstâncias. E aí o *carpe diem* é insuficiente: ele não tem nenhum mecanismo embutido para restringir a maneira como aproveitamos o dia. O que deverá impedi-lo, digamos, de ser expresso como violência? Infelizmente a Ode XI de Horácio não ofereceu nenhuma resposta para essa pergunta. Na concepção de Sartre, a violência era algumas vezes necessária para a causa maior da liberdade. Em seu prefácio de 1961 ao livro de Frantz Fanon *Os condenados da Terra*, ele afirmou que os combatentes pela independência da Argélia tinham total justificativa ao aproveitar o dia e usar de força para expulsar seus opressores coloniais franceses. "A violência, como a lança de Aquiles, pode curar os ferimentos que infligiu", escreveu ele. "A arma do rebelde é a prova de sua humanidade. Pois nos primeiros dias da revolta deves matar, … derrubar um europeu."[9] De alguma maneira lhe escapara que Gandhi havia levado a Índia à independência sem recorrer a armas. Se a luta tivesse chegado perto de seu amado Café de Flore, talvez ele tivesse repensado a questão.

A posição de Sartre sem dúvida era controversa e, para muitos, repugnante. Ainda assim, ela suscita questões mais amplas. Qual a relação entre a minha liberdade e a liberdade do outro? Acaso a minha supera a dele quando as duas entram em conflito? Que obrigação eu teria de defender a liberdade dele? Uma forma útil de pensar sobre essas questões é considerar a adoção de três regras gerais grosseiras para manter no bolso mental e consultar sempre que deparamos com escolhas difíceis.

A primeira delas, que serve como uma espécie de base para as outras duas, é esta: *Os que acreditam no ideal carpe diem deveriam defendê-lo para todos, não apenas para si mesmos.* Isto é, ele não pode ser somente para você, ou sua família, ou para as pessoas de sua religião ou nação – é para todos e deveria possuir uma qualidade universal. Sartre adotou concepção similar quando disse: "Sou obrigado a desejar a liberdade dos outros ao mesmo tempo que a minha própria." O mesmo fez Simone de Beauvoir, que escreveu: "Querer ser livres nós mesmos é também querer que os outros sejam livres."[10] Para os de mentalidade filosófica, isso se assemelha ao imperativo categórico de Immanuel Kant: "Age somente segundo uma máxima tal que possas ao mesmo tempo querer que ela se torne lei universal."[11]

A segunda regra geral: *Não aja de maneira a privar outras pessoas de suas liberdades carpe diem.* Isso refreia o valentão, porque roubar o lanche da criança franzina é privá-la de sua liberdade de se sentar no parquinho e apreciar seu sanduíche sem medo de intimidação. É uma clara usurpação das escolhas dela. Da mesma maneira, os banqueiros que ajudaram a criar a crise das hipotecas de alto risco, que fez com que milhões de pessoas perdessem seus empregos e casas, foram responsáveis por diminuir a capacidade das pessoas de fazer escolhas livres em relação à vida de cada uma delas: você não tem muitas opções se estiver desempregado e endividado até o pescoço. Esse aviso ético faz eco a uma longa tradição de pensamento liberal, que remonta a filósofos como John Locke e John Stuart Mill, sustentando que deveríamos ser livres para agir como quer que desejemos, exceto na medida em que violemos a liberdade dos outros.

Uma última regra geral é: *Aja de tal maneira que você aumente as capacidades dos outros de exercer suas liberdades carpe diem.* Assim, um defensor do "aproveite o dia" deveria não somente assegurar-se de que não priva outras pessoas de escolhas, mas sempre que possível agir positivamente para expandir a capacidade que elas têm de fazer escolhas. Tomei despudoradamente essa perspectiva sobre a liberdade do economista do desenvolvimento Amartya Sen, ganhador do Prêmio Nobel. A "abordagem das capacidades" de Sen ao desenvolvimento humano enfatiza nossa capacidade de fazer escolhas significativas em nossas vidas, e por isso tem estreitas afinidades com o pensamento *carpe diem*.[12] Ele afirma que o objetivo do desenvolvimento não deveria estar restrito a metas puramente econômicas, como o aumento do PIB ou a eliminação da pobreza, mas deveria se concentrar, em vez disso, em "expandir as liberdades que temos razões para valorizar" e "criar mais oportunidades de escolha e tomada de decisões substantivas para os indivíduos". Acima de tudo trata-se de aumentar a "capacidade individual de agir".[13] Por exemplo, deveríamos assegurar que todas as crianças tenham acesso a educação, de modo que depois sejam livres para fazer escolhas, como aceitar oportunidades de emprego ou iniciar uma pequena empresa. Ao fazê-lo, escreve Sen, estaríamos defendendo o ideal da "liberdade individual como um compromisso social".[14]

Ao traduzir essa perspectiva para o domínio do *carpe diem*, deveríamos nos empenhar para criar um mundo que permita às pessoas fazer escolhas do tipo "aproveite o dia". Certos elementos essenciais são necessários para se estabelecer uma sociedade em que o *carpe diem* possa prosperar, como boa assistência médica, educação, ausência de privação material, de discriminação, garantia de segurança pessoal e de liberdade de expressão.[15] Só quando essas coisas estão disponíveis temos a capacidade de fazer escolhas genuínas e exercer plenamente nossa capacidade de agir. São muitas as maneiras de promover esta causa, por exemplo, defendendo publicamente a assistência universal à saúde, o casamento gay ou o piso salarial justo. Ao fazê-lo, nos tornamos ativistas numa revolução *carpe diem*.

Como todos os princípios éticos, essas três regras morais gerais não são sempre fáceis de aplicar e algumas vezes conflitam entre si. No caso polêmico da independência da Argélia, atirar num oficial francês residente em Argel violaria claramente a segunda regra (ele não poderá fazer muitas escolhas quando estiver morto), mas serviria para defender a terceira e promover as escolhas "aproveite o dia" dos argelinos nativos, ao contribuir para sua luta pela independência. Para decidir entre elas, talvez fosse necessário recorrer a um princípio ético de nível mais alto fora da moldura do *carpe diem*, como um compromisso com a não violência ou o direito à autodeterminação nacional. Um segundo desafio diz respeito à relação entre gerações presentes e futuras. Meus pais acabam de tomar a decisão *carpe diem* de voar da Austrália para a Inglaterra a fim de visitar os netos enquanto ainda são fisicamente capazes para isso. Mas as emissões de carbono de seu voo contribuem para o aquecimento global e criam um mundo de menos escolhas de vida para gerações futuras, incluindo seus próprios netos. Seus planos para as férias "aproveite o dia" contradizem a ética *carpe diem*? Não há uma resposta clara para isso.

Então o *carpe diem* passa no teste da moralidade? Podemos lhe atribuir uma consciência social? As três regras gerais, baseadas numa fusão bem pouco ortodoxa de existencialismo, pensamento liberal e economia do desenvolvimento, servem como um começo. Seu propósito é menos ser diretrizes precisas que atuar como lembretes mentais para elevar nossos níveis de

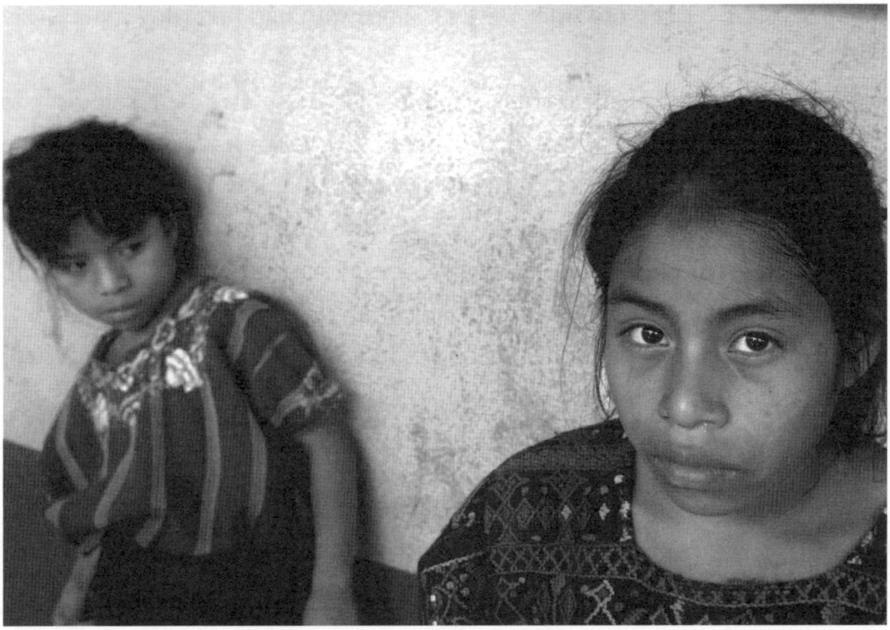

Crianças indígenas guatemaltecas na escola.
Quais são suas perspectivas de *carpe diem*?

autoconsciência. Elas nos ajudam a fazer uma pausa para reflexão de modo a considerarmos as consequências de nossas ações individuais "aproveite o dia" e de que modo elas afetariam o mundo para além de nós mesmos.

É fácil falar. Mas se estivermos examinando constantemente a moralidade de nossas escolhas, isso não entra em conflito com todo o ethos orientado para a ação do *carpe diem*? Não estou dizendo que deveríamos nos afundar em dias de deliberação angustiada cada vez que pensamos em aproveitar o dia – quando tivermos tomado uma decisão, é provável que o dia já tenha achado. Ao contrário, digo que deveríamos desenvolver uma "dupla consciência" perspicaz: nos tornarmos conscientes dos momentos de escolha que emergem em nossas vidas diárias e sermos também conscientes do impacto mais amplo que eles terão. Somente então estaremos fazendo justiça tanto ao nosso próprio senso de liberdade quanto à liberdade dos outros.

Se aproveitar o dia é tão bom para nós, por que não fazemos mais isso?

Não é difícil perceber o valor do *carpe diem*: a vida é curta e o relógio não para, portanto, vamos agir agora e agarrar as possibilidades que estão na nossa frente, de outro modo talvez terminemos nossos dias relembrando com arrependimento todos os caminhos não tomados. Mas se aproveitar o dia é tão obviamente bom para nós, por que não fazemos mais isso? Mesmo que consideremos que alguma ação específica vale a pena, e que estejamos moralmente confortáveis com ela, por que tantas vezes deixamos de viver como o slogan da Nike simplesmente *não* fazendo?

Há diferentes tipos de barreira em ação. Simone de Beauvoir era especialmente sensível a uma forma de obstáculo: as estruturas de poder e desigualdade na sociedade que impõem limites às nossas escolhas. Em *O segundo sexo* ela afirmava que o sistema patriarcal no qual as mulheres nascem – as expectativas com que crescem, relativas à aparência que devem ter, ao modo como devem se comportar e aos papéis que desempenham como mães, esposas e objetos sexuais – compreende uma rede de restrições que as impede de fazer escolhas livres. As mulheres são historicamente seres de um gênero específico que devem lutar sempre para escapar dessa teia ou situação.[16] No mundo contemporâneo há muitos desses fatores que limitam a existência *carpe diem*, como pobreza, racismo, discriminação religiosa e etária. Se, como um antigo vizinho meu, você trabalha em dois turnos como motorista de empilhadeira para sustentar sua família e seus pais idosos, e o dinheiro mal chega ao fim do mês, a ideia de seguir seu sonho de abrir um café numa praia na Tailândia parece irremediavelmente utópica.

Ao lado desses obstáculos socioeconômicos, cuja superação é extremamente difícil, há uma série de quatro barreiras psicológicas que decerto são enormes, mas de superação mais fácil: procrastinação, sobrecarga, risco e apatia.

A procrastinação é o arqui-inimigo do *carpe diem*. Isso está evidente em sua etimologia: *pro* é a palavra latina para "enviar", ao passo que *crastinus* significa "pertencente ao amanhã". Junte-as, e temos "enviar para amanhã", ou de forma mais coloquial, "vou fazer isso mais tarde". Esse sentimento é o exato oposto da ode de Horácio, que nos exorta a "deixar o mínimo possível para amanhã". A procrastinação sempre esteve conosco. O quase contemporâneo de Horácio, Sêneca, acreditava que "a delonga é o maior desperdício de vida".[17] Mesmo antes, o antigo poeta grego Hesíodo advertia: "Não adia teu trabalho até amanhã ou depois de amanhã, pois um trabalhador indolente não enche seu celeiro."[18] Hoje, a maioria de nós é especialista em deixar de encher nossos celeiros, de uma maneira ou de outra. Adiamos fazer nossa declaração de imposto de renda, escrever um trabalho para a faculdade ou terminar a bricolagem. Jamais encontramos tempo para nos inscrever naquele curso ou dar aquele telefonema. E isso pode ser danoso: um estudo americano revelou que a procrastinação na declaração do imposto de renda resultou em multas de mais de US$450 milhões em um ano porque as pessoas se afobaram e cometeram erros, ao passo que o adiamento de checkups – por exemplo, fazer um exame de próstata ou de câncer de mama – pode ser fatal.[19]

Sem dúvida há ocasiões em que o adiamento é uma medida sábia: você adiar a decisão de comprar uma casa porque está esperando o relatório do engenheiro, ou porque prevê que os preços dos imóveis irão cair nos próximos meses. Num sentido psicológico formal, isso não conta como procrastinação, pois a verdadeira procrastinação não é funcional, sendo definida como "adiar voluntariamente um curso de ação pretendido mesmo sabendo ficar em piores condições com o adiamento". Essa é uma doença muitíssimo comum, afetando cronicamente de 15 a 20% dos adultos, 95% dos quais gostariam de atenuá-la.[20]

Por que adiar alguma coisa se sabemos que isso nos deixará em condições piores? A mais ampla investigação acadêmica acerca da procrastinação, baseada numa análise de 691 estudos individuais, concluiu – de maneira não surpreendente – que toda uma série de fatores está em ação.[21] Para começar, estudos feitos com gêmeos mostram que 22% da procrastinação são geneticamente determinados, não havendo muito o que você possa fazer a respeito. E quanto aos 78% restantes? Há certas tarefas que adiamos, como fazer nossa declaração de imposto de renda, simplesmente porque não gostamos delas, ou o prazo final está tão distante que elas não parecem urgentes, e acabamos deixando-as de lado até o último minuto. Mas há outras ações – que não estão sujeitas a prazos, e muitas vezes estão relacionadas a decisões de vida mais importantes – que em geral adiamos em decorrência do medo de fracassar ou de falta de confiança. Não convidamos alguém para sair porque tememos a rejeição; ou adiamos perpetuamente entregar nosso pedido de demissão no trabalho porque temos medo de não encontrar outro emprego.

A mais importante descoberta da pesquisa talvez seja que a procrastinação está aumentando. Todos nós conhecemos a principal razão: as tentações da tecnologia digital. Provavelmente não há melhor maneira de adiar a execução de alguma coisa que checar nosso celular, dar uma rápida olhada em alguns e-mails e conferir os *feeds* de nossas redes sociais. Fazer isso esta manhã levou-me a começar a escrever 43 minutos depois do que eu tinha planejado. Tomando esse número como típico de meu padrão diário de trabalho, já passei pelo menos 21.500 minutos *não* escrevendo este livro.

Um primo próximo da procrastinação, que arruína nossas intenções *carpe diem*, é o excesso de opções. Sua manifestação mais óbvia está na cultura de consumo: você quer comprar uma calça jeans, e na mesma loja depara não apenas com múltiplas cores e tecidos, mas também com opções de perna reta, stretch, *slim fit*, *skinny* e boca de sino. O cérebro humano, que não foi projetado para lidar de modo eficaz com tal abundância de alternativas, congela na indecisão, e você vai embora frustrado e de mãos vazias. O psicólogo Barry Schwartz chama isso de "paradoxo da escolha": mais opções levam a uma paralisia da decisão. Ele acredita que o problema se estende muito além das compras, invadindo áreas que vão de sexo e amizade a observância religiosa e escolha de carreira.[22] Como se espera que você faça uma mudança profissional quando há websites arrolando milhares de categorias de trabalho? E se você acabar decidindo se reciclar como psicoterapeuta, que tipo vai escolher – humanista, psicodinâmico, integrativo, existencial ou algum outro? Você não toma nenhuma decisão porque não quer se arrepender de ter tomado a decisão "errada". O *diem* permanece não "carpado".

Schwartz propõe duas estratégias principais para o enfrentamento do excesso de opções. Primeiro, restrinja voluntariamente suas escolhas: não passe a tarde toda à procura dos jeans, mas permita-se visitar apenas duas lojas e estabeleça o limite de tempo de uma hora. Segundo, torne-se um *satisficer* em vez de um *maximiser*,* baixando suas expectativas ao fazer escolhas "suficientemente boas".[23] Você não precisa dos jeans perfeitos – compre uma calça boa o bastante e siga em frente. Isso parece ótimo quando você está pensando em roupas. Mas, e quando se trata de questões mais profundas da existência? Aqui, também, pode haver boas razões para adotar a imperfeição. A ideia de ser um pai ou mãe "bom o bastante" poupa muito novos pais do temor de estar falhando em sua missão e do sentimento de culpa por não estar sendo pais "melhores". E se você esperar tempo demais para que o emprego perfeito apareça, talvez nunca mude. Não tenho certeza, no entanto, de que, quando eu for um velho decrépito, vou querer olhar para trás e pensar que minha vida – minha relação com minha família, minha carreira, meu compromisso político – foi só "boa o bastante". Aspiro a algo além disso, uma sensação de ter tirado o máximo proveito das possibilidades e agarrado o possível da aventura humana antes de terminar sete palmos embaixo da terra. E para isso é preciso correr riscos.

O que sabemos sobre risco, a terceira barreira a aproveitar o dia? O estudo científico do risco foi uma indústria florescente ao longo das três últimas décadas, produzindo um elenco estrelado de ganhadores do Prêmio Nobel e profetas do mercado financeiro. Entre suas maiores descobertas está a de que estamos longe de ser criaturas racionais, e exibimos numerosas "tendenciosidades cognitivas" que distorcem a maneira como avaliamos o risco. Uma delas, conhecida como "aversão à perda", significa que, quando nos defrontamos com a incerteza, tendemos a exagerar as perdas potenciais relativamente aos ganhos. De fato, estudos revelam que detestamos perder

* *To satisfice:* fusão de *satisfy* e *suffice*, que significa buscar as condições satisfatórias mínimas, segundo o dicionário Merriam-Webster; quem assim faz é um *satisficer*. Como há em português o verbo maximizar, o sentido de *maximiser* é mais transparente, algo como maximizador. (N.T.)

duas vezes mais do que gostamos de ganhar. Assim, imagine que lhe ofereçam uma aposta jogando uma moeda. Se der coroa, você perderá US$100. Para aceitar apostar, você provavelmente precisaria que lhe oferecessem um ganho de pelo menos US$200 se der cara – US$100 ou mesmo US$150 não seriam suficientes para seduzir a maioria das pessoas.[24] O impacto prático da aversão à perda é que ela gera uma cautela inerente em nossas tomadas de decisão e uma tendência à busca de segurança. Este deve ter sido um traço evolutivo útil quando nossos ancestrais primitivos encontravam uma nova fruta suculenta que talvez os envenenasse, mas é menos útil hoje, quando serve para concentrar nossa atenção em tudo que pode dar errado se decidirmos nos mudar para Berlim. Quando você se defronta com uma escolha "aproveite o dia", vale a pena lembrar que seu cérebro tende a atraí-lo para a opção segura.

Outra tendenciosidade cognitiva importante, descrita pela primeira vez por Daniel Kahneman e Amos Tversky como a tendenciosidade da "disponibilidade", afirma que tomamos decisões baseados em informação mais recente e acessível, facilmente recuperável de nossa memória. Se você acaba de ler sobre um desastre de avião no jornal, é provável que durante algum tempo se sinta mais cauteloso em relação a voar, até que a lembrança se apague da sua cabeça.[25] De maneira semelhante, se está pensando em se tornar freelancer e sabe de várias pessoas que fizeram isso, porém tiveram de enfrentar severas dificuldades, é provável que essa informação tenha um impacto exagerado na sua decisão. Isso não quer dizer que devemos ignorar as experiências alheias: conversar com essas pessoas sobre como acabaram trabalhando oitenta horas por semana é mais informativo que obter conselhos sensatos de um consultor de carreira. No entanto, ainda deveríamos perguntar a nós mesmos de que maneira fatores como "disponibilidade" nos impedem de fazer escolhas *carpe diem* (ou às vezes nos atraem para elas).

Somos facilmente seduzidos pelas descobertas de psicólogos comportamentais como Kahneman e esquecemos que nossas atitudes em relação ao risco são moldadas tanto por ondas de mudança cultural quanto pelas tendenciosidades incorporadas em nosso cérebro. Desde os anos 1990 os sociólogos vêm apontando para o fato de que as sociedades ocidentais estão se tornando cada vez mais avessas ao risco e parecem ter transformado a segurança e a cautela em ideais sagrados. Não são apenas todas as normas de trânsito que nos dizem com que velocidade dirigir ou quando atravessar a rua. A mídia alimenta nosso medo de pedófilos com o receio de que eles raptem nossos filhos, ou nos infunde o pânico de virmos a ser todos exterminados por uma epidemia mundial de ebola. Depois há a indústria dos seguros a nos instar constantemente a nos protegermos contra voos perdidos e doenças cardíacas, e uma cultura litigiosa que amedronta as escolas, levando-as a reduzir o tempo de recreio para evitar que crianças sofram ferimentos que ocasionem um processo dispendioso. Enquanto somos bombardeados por todas essas mensagens de "evite riscos", começamos a perder contato com o *Homo aleatorius*, a parte de nossa natureza que anseia pelo entusiasmo de correr alguns riscos na vida.[26]

Talvez, de maneira mais fundamental, devamos considerar aquilo que concebo como nossa história pessoal de risco. Umas duas noites atrás, num pub, uma amiga me falou sobre uma epifania que experimentou. Fazia cerca de dez anos que ela trabalhava como produtora de arte em Londres. Mas, ao conduzir um projeto, em que conheceu vários produtores autônomos, ela teve de repente uma revelação surpreendente: a razão pela qual havia permanecido na empresa onde trabalhara por tanto tempo era uma aversão ao risco resultante de sua criação. Ela descobriu que muitos produtores freelancers tinham pais com atividades profissionais de risco relativamente alto. Seus pais, em contraposição, tinham carreiras estáveis – seu pai estava no Exército e sua mãe era professora – e a haviam criado para evitar riscos e apegar-se à opção segura. Aquele foi um momento libertador. Ela compreendeu que temia o risco porque seus pais agiam assim, e que as pessoas com quem estava trabalhando não o temiam porque seus pais não agiam assim. As atitudes de todos eram moldadas pela história pessoal de suas famílias. O resultado? Ela deixou o emprego e tornou-se freelancer. Mais tarde decidiu se mudar de Londres para morar com o namorado numa fazenda com oitocentas ovelhas. Há uma lição aqui que escapa à muito louvada ciência do risco: explorar nossas histórias pessoais e narrativas de risco é uma forma reveladora de introduzir mais *carpe diem* em nossas vidas. Se você traçar sua própria história de risco numa folha de papel, que forma ela tomaria e que padrões você veria?

A apatia, a barreira final à ação *carpe diem*, tem má reputação, um legado de sua associação com o pecado mortal cristão da preguiça. Nós a associamos a indolência e indiferença. É o sujeito deitado no sofá em frente à televisão, que não pode nem se dar ao trabalho de pegar o controle remoto e mudar de canal, embora o que esteja vendo o aborreça. É a pessoa que acha a mudança climática um problema, mas que cabe a outros fazer alguma coisa a esse respeito, ou talvez nem isso adiante. É uma espécie de insensibilidade em relação ao mundo, contraposta à palavra empatia, do grego antigo, e significa "sem sentimento".

Os psicólogos atribuem muitas vezes a apatia a estresse, depressão ou falta de sentido na vida. Acho que as raízes da apatia residem, de maneira mais significativa, num sentimento de impotência. É uma sensação de que nossas ações não fazem diferença, quer seja para nossas próprias vidas, quer seja para o mundo mais amplo à nossa volta. Isso parece especialmente comum na política, em que muitas vezes continuamos a ser espectadores passivos enquanto as corporações se infiltram nos escalões superiores do poder, a biosfera é devastada e os políticos governam em interesse próprio.

"Como adquirimos essa passividade super-humana?", pergunta o escritor e ativista George Monbiot.[27] Ele e outros críticos afirmaram que a fonte de nossa resposta apática é estarmos todos ocupados demais fazendo compras e afundados no entretenimento doméstico, e acho que em geral eles estão certos. Mas nossos fracassos em aproveitar o dia também refletem uma sensação de impotência – de que o sistema é grande demais para ser modificado e que qualquer ação nossa será pateticamente insignificante, uma mera gota no oceano. Nesse ponto, cabe invocar a noção de solidariedade. É possível superar a apatia quando agimos junto com os outros, seja localmente, com pessoas que conhecemos, seja como parte de um grupo maior. É por isso que as pessoas ingressam em clubes de corrida: é o incentivo de fazer parte de uma comunidade de corredores que as ajuda a levantar da cama na manhã de domingo. Isso se aplica à política também:

é muito mais provável que saiamos às ruas se pensarmos que milhares de outras pessoas estão fazendo o mesmo.

O que a maioria das pessoas não reconhece, contudo, é que pode haver uma cura ainda mais óbvia para a apatia: a própria escolha. Simplesmente tomar a decisão de agir. Mesmo que nossas ações não tenham uma enorme diferença para o mundo mais amplo, fazer uma escolha por si só nos modifica. É uma asserção de poder pessoal. Mas como uma escolha realmente nos transforma e redefine? E como pomos isso em prática para superar não somente a apatia, mas a procrastinação, o risco e o excesso?

Somos o que escolhemos

Os personagens na peça de Samuel Beckett *Esperando Godot* são mestres da indecisão. Eles planejam e resolvem, mas uma escolha decisiva nunca é feita. Esse é um tema inequívoco nas últimas falas:

> VLADIMIR: Bem? Vamos?
> ESTRAGON: Sim, vamos.
> *(Eles não se movem.)*[28]

Esperando Godot é uma janela sobre nossas vidas. Muitas vezes deixamos de nos mover. Sabemos que há escolhas a fazer, mas de alguma forma ficamos paralisados, inertes ou nos debatendo para sempre no mar da indecisão. Sabemos que um relacionamento não está funcionando, que uma carreira é insatisfatória, ou que deveríamos visitar nossos pais com mais frequência. As escolhas estão lá à espera, no entanto, com frequência deixamos de aproveitar o dia, e as possibilidades se afastam.

Podemos ver nossas vidas como uma série de escolhas estendendo-se através do tempo, cada uma com o potencial de moldar não apenas o que fazemos, mas quem somos. Não estou falando sobre as escolhas banais de que marca de biscoitos de chocolate comprar ou que casaco vestir para sair de noite, mas sobre as decisões significativas que alcançam o cerne de nosso ser. Não é surpresa que momentos de escolha que definem a vida sejam um tema recorrente em romances, peças e filmes. Pense em Oskar Schindler em *A lista de Schindler*, que deve decidir entre salvar ou não os operários judeus de sua fábrica pondo em risco a própria vida. Ou Neo escolhendo entre a pílula vermelha e a azul em *Matrix*. Ou Amélie, que se angustia, sem saber se deve ou não contar a Nino que o ama. "Se você deixar essa chance escapar", lhe diz um velho, "seu coração vai acabar ficando seco e quebradiço como meu esqueleto." E depois há aquela obra de arte de anomia existencial, *A primeira noite de um homem*. Elaine fica parada no corredor da capela tendo acabado de se casar com um esportista sem caráter, enquanto olha fixamente para Ben, que grita seu nome. Ela precisa fazer uma escolha *carpe diem*: continuar com o novo marido ou fugir com Ben para uma vida diferente. Ela para, olha para os convidados do casamento à sua volta e sai correndo.

A importância da escolha como caminho para uma vida que faça sentido foi central no pensamento de Viktor Frankl, um dos fundadores da psicoterapia existencial nos anos 1940. "O que é um homem?", perguntou ele. "É um ser que decide continuamente quem ele é."[29]

Essa afirmação simples de Frankl é uma das mais profundas destilações do ideal *carpe diem* que já encontrei. O ato de escolher revela aquilo com que nos importamos – é um reflexo de nossas visões de mundo, nossos desejos, prioridades e medos. É um espelho em que podemos nos julgar não apenas por nossas crenças, mas por nossas ações, e que nos mostra os contornos cambiantes de nossa identidade. Quando você decide estudar para ser ator, em vez de seguir o conselho de seus pais de cursar contabilidade, está dizendo alguma coisa sobre quem você é e sobre o que valoriza. De fato, está afirmando: "Sou *a favor* da representação" e "Valorizo a criatividade".[30] De maneira semelhante, quando você decide ir à sua primeira passeata, acrescenta uma nova camada à sua identidade e remodela sua narrativa pessoal: você se torna um ativista. A escolha é agora parte de você. Somos o que escolhemos fazer, ou, como Jean-Paul Sartre proclamou sucintamente: "Ser é fazer."[31]

Examine sua própria vida, e seu curso terá sido determinado em parte por fatores fora de seu controle (você perdeu seu emprego sem ter tido nenhuma culpa? Nasceu na pobreza? Ou com uma predisposição genética para a depressão?). Contudo, ela terá também sido moldada por decisões pelas quais você é responsável, tomadas quando você estava numa encruzilhada e escolheu um caminho. Ou esta estrada ou aquela. Essas são as decisões por meio das quais nos inventamos. Elas expressam e dão forma aos projetos fundamentais que dotam nossas vidas de significado e direção.[32] Esses projetos – o que Frankl chamou de "missões concretas" – são diferentes para cada um, e podem incluir qualquer coisa, de promover uma peça de teatro para crianças ou fazer descobertas até cuidar de animais perdidos ou manter o negócio da família em funcionamento. Afirmamos sua importância para nós por meio de nossas escolhas.

Apesar de todos os alentadores manuais de autoajuda que nos exortam a sair por aí e tomar decisões ousadas, não há nada fácil em fazer escolhas. Em seu ensaio *O existencialismo é um humanismo*, de 1946, Sartre nos conta a história de um aluno seu que lhe pediu um conselho durante a guerra. O rapaz estava dividido entre cuidar da mãe ou ingressar nas Forças Francesas Livres para lutar contra os alemães e vingar a morte do irmão. Ele estava certo de que sua permanência com a mãe teria um efeito benéfico sobre a vida dela, mas não sabia se seu alistamento voluntário faria muita diferença: ele talvez acabasse confinado num campo de treinamento sem nunca chegar à ação. O que deveria fazer em face desse torturante dilema? Escolher o amor à mãe ou o amor ao país?

A resposta de Sartre foi provavelmente a mais irritante na história da filosofia moderna, mas indubitavelmente profunda: "Você é livre, portanto, escolha." Era isso. O rapaz poderia pesar as razões a favor e contra cada uma tão longamente quanto quisesse, e pedir conselho a muitas pessoas, mas no final caberia a ele tomar a decisão. Não havia saída: ele tinha de contemplar o abismo das possibilidades e fazer uma escolha. A decisão final tinha de vir de dentro dele mesmo. "O homem está condenado a ser livre", escreveu Sartre.[33] A realidade da liberdade é que não há desculpas, e temos de assumir a responsabilidade por nossas ações, sabendo que para cada caminho que escolhemos outros devem ser rejeitados. Se isso causa angústia, que seja. Essa é a natureza da difícil situação humana. Esse é o problema da liberdade.

Essa história, central no cânone existencialista, faz a liberdade de escolha parecer bastante melodramática. Não é sempre assim. Às vezes as escolhas diante de nós não são enigmas éticos impossíveis, que nos deixam nos contorcendo de angústia, não importa o que façamos. Elas podem ser decisões relativamente simples, mas ainda assim significativas: como tratamos colegas numa reunião ou alguém que está precisando de ajuda na rua? Devemos encontrar tempo para participar de um coral ou brincar com nossos filhos? Há decisões importantes também que não envolvem o enfrentamento de profundos dilemas morais, como o do aluno de Sartre, mas só o enfrentamento de uma escolha difícil e a busca de coragem para agir. Vou dar um exemplo pessoal.

Certa vez trabalhei na direção de um projeto comunitário recolhendo histórias de mudanças pessoais. Embora grande de início, após alguns anos meu entusiasmo começou a minguar. Senti que não estava mais aprendendo muito, e que tinha me tornado um administrador, passando a maior parte do tempo respondendo a e-mails. Eu comparecia e desempenhava minhas tarefas, mas fui ficando cada vez mais desesperado para ir embora. Enquanto isso, engendrava um plano alternativo para um dia, algum dia: começar a dar meus próprios cursos sobre a arte de viver. Mas não sabia como fazer isso acontecer. Era financeiramente arriscado e, nunca tendo feito nada parecido antes, não tinha ideia se seria bom nisso. Minha parceira me estimulou a deixar o emprego, porém continuei arranjando desculpas, por exemplo: mesmo que eu deixasse o emprego, não tinha um lugar onde realizar as oficinas. Depois que passei três meses me queixando e procrastinando, ela disse: "Você não precisa se demitir ainda. Por que não começa a dar seus cursos na nossa cozinha nos fins de semana?"

A sugestão dela me sacudiu, me fez agir. Naquela noite, num momento de entusiasmo *carpe diem*, enviei um e-mail para alguns amigos e amigos de amigos convidando-os para um curso sobre a reconsideração de nossas atitudes em relação ao amor e ao tempo, embora tivesse apenas uma ideia muito vaga do que iria realmente ensinar. Dois sábados depois, eles apareceram e nós nos sentamos na cozinha, oito pessoas espremidas em volta da mesa. Foi um grande sucesso, e assim repeti o experimento com diferentes tópicos, como trabalho e empatia. À medida que as oficinas na cozinha cresceram, as pessoas ouviam falar delas, e logo fui convidado a realizá-las em público num centro cultural. Passados alguns meses os cursos estavam indo tão bem que reuni coragem para deixar meu trabalho e embarcar numa nova carreira realizando oficinas e escrevendo sobre os desafios de como viver. Isso me levou mais tarde a ser membro docente fundador da School of Life, organização que começou em Londres e hoje se ramifica pelo mundo todo.

A decisão de fazer aquela primeira oficina foi um momento decisivo na minha vida, levando-a para uma direção inteiramente nova. Mas também importante foi o modo como me senti em relação a ela. Lembro-me do entusiasmo e da animação que vivenciei após mandar aquele primeiro

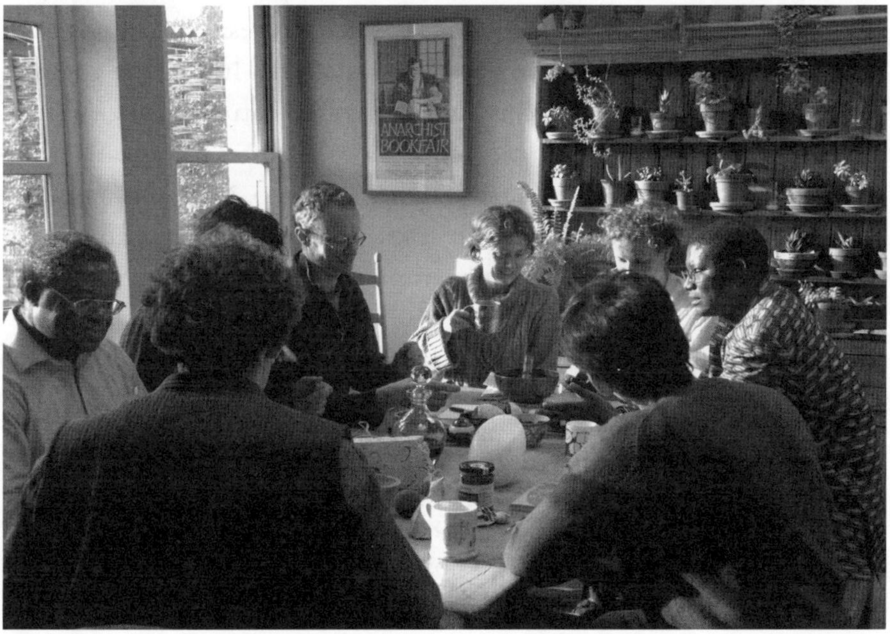

Minha primeira oficina na cozinha em 2007.
Eu realmente não sabia o que estava fazendo.

convite por e-mail. Foi uma sensação de absoluta liberdade – junto com uma sensação de alívio, e um pouco de ansiedade também. Finalmente eu tinha feito uma escolha e me tornado o autor da minha própria vida. Embora tivesse temores, não sabendo se daria conta do recado, senti-me liberto dos grilhões da indecisão. Experimentei o que só posso descrever como um ardor interno de vivacidade. Foi uma sensação que retornou na noite após a oficina inaugural. Sentei-me sozinho à mesa da cozinha, cercado por canecas de café remanescentes e blocos de Post-it, consumido por uma estimulante leveza.

"Em toda ação", escreveu Dante, "o que é fundamentalmente pretendido pelo agente, quer ele aja movido por necessidade natural, quer por livre vontade, é a revelação de sua própria imagem. ... Na ação, o ser do agente é de certa forma intensificado."[34] Dante compreendia a filosofia do "escolho, logo existo". Quando fazemos uma escolha significativa, experimentamos uma intensificação de nosso ser. Alguns chamam isso de emoção de escolher. Mesmo quando acompanhada de inquietação, ela nos enche de uma sensação de vitalidade no corpo e na mente. É o processo através do qual descobrimos que a existência reside na atividade. O fato de a escolha ser difícil não deveria ser um freio. Imagine se todas as nossas decisões fossem tão fáceis quanto escolher entre tomar sorvete de morango ou de baunilha; ou pior, se todas as decisões significativas fossem tomadas para nós. A vida perderia seu encanto. Nossa humanidade seria diminuída. Deveríamos adotar as escolhas difíceis como um espaço criativo em que nos é dada uma oportunidade para escrever o roteiro de nossas próprias vidas.[35]

Para permanecermos fiéis ao ideal do *carpe diem* é preciso que desenvolvamos uma consciência elevada das escolhas à nossa frente, em vez de caminharmos pela vida como sonâmbulos. Talvez Camus tenha expressado isso da melhor maneira: "Sentir a própria vida, a própria revolta, a própria liberdade, e isso ao máximo, é viver ao máximo."[36] É fácil pôr uma citação icônica como esta em nosso protetor de tela, contudo, como seguir o conselho de Camus na prática? Acho que essa é uma questão de criar o hábito de perceber as possibilidades de fazer escolhas em nossas vidas diárias, sejam elas grandes ou pequenas, em vez de deixá-las passar despercebidas por falta de atenção, por negação ou santa ignorância. Ao fim de cada dia, deveríamos olhar para trás e perguntar a nós mesmos: tive plena consciência das escolhas que fiz – em casa, no trabalho, como pai, como amigo, como cidadão? Podemos então refletir sobre o que essas escolhas nos dizem sobre nossos valores e prioridades. Finalmente devemos chegar a reconhecer que o *carpe diem* não nos pede para viver cada dia como se fosse o último, mas para viver cada dia como se fôssemos o que escolhemos ser, e como se cada uma de nossas escolhas fosse importante.

Discípulos da experiência

As escolhas que fazemos mais do que moldam nossas identidades e dão sentido a nossas vidas: elas são também um caminho para o insight experiencial. E é quando nos tornamos discípulos da experiência que as barreiras que nos impedem de aproveitar o dia realmente começam a desmoronar.

Se você visitar as prateleiras da seção de desenvolvimento pessoal nas livrarias encontrará centenas de dicas e truques para superar as barreiras e entrar em ação. Um dos guias antiprocrastinação de maior sucesso sugere o seguinte método clássico: "Divida sua meta em minimetas específicas." Assim, em vez de dizer "Vou escrever o relatório", você diz "Vou passar trinta minutos trabalhando num plano para minha planilha esta noite. Amanhã passarei mais trinta minutos introduzindo os dados, e depois, no dia seguinte, passarei uma hora escrevendo um relatório baseado nos dados".[37] Abracadabra, está feito.

Estratégias comportamentais como essa funcionam se suas ambições *carpe diem* forem limitadas à redação de relatórios de dados e outras tarefas práticas, independentes. Mas, e quando se trata de questões emocionalmente carregadas, socialmente complexas ou pessoalmente desafiadoras, como fazer ou não um tratamento para fertilização in vitro, ou fundar uma organização filantrópica, ou frequentar os Alcoólicos Anônimos, ou ir morar com seu parceiro, ou abandonar sua carreira na advocacia, ou assumir que é gay?

Em casos assim, em que as apostas existenciais são mais altas e as incertezas maiores, precisamos ter uma abordagem diferente. Mas como? Essa é uma questão com que venho me engalfinhando há anos, tanto em minha própria vida quanto como escritor e professor sobre a arte de viver. Como tomamos as grandes decisões? Depois de lermos livros, fazermos cursos e conversarmos sobre isso interminavelmente, como superar as barreiras e aproveitar o dia?

Sou cético em relação a soluções simplistas, radicais, para as lutas da vida, mas se tivesse de construir um templo em honra ao *carpe diem* mandaria entalhar este moto sobre a entrada: Aja primeiro, pense depois.

Esse conselho vale mais que todos aqueles truques e dicas reunidos. Compreendi sua importância pela primeira vez ao escrever um livro anterior sobre mudança de carreira.[38] Ocorre que, se você estiver procurando trabalho satisfatório e significativo, que faça mais que apenas pagar as contas, o mais provável é que rejeite aquilo que os conselheiros de carreira em geral aconselham, que é fazer muita pesquisa para localizar com precisão a carreira certa, depois começar a enviar seu currículo. Isso pode lhe valer um emprego, mas é improvável que seja satisfatório a longo prazo. De fato, você deveria fazer o oposto desse modelo "Planeje, depois implemente". Em vez de pensar e depois fazer, precisamos fazer primeiro e refletir depois. Na prática, isso significa sair para o mundo real e experimentar diferentes trabalhos, por exemplo, acompanhando de perto a rotina de um profissional, realizando um trabalho voluntário ou experimentando. Foi o que fiz com minha primeira aula na cozinha – foi um experimento "Aja primeiro, pense depois" que fiz paralelamente ao meu emprego. E é assim que descobrimos melhor o que tem probabilidade (ou não) de nos proporcionar satisfação – mediante a imersão no intenso calor da experiência. Como observa a especialista em mudança organizacional Herminia Ibarra: "A única maneira de criar mudança é pôr nossas identidades possíveis em prática, trabalhando-as e burilando-as até que estejam suficientemente fundadas na experiência para guiar passos mais decisivos. ... Aprendemos quem somos ao testar a realidade, não olhando para dentro."[39]

O que vale para a mudança de carreira vale para a vida de maneira mais geral. Deveríamos avançar além da velha atitude do Iluminismo, que trata as decisões da vida como um processo racional em que consideramos com cuidado as opções e os argumentos, os pesamos num conjunto de balanças existenciais perfeitamente calibradas, depois tomamos uma decisão. A verdade é que não existem balanças – ou pelo menos nenhuma em que devamos confiar plenamente.[40] Você pode fazer uma lista de critérios específicos para o amante perfeito – aparência física, formação educacional, senso de humor –, e ainda assim, quando finalmente encontra alguém que atenda a todos os requisitos, essa pessoa não desperta absolutamente nada em você. Mas depois você topa com alguém que parece completamente incompatível, e esse alguém o deixa deslumbrado. A vida não é sempre uma questão de planejamento lógico – é uma questão de experiências vividas que desafiam nossas suposições e oferecem um caminho para o insight e a autodescoberta.[41]

Isso não significa que devemos descartar de todo a deliberação racional. Ocorre apenas que pode se chegar a um ponto em que pensar demais não ajuda. Mergulhar na experiência nos dá novas informações úteis – não apenas sobre como uma experiência particular realmente é, mas também sobre como ela nos faz nos sentirmos.

Poderíamos encontrar inspiração em Leonardo da Vinci, que assinava seu nome com um floreio adicional: "Discípulo da experiência".[42] Mas cuidado, porque a experiência pode ser um mestre cruel. A palavra "experiência" está enraizada na palavra latina *experimentia*, que significa "experimento", e está também relacionada a *periculum*, palavra latina para "perigo".[43] As implicações são claras: há um perigo, ou risco, inerente em seguir um caminho mais experiencial na vida. Assim como a brilhante carreira de Leonardo foi cheia de experimentos fracassados, nossos experimentos "aproveite o dia" algumas vezes fracassarão também. Mas e daí? Ralph Waldo Emerson, um dos maiores defensores do *carpe diem* no século XIX, exortou-nos a abraçar essa realidade:

> Não sejas demasiado tímido e melindroso no tocante às suas ações. Toda a vida é um experimento. Quanto mais experimentos fizeres, melhor. E se eles

forem um pouco rudes e puderes ficar com o paletó sujo ou rasgado? E se fracassares e rolares por terra uma ou duas vezes? De pé novamente, nunca mais terás tanto medo de um tombo.[44]

A escultura do eu

> Todas as esculturas de hoje, como aquelas do passado, terminarão um dia em pedaços... Por isso é importante moldar nosso trabalho cuidadosamente em seus menores recessos e infundir vida em cada partícula de matéria.
>
> ALBERTO GIACOMETTI[45]

A existência *carpe diem* é, em última análise, um ato de profunda autocriação. Nós nos imaginamos como um escultor que constrói uma figura adicionando pedacinhos de argila, camada por camada – um pouco como as obras do artista suíço Alberto Giacometti. Cada escolha que fazemos é como um desses bocados de argila, dando forma a nosso autorretrato. Ao longo do tempo, com os pedaços acumulados, nós nos remodelamos continuamente.

Vez por outra tomamos uma decisão mais importante, e nosso eu esculpido assume uma nova forma. Às vezes cometemos erros e nos esforçamos para raspar a argila mal colocada, mas sempre podemos acrescentar mais camadas sobre ela e à sua volta, remodelando a figura mediante escolhas mais sensatas, mais experientes. Há ocasiões em que nossas escolhas começam a seguir convenções sociais, e a escultura começa a se assemelhar a outras que conhecemos, perdendo sua singularidade. Poderíamos procrastinar, dando voltas incessantemente em torno de nossa obra em progresso, sem saber ao certo onde acrescentar a próxima camada.

Periodicamente, damos um passo atrás e contemplamos a figura à nossa frente, criada por uma acumulação de escolhas ao longo dos anos. Estamos satisfeitos com o que vemos? Detectamos sentido em seus traços e propósito em seu olhar?

A escultura irá, inevitavelmente, terminar em pedaços e ser esmagada de volta à terra. Até esse dia, possuímos um poder criativo de lhe dar tamanha energia e vitalidade que ela quase ganha vida e começa a se mover por conta própria. Essa é promessa do *carpe diem*.

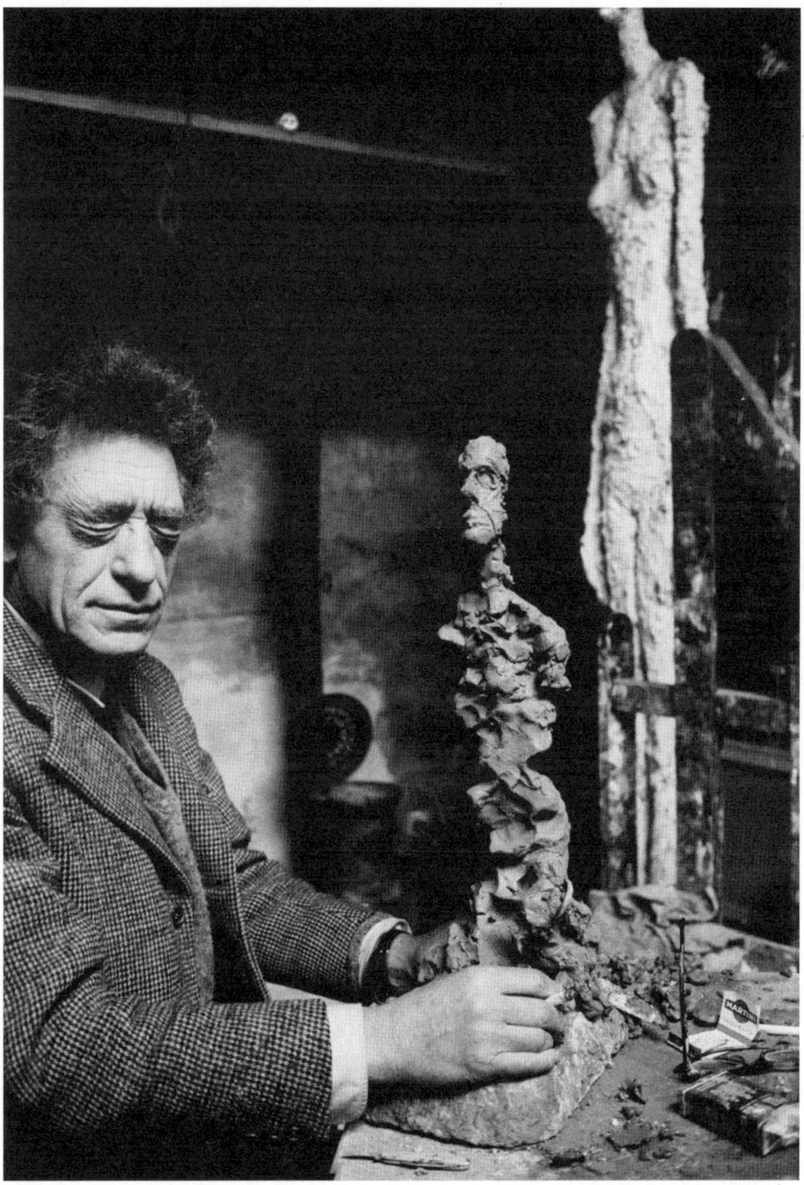

Epílogo
Uma mandala Carpe Diem

Horácio não é conhecido por sua humildade. "Construí um monumento mais duradouro do que o bronze e mais elevado que as pirâmides dos reis", ele proclama no poema final do terceiro livro das *Odes*. "Não morrerei inteiramente. Uma grande parte de mim escapará a Libitina."[1] Ele falava sobre seus poemas, e a Libitina em questão era a deusa romana dos funerais. Como filho de um escravo liberto que chegou a se tornar poeta lírico famoso e confidente do imperador, talvez ele tivesse alguns motivos para se orgulhar. Sua declaração aparentemente presunçosa também pode ter sido uma forma de dizer que seus versos exploraram os temas universais da vida cotidiana – do amor e amizade à mortalidade – e resistiriam, por isso, à prova do tempo.

Fosse qual fosse sua intenção, ele estava certo. Horácio ainda é lido hoje, e não poderia ter deixado maior legado que o fragmento da Ode XI que inspirou este livro: *carpe diem*. Ao longo dos últimos três anos ele foi meu guia e companheiro, conduzindo-me numa jornada estimulante por incontáveis domínios, incluindo a história da sexualidade, a poesia do Renascimento, a filosofia moral, a improvisação teatral e as vidas de fanáticos do surfe, viciados em drogas e ativistas políticos. Parece-me extraordinário que meras duas palavras de um poema antigo tenham tocado em tantos aspectos da cultura humana e gerado uma tapeçaria de associações tão rica.

Dada essa diversidade inerente ao ideal *carpe diem*, é difícil extrair qualquer conclusão isolada sobre seu sentido ou mensagem. Não há nenhuma lição de vida suprema que ele ofereça ao mundo, nenhum conjunto de princípios ou mandamentos. O que fiz, no entanto, foi reunir os principais elementos e argumentos deste livro numa única imagem – uma mandala

Carpe Diem. A palavra "mandala", que vem do sânscrito e significa "círculo", refere-se a uma representação simbólica do Universo que concentra a mente e oferece orientação espiritual. Estou usando o termo de maneira mais livre. A mandala que criei funciona como um *aide-mémoire* mental para pensarmos sobre escolhas do tipo "aproveite o dia". Ela não é um dispositivo prescritivo que nos orienta para tomar decisões particulares, representando, antes, uma atitude que podemos adotar em nossas vidas, mantendo a possibilidade de aproveitar o dia no primeiro plano de nossas mentes. Tem menos a ver com o *que* fazer e mais a ver com *como* fazê-lo, lembrando-nos das diferentes maneiras de pôr o conselho de Horácio em prática e os desafios de fazer.[2]

No centro da mandala situam-se as pulsões existenciais fundamentais de liberdade e morte, que têm uma relação interdependente, de yin-yang uma com a outra.[3] Nosso instinto *carpe diem* emerge em parte do profundo desejo humano de liberdade, de sentir que temos a faculdade de agir e a capacidade de moldar o curso de nossas próprias vidas, em vez de termos nosso destino escolhido para nós. Mas é também um produto do conhecimento de que o tempo que temos para expressar essa liberdade é limitado pela perspectiva da morte, e de que devemos tirar o máximo proveito dele antes que o relógio soe, sob o risco de sermos consumidos pelo arrependimento. Como o pardal do Venerável Beda voando pelo calor e a luz do salão do rei, temos somente o mais breve momento para abrir nossas asas antes de escapar de novo, depressa, para a noite escura. Que caminho nosso voo deveria tomar enquanto voamos pelo salão iluminado pelo fogo? Com quem deveríamos voar? Com que objetivo? Liberdade e morte nos compelem a fazer as escolhas que determinam o curso de nossa jornada.

A mandala é rodeada pelas cinco maneiras de aproveitar o dia que a humanidade descobriu ao longo dos séculos. Entre elas e as pulsões fundamentais estão quatro tipos de barreira que nos impedem de pôr o ideal de Horácio em prática. Há os sequestradores culturais que ameaçam cooptar o *carpe diem* e estreitar seu âmbito, como as seduções "Simplesmente assista", da indústria do entretenimento doméstico, e o mantra "Simples-

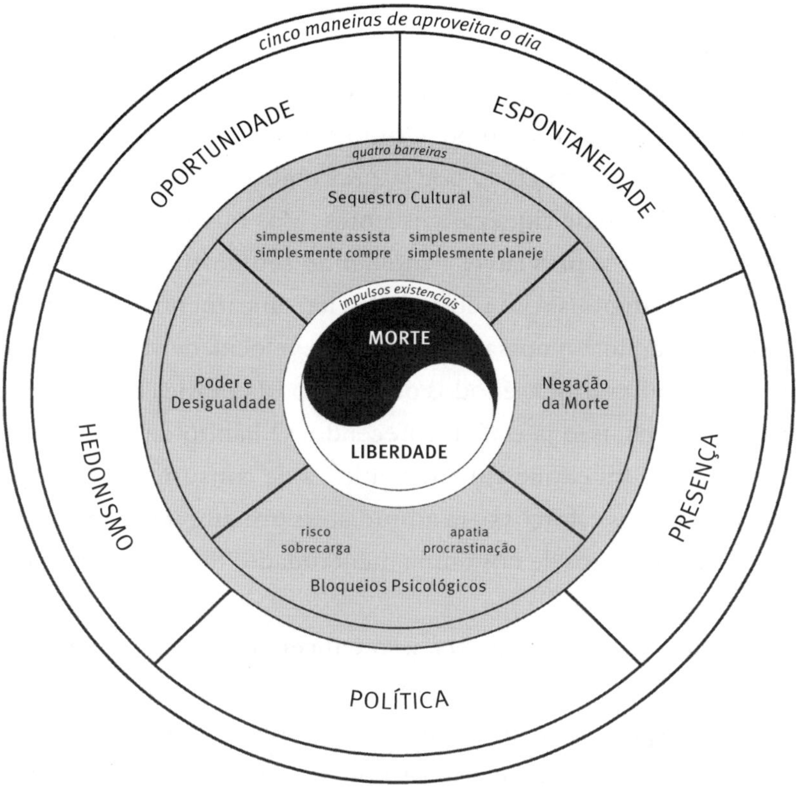

mente respire", do movimento da atenção plena. Estes são acompanhados pelos bloqueios psicológicos da procrastinação, do risco, da sobrecarga e da apatia, as barreiras socioeconômicas do poder e da desigualdade e a influência difusa da negação da morte, que nos impede de sentir o gosto do elixir de nossa mortalidade. São obstáculos tremendos, mas não intransponíveis. O desafio é superá-los e voltar a entrar em contato com a sabedoria *carpe diem* acumulada da humanidade.

Eu gostaria de ver esta mandala *Carpe Diem* se tornar uma tatuagem tão popular quanto a moda atual de mandar gravar as palavras "*carpe diem*" na pele em letras góticas. Ela talvez seja um pouco prolixa e complicada, exigindo dolorosas agulhadas extras, mas oferece uma descrição mais profunda e matizada do que vem a ser o ideal *carpe diem*. Pessoalmente, porém, contento-me em tê-la na tela de bloqueio do meu celular, um portal pelo qual tenho de passar cada vez que quero enviar uma mensagem ou checar meu e-mail.

Embora seja uma filosofia com raízes centenárias, o *carpe diem* não é um ideal congelado no tempo. Como ele poderia evoluir no futuro? Sem dúvida será influenciado por fatores como nossas expectativas de vida e desigualdade de riqueza crescentes. Mas talvez a dinâmica mais poderosa – e menos previsível – moldando seu destino seja o impacto das tecnologias digitais. Uma sociedade eletronicamente interconectada está se precipitando em nossa direção numa velocidade vertiginosa, com o potencial de alterar quase todos os aspectos da prática de aproveitar o dia. Como vimos, isso já está acontecendo. O hábito de fazer compras impulsivas com um clique ajudou a cultura de consumo a sequestrar o *carpe diem*, e nossos esforços para administrar um dilúvio de informações digitais encerra muitos de nós numa mentalidade "Simplesmente planeje" de hiperprogramação.

Para onde ele irá em seguida, isso é incerto. Nos anos 1990, muitos teóricos da tecnologia alimentavam a esperança de que a internet iria liberar uma explosão de individualidade e livre expressão. Mas desde aqueles dias estonteantes, ela se tornou um lugar de crescente conformidade, passividade e controle social. Em vez de construir seus próprios websites, cheios de criatividade e peculiaridades pessoais, milhões de pessoas expressam seus eus digitais nos formatos pré-fabricados das redes sociais como o Facebook, encaixando-se nas estreitas categorias oferecidas na página de perfil e tornando-se especialistas em reduzir seus pensamentos a tuítes de 140 caracteres.[4] O resultado é o que a romancista Zadie Smith chamou de um "achatamento" da personalidade humana, em que as redes sociais erodem a capacidade de expressar nossa individualidade e singularidade.[5] Também é possível que fiquemos aprisionados na câmara de eco das redes digitais, cercados por vozes de mentalidade semelhante que nos separam de novas maneiras de olhar para nós mesmos e o mundo.

No entanto, há lugar para um otimismo que pode se contrapor a essas visões distópicas. Há designers, artistas, programadores de software e empresários sociais especialistas no uso de tecnologia para expressar seus eus criativos e valores pessoais, e a maioria de nós já teve experiências de se apaixonar, encontrar uma comunidade ou descobrir novos aspectos de nossos eus políticos on-line. Além disso, tecnologias como os videogames e a realidade virtual, bem como salas de bate-papo e aplicativos de mensagens, são em geral mais interativas que aquele paradigma da passividade conhecido como televisão, que tanto fez para solapar nossas energias *carpe diem*. O problema é que a maior parte das tecnologias ainda põe um filtro entre nós e a realidade analógica, expandindo o domínio da experiência mediada, secundária. É divertido jogar futebol virtual com o seu time favorito, mas isso é muito diferente da intensa atividade de um jogo real.

Embora passemos uma proporção cada vez maior de nossas horas de vigília on-line, sei também que as palavras de Horácio conservaram seu poder cultural por mais de dois milênios, e seu apelo a aproveitar o dia não será facilmente silenciado pelos incessantes textos eletrônicos e tuítes que invadem nossas mentes. Sou um adito dos meios digitais como qualquer pessoa, no entanto, enquanto escrevia este livro, ainda fui capaz de ouvir a voz de Horácio e fiquei mais inspirado que nunca pela filosofia do *carpe diem*. Vi-me fazendo coisas que nunca fizera antes, desde frequentar uma oficina de teatro a remar um caiaque entre tubarões-elefantes, e estou me envolvendo no ativismo político pela primeira vez em mais de uma década. Levei meus filhos para experiências malucas de acampamento, deixei-os brincar na chuva e – sim – até me tornei um pouco mais atento pelo caminho. Após anos de procrastinação, finalmente encontrei coragem para fundar o primeiro Museu da Empatia do mundo, uma exposição itinerante internacional dedicada a nos ajudar a olhar através dos olhos de outras pessoas – e devo agradecer a Horácio por isso. Admito que estes não são exemplos sensacionais de existência *carpe diem*. Não saltei de paraquedas nem me mudei com minha família para Timbuktu, e provavelmente passarei tempo demais lendo biografias de pessoas como Patrick Leigh Fermor. Mas com a mandala em minha mente, sinto minha vida se abrindo para novas possibilidades.

Em nossa era de individualismo, somos impelidos com muita facilidade a buscar essas possibilidades somente para nós mesmos, concentrando-nos estreitamente na pergunta "o que há aí para mim?". Mas sua plena riqueza surge quando nosso olhar se desloca para além do eu. Somos criaturas sociais que prosperam em comunidade e dela dependem. O verdadeiro futuro da prática de aproveitar o dia está em nos esforçarmos por "simplesmente fazer" não apenas para nós mesmos, mas para os outros e com os outros. É assim que transformamos o *carpe diem* num tesouro comum a ser compartilhado por todos.

Apêndice
Filmes, músicas e poemas

Aqui está uma lista selecionada de filmes, músicas e poemas *crowd-sourced* sobre o tema do *carpe diem*. Inseri também alguns de meus favoritos. Em honra à Ode XI, há onze itens em cada categoria.

Filmes

Viver (Akira Kurosawa, 1952)
Ensina-me a viver (Hal Ashby, 1971)
McCullin (David Morris e Jacqui Morris, 2012)
Zorba, o Grego (Mihalis Kakogiannis, 1964)
O Novíssimo Testamento (Jaco van Dormael, 2015)
Ways of Seeing (John Berger/Michael Dibb, 1972)
Questão de tempo (Richard Curtis, 2013)
Depois da vida (Hirokazu Koreeda, 1998)
Trainspotting – Sem limites (Danny Boyle, 1996)
Sociedade dos Poetas Mortos (Peter Weir, 1989)
O equilibrista (James Marsh, 2008)

Músicas

Lou Reed, "Perfect day"
Eminem, "Lose yourself"
Nils Frahm, "Says"
Metallica, "Carpe diem, baby"
Henry Purcell, "When I am laid in Earth (Dido's lament)"
Seize the Day, "With my hammer"

Iggy Pop, "Lust for life"
Guy Lombardo, "Enjoy yourself"
Bob Marley, "Wake up and live"
Prince, "1999"
Pink Floyd, "Time"

Poemas

Horácio, Ode XI, Livro 1 ("Tu ne quaesieris")
Edward FitzGerald, *Os Rubaiyat de Omar Khayyam*
Emily Dickinson, "A death blow is a life blow to some"
Tony Harrison, "Polygons"
Robert Frost, "Carpe diem"
Andrew Marvell, "To his coy mistress"
Walt Whitman, "I sing the body electric"
A.E. Housman, "XVI: How clear, how lovely bright"
Robert Herrick, "To the virgins, to make much of time"
Philip Larkin, "Days"
Dylan Thomas, "Do not go gentle into that good night"

Notas

1. Carpe diem de Horácio a #yolo (p.9-24)

1. Disponível em: dailymail.co.uk/news/article-2651658/For-time-Britains-favourite-D-Day-runaway-Bernard-Jordan-tells-amazing-story.html.
2. Disponível em: forums.digitalspy.co.uk/showthread.php?t=2037992.
3. Thoreau, 1986, p.135.
4. Agradecimentos especiais ao dr. Tim Smith-Laing por realizar essa pesquisa e também a Christopher Whalen, que deu uma importante contribuição. A análise concentrou-se principalmente em fontes na língua inglesa. Os dados mais importantes foram compilados no Carpe Diem Database (Smith-Laing, Whalen e Krznaric, 2015).
5. Disponível em: ons.gov.uk/peoplepopulationandcommunity/birthsdeathsandmarriages/divorce/bulletins/divorcesinenglandandwales/2013.
6. Disponível em: dailymail.co.uk/sciencetech/article-2449632/How-check-phone-The-average-person-does-110-times-DAY-6-seconds-evening.html.
7. Disponível em: brainblogger.com/2014/05/23/the-self-help-industry-helps-itself-to-billions-of-dollars/; theguardian.com/books/2013/dec/28/self-help-books-literature-publishers-growth.
8. Disponível em: https://www.youtube.com/watch?v=LRX5MiOG420.
9. Inglehart e Welzel 2005, p.135-45; disponível em: www.worldvaluessurvey.org/WVSContents.jsp?CMSID=Findings.
10. Apud Cooper, 2013, p.44.
11. Disponível em: legacy.fordham.edu/halsall/basis/bede-book2.asp.
12. Laing, 1967, p.37.
13. Sobre a recepção de Horácio no Renascimento, ver McGann, 2007, p.305-17.
14. Horácio, 2000, p.34.
15. Smith-Laing et al., 2015.
16. Disponível em: dailyscript.com/scripts/dead_poets_final.html.
17. Horácio, op.cit., p.145.
18. Exemplos anteriores de poesia *carpe diem* incluem "O mistress mine, where are you roaming", de Shakespeare, *Noite de Reis*; "Trionfo", de Lorenzo de Medici, que começa: "Como é bela a juventude/ Que no entanto foge!/ Quem quiser ser feliz, que seja:/ do amanhã não há certeza." Para a versão em inglês, ver: elfinspell.com/MediciPoem.html.
19. Anderson, 1992, p.115-22; Lill, 1997, p.109-10; Moldenhauer, 1968, p.189, 204.
20. McMahon, 2006, p.70-4; Eyres, 2013, p.181-93; Grimm, 1963, p.316-7.

21. A estimativa baseia-se em dados de 2005 a 2015, Smith-Laing et al., 2015.
22. Ehrenreich, 2006, p.92, 97-117.
23. Ver, por exemplo, o discurso do marquês de Lansdown na Câmara dos Lordes, 3 fev 1795, Parliamentary Register, p.533. Análise baseada em Google Ngram word search e Smith-Laing et al., 2015.
24. *The Times*, 7 nov 1933.
25. Disponível em: pbs.org/wgbh/amex/china/sfeature/nixon.html. Nixon alegou estar citando um poema de Mao Tsé-Tung, mas suas palavras continham um surpreendente eco de Horácio. Ele usou a expressão "aproveite o momento" antes de sua visita à China, e ela até se tornou o título de um de seus livros. Veja também a análise de William Safire do uso político cambiante do *carpe diem* de Horácio, *New York Times*, 24 dez 2000.
26. Disponível em: youtube.com/watch?v=IZsy8YYRQxc.

2. Dançando com a morte (p.25-51)

1. Duncan, 1964, p.66.
2. Apud Solomon et al., 2015, p.218.
3. Ariès, 2008, p.132.
4. Disponível em: deathcafe.com/what/. Há também um crescente movimento Death Over Dinner que está se espalhando internacionalmente; ver deathoverdinner.org/.
5. Paz, 1967, p.49.
6. Disponível em: romankrznaric.com/outrospection/2015/10/19/3935.
7. Solomon et al., 2015, p.8-9, 45, 104; disponível em: fivebooks.com/interview/sheldon-solomon-on-fear-of-death/.
8. Yalom, 1980, p.41. Meu pensamento sobre a morte, e outros tópicos *carpe diem* fundamentais como liberdade, tem uma enorme dívida para com os escritos de Irvin Yalom, especialmente *Existential Psychotherapy*.
9. Solomon et al., 2015, p.87.
10. Ibid., p.97.
11. Yalom, 1980, p.53-4.
12. Para esta interpretação da pintura de Klimt, ver Néret, 2015, p.71; e Solomon et al., op.cit., p.213.
13. Disponível em: news.stanford.edu/news/2005/june15/jobs-061505.html.
14. Marco Aurélio, 2006, livro 7, seção 40.
15. Sêneca, 1932, seções 1 e 7.
16. Irvine, 2009, p.200.
17. Disponível em: nbcnews.com/science/environment/apple-creates-34-2-million-metric-tons-greenhouse-gases-n345031; unstats.un.org/unsd/environment/air_greenhouse_emissions.htm.
18. Disponível em: historyandtheheadlines.abc-clio.com/ContentPages/ContentPage.aspx?entryId=1171741.

19. Kurosawa, 1952.
20. Niemiec e Schulenberg, 2001, p.395.
21. Frankl, 1987, p.76.
22. Ibid., p.111.
23. Disponível em: firstshowing.net/2013/interview-about-time-writer-director-richard-curtis-on-happiness/.
24. Disponível em: archive.org/stream/completenietasch10nietuoft/completenietasch10nietuoft_djvu.txt.
25. Loeb, 2013, p.645-71.
26. Cox, 2011, p.101.
27. Disponível em: gutenberg.us/articles/h%C5%8Dj%C5%8Dki.
28. Disponível em: washburn.edu/reference/bridge24/Hojoki.html.
29. Disponível em: theguardian.com/stage/2016/jan/12/lindsay-kemp-david-bowie-ziggy-stardust-interview; thequietus.com/articles/09927-david-bowie-is-v-a-exhibition.
30. Buckley, 2005, p.1.
31. Tolstói, 1960, p.152.
32. Ibid., p.148.
33. Disponível em: bronnieware.com/regrets-of-the-dying/; Hennezel, 2012, p.5, 68-72.
34. Yalom, 1980, p.173-5.
35. Eagleman, 2009, p.104-5.

3. Como o carpe diem foi sequestrado (p.52-75)

1. Disponível em: theguardian.com/society/2014/dec/14/britons-learned-art-last-minute-living.
2. Ehrenreich, 2006, p.91.
3. Ibid., p.79, 85.
4. Thompson, 1968, p.448.
5. Weber, 1958, p.166, 168.
6. Ehrenreich, 2006, p.99; Weber, op.cit., p.157.
7. Camus, 2005, p.80; McMahon, 2006, p.104.
8. Thompson, 1968, p.450-1.
9. Foucault, 1979, p.298-306; Young, 2008, p.78.
10. Obrigado ao economista Peter Antonioni por me esclarecer sobre a ideia de "bomba de informação".
11. Burton, 1838, p.3.
12. Disponível em: digitalspy.co.uk/fun/news/a464219/75-percent-of-people-use-their-phone-on-the-toilet.html#~paG8CyVh1J6R2n.
13. Disponível em: theguardian.com/science/2015/jan/18/modern-world-bad-for-brain-daniel-j-levitin-organized-mind-information-overload.

14. Rosenthal, 2005, p.33-5.
15. Disponível em: medium.com/swlh/how-technology-hijacks-peoples-minds-from-a-magician-and-google-s-design-ethicist-56d62ef5edf3#.c7y7hiu9e.
16. Kringelbach e Phillips, 2014, p.164-5; Baumeister e Tierney, 2012, p.104.
17. Disponível em: blog.vendhq.com/post/64901826173/encourage-impulse-buys-store-deeper-look-unplanned-purchases; sciencedirect.com/science/article/pii/S1057740802702325.
18. Krznaric, 2011, p.130.
19. Disponível em: statista.com/topics/846/amazon/; uk.businessinsider. com/new-cirp-amazon-prime-numbers-2016-1?utm_source=feedly&utm_medium=webfeeds?r=US&IR=T.
20. Katz, 1994, p.199.
21. Center for Applied Research, 1999, p.1.
22. Katz, 1994, p.146; Coombs, 2014, p.257-8; Lucas, 2000, p.149-64; Arsenault e Fawzy, 2001, p.63-76; Helstein, 2003, p.276-92; Penaloza, 1998, p.337-400.
23. Katz, 1994, p.39.
24. Kim e Short, 2008, p.43.
25. Berger, 1972, p.131; Ewen, 1996, p.3-4, 131-45.
26. Berger, op.cit., p.131.
27. Disponível em: monbiot.com/2014/01/20/addicted-to-comfort/.
28. Cerca de 66% das pessoas com mais de dezesseis anos no Reino Unido mencionam compras como uma de suas atividades de lazer favoritas; essa é uma porcentagem maior que para atividades alternativas como leitura, jardinagem ou esportes. Disponível em: ons.gov.uk/ons/rel/social-trends-rd/social-trends/social-trends-40/social-trends-40---lifestyles-and-social-participation-chapter.pdf. Alguns levantamentos revelam que adultos no Reino Unido passam 2,5 horas por semana vendo vitrines e dando uma olhada em lojas (com duas horas adicionais por semana fazendo compras essenciais de supermercado). Ver dailymail.co.uk/femail/article-2295244/Brits-spend-18-days-year-shopping.html. Dados dos Estados Unidos mostram que o tempo médio gasto com compras diariamente é de cerca de 45 minutos, com as mulheres usando mais tempo que os homens. Ver: bls.gov/news.release/archives/atus_06242016.pdf. O tempo gasto em compras pelo celular nos Estados Unidos quase dobrou de 2013 a 2015. Ver: uk.businessinsider.com/five-must-know-retail-trends-in-mobile-and-social-marketing-2016-4-24.
29. Adorno e Horkheimer, 1997, p.123.
30. Packard, 1960, p.11-7.
31. Muitos dos prazeres da televisão – tanto individuais quanto coletivos – são explorados em Moran, 2013.
32. O tempo médio assistindo à televisão no Reino Unido num aparelho de TV comum é de três horas e quarenta minutos. Ver: media.ofcom.org.uk/news/2015/cmr-uk-2015/; e thinkbox.tv/News-and-opinion/Newsroom/10032016-New-figures-put-TV-viewing-in-perspective. Os últimos dados do governo dos Estados Unidos mostram

que a média diária de tempo vendo TV para pessoas com mais de quinze anos eram 2,8 horas de um total de 5,21 horas de tempo de lazer. É provável que o número para tempo de televisão esteja subestimado, pois exclui o tempo passado vendo programas em aparelhos como celulares ou tablets. Ver: bls.gov/news.release/pdf/atus.pdf. Muitos estudos dão um número mais alto para horas de TV assistida, tanto nos Estados Unidos quanto nos países europeus. Ver, por exemplo, nielsen.com/us/en/insights/reports/2016/the-total-audience-report-q4-2015.html. Ver também economist.com/node/15980817; e Kubey e Csikszentmihalyi, 2003, p.50.

33. Com base numa exposição média diária total à mídia eletrônica de nove horas e 51 minutos. Ver Nielsen, 2016, p.16; disponível em: nielsen.com/us/en/insights/reports/2016/the-total-audience-report-q4-2015.html.
34. Kaiser Family Foundation, 2010, p.3.
35. Mander, 1978, p.24.
36. Debord, 2010, p.2; Kubey e Csikszentmihalyi, 1990, p.185.
37. Moran, 2013, p.3.
38. Baseado num estudo italiano de mais de quinhentos casais; disponível em: serenellasalomoni.com/2014/10/22/la-televisione-in-camera-spegne-la-libido/.
39. Kubey e Csikszentmihalyi, op.cit., p.53; Owen et al., 2010, p.4.
40. Orlowski, 2007, p.6.
41. Disponível em: commercialfreechildhood.org/sites/default/files/kidsandscreens_0.pdf.
42. Veerman et al., 2011, p.1.
43. Dunstan et al., 2010, p.5; Paddock, 2010, p.1-4; Owen et al., 2010, p.105-13; ver: health.harvard.edu/blog/too-much-sitting-linked-to-an-early-death-201401297004.
44. Kubey e Csikszentmihalyi, op.cit., p.48-55; Baumeister e Tierney, 2012, p.4.
45. Kubey e Csikszentmihalyi, op.cit., p.48-55; Crawford, 2015, p.8-10.
46. Bourdieu, 1998, p.7.
47. Kubey e Csikszentmihalyi, op.cit., p.196, 200.
48. Ibid., p.190-1, p.213-4.
49. Ver, por exemplo, Rosenthal, 2005, p.ix; Schwartz, 2005, p.2; e Greenfield, 2012, p.27.

4. A arte de aproveitar as oportunidades (p.76-100)

1. Smith-Laing et al., 2015.
2. Angelou, 2009, p.ix.
3. Angelou, 2004, p.232, 310, 460-4.
4. Angelou, 2009, p.1.
5. Angelou, 2004, p.416.
6. Ibid., p.510-1, 605, 1005.
7. Ibid., p.1163.
8. Disponível em: phrases.org.uk/meanings/412350.html.

9. Disponível em: theguardian.com/news/oliver-burkeman-s-blog/2014/may/21/everyone-is-totally-just-winging-it.
10. Disponível em: dailyscript.com/scripts/Harold-and-Maude.htm.
11. Tedeschi e Calhoun, 2004, p.2.
12. Ibid., p.6; Ring, 1996, p.187-90; Yalom, 1980, p.36; Noyes, 1980, p.235; ted.com/conversations/2306/what_3_ things_did_you_learn_wh.html.
13. Noyes, op.cit., p.237-8; Yalom, op.cit., p.33-40.
14. Disponível em: youtube.com/watch?v=yPfe3rCcUeQ.
15. Solomon, Greenberg e Pyszczynksi, 2015, p.197.
16. McCullin, 1992, p.187.
17. Ibid., p.218.
18. Morris e Morris, 2012.
19. Idem; McCullin, 1992, p.15, 53.
20. Morris e Morris, 2012.
21. Disponível em: theguardian.com/artanddesign/2005/aug/06/photography.art.
22. Marsh, 2008.
23. Adams, 2001, p.15-7.
24. Sennett, 1986, p.34; Goffman, 1956, p.11-2.
25. Comunicação pessoal, 3 dez 2015.
26. Sartre, 1969, p.59-60; Phillips, 1981, p.23-4; Vaneigem, 2012, p.114-6.
27. Hogg e Vaughan, 2005, p.304.
28. Krznaric et al., 2006, p.328.
29. Ibid., p.338, 340.
30. Smiles, 1968, p.11; Josephson, 1962, p.10; Salecl, 2010, p.19-22.
31. Zinn, 1995, p.248.
32. Smiles, op.cit., p.247.
33. Morris, 2006, p.60.
34. Zinn, op.cit., p.248; Morris, op.cit., p.65.
35. Zinn, op.cit., p.249; Morris, op.cit., p.27.
36. Morris, op.cit., p.16.
37. Apud Moore, 2008, p.11.
38. Maquiavel, 1961, p.91.
39. Bellow, 2001, p.66, 90; Mathis, 1965, p.43.
40. Marshall, 2008, p.311; Woodcock e Avakumović, 1971, p.119; Kropotkin, 1978, p.202.
41. Kropotkin, op.cit., p.221-9.
42. Ibid., p.254.
43. Ibid., p.256.
44. Ibid., p.261.
45. Sartre, 1946, p.14.
46. Tuíte de @richardbranson, 21 nov 2014.
47. Disponível em: bbc.co.uk/news/education-26954901.
48. Disponível em: hdt.typepad.com/henrys_blog/2010/04/april-24-1859.html.

5. As virtudes ocultas do hedonismo (p.101-27)

1. Disponível em: tandfonline.com/doi/abs/10.1300/J398v01n03_03.
2. Mill e Bentham, 1987, p.278; Veenhoven, 2003, p.437.
3. Gilead, 1985, p.133-53; youtube.com/watch?v=m7e6RRtAZkw.
4. Beard, 2010, p.216; theguardian.com/culture/2005/oct/29/television; Edwards, 1988, p.134; Fagan, 2002, p.36.
5. Ehrenreich, 2006, p.46-56; Walton, 2002, p.25.
6. Disponível em: u.arizona.edu/~afutrell/republic/web%20readings/livy39week11.html.
7. McMahon, 2006, p.55; Sêneca, 1932, seção 7; Blackburn, 2004, p.44-5.
8. McMahon, op.cit., p.54-7; Klein, 2015, p.9.
9. Blackburn, 2004, p.44-53; Sorabji, 2000, p.55-75; plato.stanford.edu/entries/stoicism/; Prose, 2003, p.9-10.
10. Blackburn, op.cit., p.51; Dabhoiwala, 2013, p.7.
11. O pensamento moral de santo Agostinho foi também influenciado pelos neoplatônicos gregos. Colish, 1985, p.143-4, 207.
12. Walton, 2002, p.69, p.147-51.
13. Ibid., p.140-1.
14. Kringelbach, 2009, p.181.
15. Blackburn, op.cit., p.5; advocatesforyouth.org/publications/publications-a-z/409-the-truth-about-abstinence-only-programs.
16. Disponível em: tandfonline.com/doi/abs/10.1080/00224499.2011.565429; psychologytoday.com/blog/the-sexual-continuum/201112/how-often-do-men-and-women-think-about-sex.
17. Dabhoiwala, op.cit., p.146-7.
18. Gay, 1984, p.6; Foucault, 1990, p.3-5.
19. Gay, op.cit., p.3-5; Cannadine, 1984, p.1-9.
20. Gay, op.cit., p.461.
21. Ibid., p.82-3, 461.
22. Idem.
23. Ibid., p.90-6.
24. Ibid., p.81, 98, 107, 111, 133-7, 141, 144, 169, 172, 176, 197; Cannadine, op.cit., p.1-9; Zeldin, 1993, p.295-7; Dabhoiwala, op.cit., p.1-4.
25. Burton, 1963, p.133-4.
26. FitzGerald, 2014, p.7; Behtash, 2012, p.203.
27. FitzGerald, op.cit., quadra 35.
28. Para uma interessante comparação dos *Rubaiyat* com as Odes de Horácio, ver Mierow, 1917, p.19-21.
29. Behtash, op.cit., p.203-5, 211.
30. Disponível em: gutenberg.org/files/470/470-h/470-h.htm.
31. Gray, 2013, p.28, 33; Behtash, op.cit., p.213.

32. Wilde, 1985, p.45-6, 66.
33. Disponível em: law2.umkc.edu/faculty/projects/ftrials/wilde/Wildelibeltranowcross.html; Wilde, op.cit., p.8; Muriqi, 2007, p.3.
34. Comfort, 1996, p.7-11.
35. Walton, 2002, p.9-10, 208-9.
36. Apud Walton, 2002, p.145; Letcher, 2006, p.73-80.
37. Walton, op.cit., p.86-7.
38. Ibid., p.243.
39. De Quincey, 1862, p.v-vii.
40. Ibid., p.234, 268.
41. Holmes, 1989, p.10.
42. Ibid., p.354, 429, 502, 519; De Quincey, op.cit., p.9-10; Walton, op.cit., p.255.
43. Wolfe, 1989, p.224.
44. Hobsbawm, 1995, p.333.
45. Grund e Breeksema, 2013, p.15.
46. Shorto, 2014, p.287-301.
47. Grund e Breeksema, op.cit., p.3-4, 13, 16, 22, 47-8.
48. Fisher, 1963, p.449.
49. Ibid., p.452-6.
50. Ibid., p.27-8.
51. Walton, op.cit., p.16.
52. Pater, 1924, p.249-50.

6. Para além do agora da atenção plena (p.128-56)

1. Este número é baseado em dados de 2005 a 2015; Smith-Laing et al., 2015.
2. Disponível em: soundstrue.com/podcast/transcripts/jon-kabat-zinn.php?camefromhome=camefromhome; salon.com/2014/12/06/mindfulness_truthiness_problem_sam_harris_science_and_the_truth_about_buddhist_tradition/.
3. Ver: funktionellelidelser.dk/en/about/treatment/mindfulness/. Para outro exemplo da maneira como os conceitos de atenção plena e *carpe diem* estão se fundindo, ver Langley, 2013, Introdução.
4. Apud Orrell, 2012, p.223.
5. Cohen, 2010, p.110.
6. Para uma crítica à estreiteza da abordagem de Kabat-Zinn à atenção plena, ver Pagnini e Philips, 2015, p.288-9.
7. Disponível em: healthland.time.com/2012/01/11/mind-reading-jon-kabat-zinn-talks-about-bringing-mindfulness-meditation-to-medicine/; Kabat-Zinn, 2004, p.xiii.
8. Disponível em: themindfulnessinitiative.org.uk/images/reports/Mindfulness-APPG-Report_Mindful-Nation-UK_Oct2015.pdf.
9. Cohen, op.cit., p.111; Crawford, 2015, p.3-27.

10. Disponível em: washingtonpost.com/lifestyle/magazine/pearls-before-breakfast-can-one-of-the-nations-great-musicians-cut-through-the-fog-of-a-dc-rush-hour-lets-find-out/2014/09/23/8a6d46da-4331-11e4-b47c-f5889e061e5f_story.html.
11. Meu primeiro encontro com a meditação budista foi quando eu estava na casa dos vinte anos, em sessões realizadas na Ordem Budista Triratna (o que costumava ser conhecido como Ordem Budista dos Amigos do Ocidente). Tenho também alguma experiência da tradição do Karma Kagyu, do budismo tibetano, e fui especialmente influenciado pelos escritos de Thich Nhat Hanh.
12. Na realidade, fiz um segundo curso de atenção plena, mas ele era tão concentrado no eu quanto o primeiro.
13. Conversa pública entre Matthieu Ricard e o autor, Amsterdam, 2 fev 2015; disponível em: youtube.com/watch?v=B287LxA4L04. Na conversa original ele disse "cinco letras" por engano, na verdade queria dizer seis, por isso alterei isso na citação para refletir sua verdadeira intenção.*
14. Singer discute algumas de suas últimas descobertas de pesquisa em youtube.com/watch?v=n-hKS4rucTY.
15. Stanley, 2012, p.639.
16. Disponível em: bloomberg.com/news/articles/2014-05-28/to-make-killing-on-wall-street-start-meditating.
17. Cohen, op.cit., p.112; Stanley, op.cit., p.631-41; Hickey, 2010, p.174, 178.
18. Salecl, 2010, p.148.
19. Disponível em: salon.com/2014/12/06/mindfulness_truthiness_problem_sam_harris_science_and_the_truth_about_buddhist_tradition/.
20. Stanley, op.cit., p.638.
21. Disponível em: karuna-shechen.org/.
22. Disponível em: youtube.com/watch?v=HTfYv3IEOqM.
23. Disponível em: youtube.com/watch?v=3nwwKbM_vJc.
24. Kabat-Zinn, 2004, p.47, 57, 63.
25. A principal descoberta do estudo revela uma correlação entre atenção plena e consumo ético relatado, mas nenhuma relação causal clara; Armstrong e Jackson, 2015, p.25-30.
26. Corkin, 2013, p.xii, 234.
27. Ibid., p.235.
28. Kringelbach, 2009, p.215.
29. Frankl, 1973, p.20.
30. Apud Thomas, 2009, p.vii.
31. Frankl, op.cit., p.32.
32. Frankl, 1987, p.35, 79.

* As seis letras, no caso, referem-se à palavra inglesa *caring*. Como ela foi traduzida por "bondosa", elas se transformaram em sete na tradução. (N.T.)

33. Frankl, 1973, p.32.
34. Ibid., p.35-6.
35. Frankl, 1987, p.65.
36. Frankl, 1973, p.40.
37. Frankl, 1987, p.98.
38. Frankl, 1973, p.23, 29, 31, 33, 49, 73.
39. Como o expressa Jon Kabat-Zinn, "o futuro é um conceito – um conceito muito útil. Não o estou depreciando. O passado, a memória, é também um conceito. Mas o único tempo em que nossas vidas estão se desdobrando é agora. E se aprendermos a habitar mais o agora, com consciência, é quase como se o Universo se tornasse nosso mestre, porque não há limites para isso"; youtube.com/watch?v=3nwwKbM_vJc.
40. Tolle, 2005, p.28, 189.
41. Jamison, 2004, p.4.
42. Ibid., p.5-6.
43. Ibid., p.130-1.
44. Apud Jamison, op.cit., p.11.
45. Partington et al., 2009, p.176.
46. Disponível em: theskooloflife.com/wordpress/wp-content/uploads/stokedforlife.pdf; ver também Lynch apud Stranger, 1999, p.269.
47. Krznaric, 2006, p.11-30.
48. Csikszentmihalyi, 2002, p.3.
49. Holmes, 1989, p.330; Coleridge, 1991, p.139-43.
50. Coleridge, op.cit., p.145.
51. Apud Spangenburg e Moser, 2004, p.4-5.
52. Darwin, 1977, p.434.
53. Ver especialmente livro 2, capítulo 7; archive.org/stream/elementaryformsoo0durkrich/elementaryformsooodurkrich_djvu.txt.
54. Disponível em: newrepublic.com/article/106464/when-god-talks-back-vineyard-evangelical-church.
55. Papadimitropoulos, 2009, p.71.
56. Canetti, 1962, p.19.
57. Krznaric, 2015, p.xx, 3.
58. Freeman, 2000, p.1-7; ver também Ehrenreich, 2006, p.24.
59. Apud Gleick, 2012, p.149.

7. A recuperação de nossos eus espontâneos (p.157-83)

1. Disponível em: tikit.com/software/time-capture/.
2. Smith-Laing et al., 2015.

3. Disponível em: rwe.org/chapter-vii-works-and-days/.
4. Emerson, 1995, p.33.
5. Disponível em: theguardian.com/society/2014/dec/14/britons-learned-art-last-minute-living; http://lastminutecareers.com/spontaneity/.
6. Przybylski et al., 2013, p.1841.
7. Disponível em: newstatesman.com/culture/2014/07/think-you-act-against-modern-cult-spontaneity.
8. Przybylski et al., 2013, p.1846; mashable.com/2013/07/09/fear-of-missing-out/#vCQ.8vfMpaqB.
9. Przybylski et al., op.cit., p.1841, 1845.
10. Krznaric, 2011, p.7.
11. Fromm, 1960, p.222-3.
12. Berger, 1965, p.11.
13. Staller, 2001, p.6.
14. Disponível em: nytimes.com/1996/05/29/arts/organ-improvisation-as-an-art-form.html.
15. Isso é semelhante à ideia de "espontaneidade treinada", que aparece no pensamento chinês antigo; Puett e Gross-Loh, 2016, p.146.
16. Vasari, 2008, p.425.
17. Krznaric, op.cit., p.253-79.
18. Johnstone, 2007, p.96.
19. Ibid., p.92, 95.
20. Poynton, 2013, p.17.
21. Ibid., p.20.
22. Ibid., p.28.
23. Johnstone, op.cit., p.99.
24. Hemingway, 2000, p.9.
25. Gannon e Pillai, 2013, p.559.
26. Levine, 2006, p.131-2.
27. Apud Foster, 2003, p.74.
28. Ibid., p.81.
29. Mason, 1995, p.123-4; Foster, op.cit., p.73.
30. Disponível em: independent.co.uk/sport/football/international/menezes-sets-brazil-quest-for-old-style-7466751.html.
31. Robb, 2004, p.22-9.
32. Krznaric, 2011, p.186.
33. Disponível em: script-o-rama.com/movie_scripts/r/room-with-a-view-script.html.
34. Disponível em: youtube.com/watch?v=wZsj8yuaBKA.

8. Simplesmente fazendo juntos (p.184-208)

1. *Notes from Nowhere 2003*, p.173-95; Flesher e Fominaya, 2014, p.50-80.
2. Castells, 2015, p.12; Scott, 2012, p.xviii-xix; Klein, 2014, p.459. Discuti o lugar da mobilização dos movimentos sociais em relação a outras formas de mudança política em Krznaric, 2007, p.6-15.
3. Zinn, 1995, p.380-3.
4. Scott, 2012, p.141.
5. Sarotte, 2015, p.26-7, 52, 91-3, 107-10, 115-8, 127, 134-41, 145-6.
6. Kenney, 2002, p.3.
7. Ibid., p.277.
8. Sarotte, op.cit., p.95.
9. Ibid., p.180.
10. Kenney, 2002, p.1, 267.
11. Ibid., p.15.
12. Ibid., p.7, 9; Hobsbawm, 2003, p.279; 1995, p.479; Sarotte, op.cit., p.xx-xxi, 180; faz.net/aktuell/politik/15-jahre-danach-wer-zu-spaet-kommt-den-bestraft-das-leben-1191290.html; fed.cuhk.edu.hk/history/history2001/berlinandcoldwar.doc.
13. Castells, op.cit., p.319; e-ir.info/2012/09/27/why-is-turnout-at-elections-declining-across-the-democratic-world/; blogs.lse.ac.uk/europpblog/2013/05/06/decline-in-party-membership-europe-ingrid-van-biezen/.
14. Castells, op.cit., p.127.
15. Ibid., p.118.
16. Disponível em: avaaz.org/en/about.php.
17. Ortiz et al., 2013, p.5-6, 31, 34.
18. Disponível em: theconversation.com/hard-evidence-this-is-the-age-of-dissent-and-theres-much-more-to-come-52871.
19. Ortiz et al., op.cit., p.13.
20. Castells, op.cit., p.xv, 23, 132, 250-6; ver também as aplicações que Mason faz das ideias de Castells em Mason, 2013, p.130-1.
21. Castells, op.cit., p.275-6.
22. Skocpol e Williamson, 2011, p.3, 4, 10.
23. Ibid., p.5, 8, 11-2; Castells e Kumar, 2014, p.96.
24. Disponível em: nytimes.com/2009/09/13/us/politics/13protestweb.html?_r=0.
25. Skocpol e Williamson, op.cit., p.4-5; Castells, op.cit., p.160-1; forbes.com/sites/bowmanmarsico/2015/11/19/how-weak-is-the-tea-party-really/#e19bacf52f2a.
26. Graeber, 2013, p.49.
27. Castells, op.cit., p.174.
28. Van Gelder, 2011, p.8; Castells, op.cit., p.251.
29. Ibidem.
30. Graeber, op.cit., p.240.

31. Van Gelder, op.cit., p.28; m.youtube.com/watch?v=QXISGHLToOg; ver também Mason, 2013, p.37-8, 49, 53.
32. Ehrenreich, 2006, p.259-60.
33. Graeber, op.cit., p.255.
34. A qualidade *carpe diem* do Occupy nos Estados Unidos e alhures é perfeitamente apreendida por Castells: "A rápida propagação da chama do Occupy ... mostra a profundidade e a espontaneidade do protesto, enraizado na indignação sentida pela maioria da população em todo o país, assim como na sociedade em geral. Também revela a oportuna escolha da ocasião por muitos que vocalizaram suas preocupações e debateram alternativas em meio a uma crise generalizada de confiança na economia e na organização política" (Castells, op.cit., p.166-9).
35. Green, 2015, p.16-7; Mason, op.cit., p.275; opendemocracy.net/ourkingdom/eliane-glaser/postpolitics-and-future-of-left.
36. Green, op.cit., p.16; Van Gelder, op.cit., p.11; Castells, op.cit., p.196-7.
37. Disponível em: truth-out.org/opinion/item/4093:framing-occupy-wall-street.
38. Castells, op.cit., p.196.
39. Disponível em: papers.ssrn.com/sol3/papers.cfm?abstract_id=1943168.
40. Morozov, 2011, p.186-7.
41. Mason, op.cit., p.187.
42. Apud Morozov, op.cit., p.196.
43. Flesher Fominaya, op.cit., p.148; Van Gelder, op.cit., p.16; Castells, op.cit., p.170.
44. Graeber, op.cit., p.51.
45. Iglesias, 2015, p.1-10.
46. Segundo Castells, os movimentos sociais de hoje "são talhados para o papel de agentes de mudança na sociedade em rede, num contraste agudo com as instituições políticas obsoletas herdadas de uma estrutura social historicamente superada" (Castells, op.cit., p.262).
47. Disponível em: theguardian.com/politics/2016/jul/02/march-for-europe-eu-referendum-london-protest.
48. Klein, 2014, p.20-2, 450-1, 458-9, 464.
49. *Carpamus diem* é o subjuntivo exortativo e se traduz como "aproveitemos o dia". Obrigado a Tim Smith-Laing por seu conselho sobre as complexidades da gramática latina.
50. Arendt, 1989, p.12-4.

9. Escolho, logo existo (p.209-35)

1. Locke, 1690, capítulo 2, seção 56.
2. McMahon, 2006, p.10-2.

3. Ibid., p.104, 176-7, 204.
4. Krznaric, 2011, p.88-91; McMahon, op.cit., p.104, 176-7, 204, 219-21, 356-9; Arendt, 1989, p.14-6; Haybron, 2013, p.19-23.
5. O livro do filósofo Gary Cox sobre existencialismo, por exemplo, torna a ligação com o *carpe diem* explícita, encerrando-se com as linhas: "Seja um verdadeiro existencialista, seja autêntico, aproveite sua liberdade, aproveite o dia. *Carpe diem*, como diziam os nobres romanos" (Cox, 2011, p.106).
6. Sartre, 1946, p.16.
7. Bakewell, 2016, p.15, 21.
8. Beauvoir, 2015, p.14-5.
9. Fanon, 1963, p.22, 30. Nem todos os existencialistas adotaram a posição radical de Sartre em relação à Argélia. Camus, por exemplo, era muito menos simpático à causa da independência (Zaretsky, 2013, p.84).
10. Sartre, op.cit., p.16; Beauvoir, op.cit., p.78; Flynn, 2006, p.78-80. Infelizmente, Sartre nunca chegou a escrever o livro sobre ética e existencialismo que sempre prometera, deixando sua filosofia carente de uma estrutura moral forte. Simone de Beauvoir fez muito mais esforço nesse campo, evidente em seu livro *Por uma moral da ambiguidade*.
11. Russell, 1984, p.683.
12. Ao longo dos anos Sen citou Horácio regularmente em seus textos acadêmicos e até fez uma menção a ele em seu discurso de aceitação do Prêmio Nobel. Não encontrei, contudo, nenhum registro dele citando diretamente a Ode XI.
13. Sen, 1999, p.xi, 14-5, 284.
14. Ibid., p.282, 298.
15. Esses elementos essenciais refletem amplamente a lista de Sen do que ele chama de "liberdades instrumentais decisivas": oportunidades econômicas, liberdades políticas, serviços sociais, garantias de transparência e segurança protetora (op. cit., p.xii).
16. Beauvoir, 1997, p.445-7; Bakewell, op.cit., p.216.
17. Sêneca, 1932, seção 16.
18. Apud Steel, 2007, p.67.
19. Ibid., p.65.
20. Ibid., p.65-6.
21. Ibid., p.67, 73-84; ver também Burka e Yuen, 2008, p.xiii, 6, 19.
22. Schwartz, 2005, p.3.
23. Ibid., p.5.
24. Kahneman, 2011, p.283-6; Kringelbach e Phillips, 2014, p.158-60.
25. Kahneman, op.cit., p.130.
26. Smith, 2007, p.1-17; Adams, 2001, p.15-7.
27. Disponível em: monbiot.com/2014/01/20/addicted-to-comfort/.
28. Beckett, 2006, p.89, 39.

29. Frankl, 1973, p.108, 89, 39.
30. A ideia de expressar escolha em termos daquilo de que você é "a favor" pode ser encontrada na conferência TED da filósofa Ruth Chang, How to make hard choices, 2014; disponível em: ted.com/talks/ruth_chang_how_to_make_hard_choices?language=en.
31. Apud Cox, 2011, p.5.
32. Para uma discussão do conceito de Sartre acerca do "projeto fundamental", ver Sartre, 1969, p.564-7; e Bakewell, op.cit., p.215.
33. Sartre, 1946, p.7, 9; Yalom, 1991, p.8.
34. Apud Arendt, op.cit., p.175.
35. Chang, 2014.
36. Camus, op.cit., p.60-1; Flynn, 2006, p.72-8; Sartre, 1978, p.54-5; Sartre, 1946, p.14.
37. Burka e Yuen, 2008, p.289.
38. Krznaric, 2012, p.75-85.
39. Ibarra, 2004, p.xii, 18.
40. Para uma crítica esclarecedora da tradição iluminista de pensamento racional, deliberativo, ver Gladwell, 2006, p.141, que afirma que "a tomada de decisão verdadeiramente bem-sucedida depende de um equilíbrio entre pensamento deliberado e instintivo".
41. O valor do aprendizado experiencial está bem estabelecido há pelo menos um século, remontando aos escritos do filósofo John Dewey, e mesmo antes, a Montaigne (Montaigne, 1958, p.343-406).
42. Nicholl, 2005, p.7.
43. Jay, 2006, p.10.
44. Diário de Emerson, 11 nov 1842; disponível em: perfectidius.com/Volume_6_1842-1844.pdf.
45. Disponível em: mama.org/exhibits/modernist/sculpture/giacometti/. Não sei se Giacometti leu Horácio algum dia, mas ele era muito amigo de Sartre, que admirava suas formas humanas alongadas como uma expressão do existencialismo.

Epílogo: Uma mandala Carpe Diem (p.237-42)

1. Horácio, 2000, p.108.
2. Baggini, 2005, p.135.
3. Yalom, 1980, p.8-9.
4. Lanier, 2011, p.16; edge.org/q2010/q10_9.html.
5. Disponível em: nybooks.com/articles/2010/11/25/generation-why/.

Referências bibliográficas

Adams, John. *Risk*. Londres, Routledge, 2001.

Adorno, Theodor e Max Horkheimer. *Dialectic of Enlightenment*. Londres, Verso, 1997 (ed. bras.: *Dialética do esclarecimento*. Rio de Janeiro, Zahar, 1985).

Anderson, William S. "Horace's different recommenders of 'Carpe Diem' in C. 1.4, 7, 9, 11", *The Classical Journal*, vol.88, n.2, p.115-22, 1992.

Angelou, Maya. *The Collected Autobiographies of Maya Angelou*. Nova York, Modern Library, 2004.

______. Maya. *Letter to My Daughter*. Londres, Virago, 2009.

Arendt, Hannah. *The Human Condition*. Chicago, University of Chicago Press, 1989 (ed. bras.: *A condição humana*, 12ª ed. Rio de Janeiro, Forense Universitária, 2014).

Ariès, Philippe. *The Hour of Our Death*. Nova York, Vintage, 2008.

Armstrong, Alison e Tim Jackson. "The mindful consumer: mindfulness training and the escape from consumerist", relatório para Friends of the Earth, Big Ideas Project, Londres, 2015.

Arsenault, Darin J. e Tamer Fawzy. "Just buy it: Nike advertising aimed at glamour readers: a critical feminist analysis". *Tamara: Journal of Critical Postmodern Organization*, vol.1, n.2, p.63-76, 2001.

Baggini, Julian. *What's It All About? Philosophy and the Meaning of Life*. Londres, Granta, 2005.

Bakewell, Sarah. *At The Existentialist Café: Freedom, Being and Apricot Cocktails*. Londres, Chatto & Windus, 2016.

Baumeister, Roy e John Tierney. *Willpower: Why Self-Control is the Secret to Success*. Londres, Penguin, 2012.

Beard, Mary. *Pompeii: The Life of a Roman Town*. Londres, Profile Books, 2010.

Beckett, Samuel. *Waiting for Godot*. Londres, Faber & Faber, 2006 (ed. bras.: *Esperando Godot*. São Paulo, Cosac Naify, 2009).

Behtash, Esmail Z. "The reception of FitzGerald's Rubáiyát of 'Umar Khayyām by the Victorians", in A.A. Seyed-Gohrab (org.). *The Great Umar Khayyam: A Global Reception of the Rubáiyát*. Leiden, Leiden University Press, 2012, p.203-14.

Bellow, Saul. *Seize the Day*. Londres, Penguin, 2001.

Berger, John. *Success and Failure of Picasso*. Harmondsworth, Penguin, 1965.

______. *Ways of Seeing*. Londres, BBC Books; Harmondsworth, Penguin, 1972.

Blackburn, Simon. *Lust*. Oxford, Oxford University Press, 2004.

Bourdieu, Pierre. *On Television*. Nova York, New Press, 1998 (ed. bras.: *Sobre a televisão*. Rio de Janeiro, Zahar, 1997).

Buckley, David. *Strange Fascination: David Bowie, The Definitive Story*. Londres, Virgin Books, 2005.
Burka, Jane e Lenora Yuen. *Procrastination: Why You Do It, What to Do About It Now*. Cambridge, Da Capo Press, 2008.
Burton, Richard. *The Perfumed Garden of the Shaykh Nefzawi*. Londres, Panther, 1963.
Burton, Robert. *The Anatomy of Melancholy*. Londres, B. Blake, 1838.
Camus, Albert. *The Myth of Sisyphus*. Londres, Penguin, 2005.
Canetti, Elias. *Crowds and Power*. Londres, Victor Gollancz, 1962 (ed. bras.: *Massa e poder*. São Paulo, Companhia das Letras, 1995).
Cannadine, David. "The Victorian sex wars". *New York Review of Books*, 2 fev 1984, p.1-9.
Castells, Manuel. *Networks of Outrage and Hope: Social Movements in the Internet Age*. Cambridge, Polity, 2015 (ed. bras.: *Redes de indignação e esperança: Movimentos sociais na era da internet*. Rio de Janeiro, Zahar, 2ª ed., 2017).
Castells, Manuel e Mukul Kumar. "A conversation with Manuel Castells". *Berkeley Planning Journal*, vol.27, n.1, 2014, p.93-9.
Center for Applied Research. "Nike's 'Just Do It' advertising campaign". Filadélfia, 1999.
Chang, Ruth. "How to make hard choices", TED Talk, 2014; disponível em: ted.com/talks/ruth_chang_how_to_make_hard_ choices?language=en.
Cohen, Elliot. "From the Bodhi Tree, to the analyst's couch, then to the MRI scanner: the psychologisation of Buddhism". *Annual Review of Critical Psychology*, vol.8, 2010, p.97-119.
Coleridge, Samuel Taylor. *Coleridge Among the Lakes & Mountains*. Londres, The Folio Society, 1991.
Colish, Marcia L. *The Stoic Tradition from Antiquity to the Early Middle Ages, Volume II: Stoicism in Christian Latin Thought through the Sixth Century*. Leiden, E.J. Brill, 1985.
Collins, Michael e Stewart A. Carter. "Improvisation §II: Western Art Music". In Sadie Stanley e John Tyrrell (orgs.). *The New Grove Dictionary of Music and Musicians*. Nova York, Oxford University Press, 2001, p.1-34.
Comfort, Alex. *The Joy of Sex*. Londres, Mitchell Beazley, 1996.
Coombs, Danielle Sarver. "Nike: Goddess of Victory, Gods of Sport". In Danielle Sarver Coombs e Bob Batchelor (orgs.). *We Are What We Sell: How Advertising Shapes American Life… And Always Has*. Santa Barbara, Praeger, 2014.
Cooper, Artemis. *Patrick Leigh Fermor: An Adventure*. Londres, John Murray, 2013.
Corkin, Suzanne. *Permanent Present Tense: The Man With No Memory, and What He Taught the World*. Londres, Allen Lane, 2013.
Cox, Gary. *How to Be an Existentialist*. Londres, Continuum, 2011.
Crawford, Matthew. *The World beyond Your Head: How to Flourish in an Age of Distraction*. Londres, Viking, 2015.
Csikszentmihalyi, Mihaly. *Flow: The Classic Work on How to Achieve Happiness*. Londres, Rider, 2002.
Dabhoiwala, Faramerz. *The Origins of Sex: A History of the First Sexual Revolution*. Londres, Penguin, 2013.

Darwin, Charles. *The Voyage of the "Beagle"*. Londres, J.M. Dent & Sons, 1977.
De Beauvoir, Simone. *The Second Sex*. Londres, Vintage, 1997 (ed. bras.: *O segundo sexo*. Rio de Janeiro, Nova Fronteira, 2009).
_____. *The Ethics of Ambiguity*. Nova York, Open Road, 2015 (ed. bras.: *Por uma moral da ambiguidade*. Rio de Janeiro, Nova Fronteira, 2005).
Debord, Guy. *Society of the Spectacle*. Detroit, Black & Red, 2010 (ed. bras.: *A sociedade do espetáculo*. Rio de Janeiro, Contraponto, 1997).
De Quincey. *Confessions of an English Opium-Eater: De Quincey's Works Volume I*. Edimburgo, Adam and Charles Black, 1862.
Duncan, Ronald. *All Men Are Islands: An Autobiography*. Londres, Rupert Hart-Davis, 1964.
Dunstan, D.W. et al. "Television viewing time and mortality: the Australian diabetes, obesity and lifestyle study (AusDiab)". *Circulation*, vol.121, 2010, p.384-91.
Eagleman, David. *Sum: Forty Tales from the Afterlives*. Edimburgo, Canongate, 2009.
Edwards, John. *The Roman Cookery of Apicius*. Londres, Rider Books, 1988.
Ehrenreich, Barbara. *Dancing on the Street: A History of Collective Joy*. Nova York, Metropolitan Books, 2006.
Emerson, Ralph Waldo. *Essays and Poems*. Londres, J.M. Dent, 1995.
Ewen, Stuart. *PR! A Social History of Spin*. Nova York, Basic Books, 1996.
Eyres, Harry. *Horace and Me: Life Lessons from an Ancient Poet*. Londres, Bloomsbury, 2013.
Fagan, Garrett. *Bathing in Public in the Roman World*. Ann Arbor, The University of Michigan Press, 2002.
Fanon, Frantz. *The Wretched of the Earth*, prefácio de Jean-Paul Sartre. Nova York, Grove Press, 1963.
Fisher, M.F.K. *The Art of Eating*. Londres, Faber & Faber, 1963.
FitzGerald, Edward. *The Rubaiyat of Omar Khayyam*. Oxford, Bodleian Library, University of Oxford, 2014.
Flesher Fominaya, Cristina. *Social Movements and Globalization: How Protests, Occupations and Uprisings Are Changing the World*. Basingstoke, Palgrave Macmillan, 2014.
Flesher Fominaya, Cristina. "Debunking spontaneity: Spain's 15-M/Indignados as autonomous movement". *Journal of Social, Cultural and Political Protest*, vol.14, n.2, 2015, p.142-63.
Flynn, Thomas A. *Existentialism: A Very Short Introduction*. Oxford, Oxford University Press, 2006.
Foster, Kevin. "Dreaming of Pelé: football and society in England and Brazil in the 1950s and 1960s". *Football Studies*, vol.6, n.1, 2003, p.70-86.
Foucault, Michel. *Discipline and Punish: The Birth of the Prison*. Londres, Penguin, 1979 (ed. bras.: *Vigiar e punir: nascimento da prisão*. Petrópolis. Vozes, 2015).
_____. *The History of Sexuality: Volume 1, An Introduction*. Londres, Penguin, 1990 (ed. bras.: *A história da sexualidade: vol.I, A Vontade de Saber*. Rio de Janeiro, Paz e Terra, 2014).
Frankl, Viktor. *Psychotherapy and Existentialism: Selected Papers on Logotherapy*. Harmondsworth, Penguin, 1973.

______. *Man's Search for Meaning: An Introduction to Logotherapy*. Londres, Hodder & Stoughton, 1987 (ed. bras.: *Em busca de sentido*. Petrópolis, Vozes, 2015).

Freeman, Walter J. "A neurobiological role of music in social bonding". In N. Wallin, B. Merkur e S. Brown (orgs.). *The Origins of Music*. Cambridge, MIT Press, 2000, p.411-24.

Fromm, Erich. *Fear of Freedom*. London, Routledge, 1960.

Gannon, Martin J. e Rajnandini Pillai. *Understanding Global Cultures: Metaphorical Journeys Through 31 Nations, Clusters of Nations, Continents and Diversity*. Los Angeles, Sage, 2013.

Gay, Peter. *Education of the Senses: The Bourgeois Experience, Victoria to Freud*. Nova York, Oxford University Press, 1984 (ed. bras.: *A educação dos sentidos*. São Paulo, Companhia das Letras, 1988).

Gilead, Sarah. "Ungathering 'Gather Ye Rosebuds': Herrick's misreading of carpe diem". *Criticism: A Quarterly for Literature and the Arts*, vol.27, n.2, 1985, p.133-53.

Gladwell, Malcolm. *Blink: The Power of Thinking Without Thinking*. Londres, Penguin, 2006.

Gleick, James. *The Information: A History, A Theory, A Flood*. Londres, Fourth Estate, 2012.

Goffman, Erving. *The Presentation of Self in Everyday Life*. Edimburgo, University of Edinburgh Social Science Research Centre, 1956 (ed. bras.: *A representação do eu na vida cotidiana*. Petrópolis, Vozes, 2006).

Graeber, David. *The Democracy Project: A History. A Crisis. A Movement*. Londres, Penguin, 2013.

Gray, Erik. "Common and queer: syntax and sexuality in the *Rubáiyát*". In Adrian Poole et al. (orgs.). *FitzGerald's Rubáiyát: Popularity and Neglect*. Londres, Anthem Press, 2013, p.27-43.

Green, Marcus E. "Gramsci and subaltern struggles today: spontaneity, political organization, and Occupy Wall Street". In Mark McNally (org.). *Antonio Gramsci*. Nova York, Palgrave, 2015, p.1-22.

Greenfield, Kent. *The Myth of Choice: Personal Responsibility in a World Without Limits*. Londres, Biteback Publishing, 2012.

Grimm, R.E. "Horace's 'carpe diem'". *The Classical Journal*, vol.58, n.7, 1963, p.313-8.

Grund, Jean-Paul e Joost Breeksema. "Coffee shops and compromise: separated illicit drug markets in the Netherlands". Global Drug Policy Program, Open Society Foundations, Nova York, 2013.

Haybron, Daniel. *Happiness: A Very Short Introduction*. Oxford, Oxford University Press, 2013.

Helstein, Michelle T. "That's who I want to be: the politics and production of desire within Nike advertising to women". *Journal of Sports and Social Leisure*, vol.27, n.3, 2003, p.276-92.

Hemingway, Ernest. *Fiesta: The Sun Also Rises*. Londres, Vintage, 2000 (ed. bras.: *O sol também se levanta*. Rio de Janeiro, Bertrand Brasil, 2014).

Hennezel, Marie de. *Seize the Day: How the Dying Teach Us to Live*. Londres, Macmillan, 2012.

Hickey, Wakoh Shannon. "Meditation as Medicine: a critique". *Crosscurrents*, vol.60, n.2, 2010, p.168-84.

Hobsbawm, Eric. *The Age of Extremes: The Short Twentieth Century 1914-1991*. Londres, Abacus, 1995 (ed. bras.: *A era dos extremos: o breve século XX*. São Paulo, Companhia das Letras, 2008).

______. *Interesting Times: A Twentieth-Century Life*. Londres, Abacus, 2003 (ed. bras.: *Tempos interessantes: uma vida no século XX*. São Paulo, Companhia das Letras, 2002).

Hogg, Michael e Graham Vaughan. *Social Psychology*, 4ª ed. Harlow, Pearson Education, 2005.

Holmes, Richard. *Coleridge: Early Visions*. Londres, Hodder & Stoughton, 1989.

______. *Coleridge: Darker Reflections*. Londres, HarperCollins, 1998.

Horácio. *The Complete Odes and Epodes*. Oxford, Oxford University Press, 2000.

Ibarra, Herminia. *Working Identity: Unconventional Strategies for Reinventing Your Career*. Cambridge, Harvard Business School Press, 2004.

Iglesias, Pablo. "Spain on edge". *New Left Review*, vol.93, mai-jun, 2015, p.1-10.

Inglehart, Ronald e Christian Welzel. *Modernization, Cultural Change and Democracy: The Human Development Sequence*. Cambridge, Cambridge University Press, 2005.

Irvine, William. *A Guide to the Good Life: The Ancient Art of Stoic Joy*. Oxford, Oxford University Press, 2009.

Jamison, Kay Redfield. *Exuberance: The Passion for Life*. Nova York, Vintage, 2004.

Jay, Martin. *Songs of Experience: Modern American and European Variations on a Universal Theme*. Berkeley, University of California Press, 2006.

Johnstone, Keith. *Impro: Improvisation and the Theatre*. Londres, Methuen, 2007.

Josephson, Matthew. *The Robber Barons: The Great American Capitalists 1861-1901*. Londres, Eyre & Spottiswoode, 1962.

Kabat-Zinn, Jon. *Wherever You Go There You Are: Mindfulness Meditation for Everyday Life*. Londres, Piatkus, 2004.

Kahneman, Daniel. *Thinking, Fast and Slow*. Londres, Allen Lane, 2011.

Kaiser Family Foundation. "Generation M2: media in the lives of 8- to 18-year-olds". Kaiser Family Foundation Study. Menlo Park, Califórnia, 2010.

Katz, Donald. *Just Do It: The Nike Spirit in the Corporate World*. Holbrook, Adams Media Corporation, 1994.

Kenney, Padraic. *A Carnival of Resistance: Central Europe 1989*. Princeton, Princeton University Press, 2003.

Kim, Yeong-Hyun e John Rennie Short. *Cities and Economies*. Abingdon, Routledge, 2008.

Klein, Daniel. *Every Time I Find the Meaning of Life They Change It*. Londres, Oneworld, 2015.

Klein, Naomi. *This Changes Everything: Capitalism vs. The Climate*. Nova York, Simon & Schuster, 2014.

Kringelbach, Morten. *The Pleasure Centre: Trust Your Animal Instincts*. Oxford, Oxford University Press, 2009.

Kringelbach, Morten e Helen Phillips. *Emotion: Pleasure and Pain in the Brain*. Oxford, Oxford University Press, 2014.

Kropotkin, Peter. *Memoirs of a Revolutionist*. Londres, The Folio Society, 1978.

Krznaric, Roman. "Mortgaged democracy". In Paul Barry Clarke e Joe Foweraker (orgs.). *The Encyclopedia of Democratic Thought*. Londres, Routledge, 2001, p.449-52.

_____. *The First Beautiful Game: Stories of Obsession in Real Tennis*. Oxford, Ronaldson Publications, 2006.

_____. "How Change Happens: Interdisciplinary Perspectives for Human Development", Oxfam Research Report. Oxford, Oxfam, 2007.

_____. *The Wonderbox: Curious Histories of How to Live*. Londres, Profile Books, 2011 (ed. bras.: *Sobre a arte de viver: lições da história para uma vida melhor*. Rio de Janeiro, Zahar, 2013).

_____. *How to Find Fulfilling Work*. Londres, Macmillan, 2012.

_____. *Empathy: Why It Matters, and How to Get It*. Londres, Rider Books/Penguin Random House, 2015 (ed. bras.: *O poder da empatia*. Rio de Janeiro, Zahar, 2015).

_____, Christopher Whalen e Theodore Zeldin (orgs.). *Guide to an Unknown University*. Oxford, The Oxford Muse, 2006.

Kubey, Robert e Mihaly Csikszentmihalyi. *Television and the Quality of Life: How Viewing Shapes Everyday Experience*. Hillsdale, Lawrence Erlbaum, 1990.

_____. "Television is no mere metaphor". *Scientific American Mind*, 2003, p.48-55.

Kurosawa, Akira. *Viver* (filme), 1952.

Laing, R.D. *The Politics of Experience and the Bird of Paradise*. Harmondsworth, Penguin, 1967.

Langley, Martha. *The Mindfulness Workbook*. Londres, McGraw-Hill Education, 2013.

Lanier, Jaron. *You Are Not a Gadget*. Londres, Penguin, 2011.

Letcher, Andy. *Shroom: A Cultural History of the Magic Mushroom*. Londres, HarperCollins, 2006.

Levine, David. *A Geography of Time: The Temporal Misadventures of a Social Psychologist*. Oxford, Oneworld, 2006.

Lill, Anne. "Carpe diem: hedonistic, sceptical or frightened". *Trames*, vol.1, n.51, 1997, p.109-24.

Locke, John. *An Essay Concerning Human Understanding*. Londres, Eliz. Holt, 1690 (ed. bras.: *Ensaio sobre o entendimento humano*. São Paulo, Martins Editora, 2012).

Loeb, Paul S. "Eternal recurrence". In Ken Gemes e John Richardson (orgs.). *The Oxford Handbook of Nietzsche*. Oxford, Oxford University Press, 2013.

Lucas, Shelley. "Nike's commercial solution: girls, sneakers and salvation". *International Review for the Sociology of Sport*, vol.35, n.2, 2000, p.149-64.

Maquiavel, Nicolau. *The Prince*. Londres, Penguin, 1961.

Mander, Gerry. *Four Arguments for the Elimination of Television*. Nova York, Quill, 1978.

Marco Aurélio. *Meditations*. Londres, Penguin, 2006.

Marsh, James. *O equilibrista* (filme), 2008.

Marshall, Peter. *Demanding the Impossible: A History of Anarchism*. Londres, Harper Perennial, 2008.
Mason, Paul. *Why It's Still Kicking Off Everywhere: The New Global Revolutions*. Londres, Verso, 2013.
Mason, Tony. *Passion of the People? Football in South America*. Londres, Verso, 1995.
Mathis, James C. "The theme of seize the day". *Critique*, vol.7, 1965, p.43-5.
McCullin, Don. *Unreasonable Behaviour: An Autobiography*. Londres, Vintage, 1992.
McGann, Michael. "The reception of Horace in the Renaissance". In Stephen Harrison (org.). *The Cambridge Companion to Horace*. Cambridge, Cambridge University Press, 2007, p.305-17.
McMahon, Darrin. *Happiness: A History*. Nova York, Grove Press, 2006.
Mierow, Herbert Edward. "Horace and Omar Khayyam". *The Classical Weekly*, vol.11, n.3, 15 out 1917, p.19-21.
Mill, John Stuart e Jeremy Bentham. *Utilitarianism and Other Essays*. Londres, Penguin, 1987.
Moldenhauer, Joseph J. "The voices of seduction in 'To his coy mistress': a rhetorical analysis". *Texas Studies in Literature and Language*, vol.10, n.2, 1968, p.189-206.
Montaigne, Michel de. *Essays*. Harmondsworth, Penguin, 1958.
Moore, Lucy. *Anything Goes: A Biography of the Roaring Twenties*. Londres, Atlantic, 2008.
Moran, Joe. *Armchair Nation: An Intimate History of Britain in Front of the TV*. Londres, Profile, 2013.
Morozov, Evgeny. *The Net Delusion: How Not to Liberate the World*. Londres, Allen Lane, 2011.
Morris, Charles R. *The Tycoons: How Andrew Carnegie, John D. Rockefeller, Jay Gould, and J.P. Morgan Invented the American Supereconomy*. Nova York, Owl Books, 2006.
Morris, David e Jacqui Morris. *McCullin* (filme), 2012.
Muriqi, Luljeta. "Homoerotic codes in 'The Picture of Dorian Gray'". A60 Literary Seminar, Department of English, Lund University, 2007.
Néret, Gilles. *Gustav Klimt, 1862-1918*. Colônia, Taschen, 2015.
Nicholl, Charles. *Leonardo da Vinci: The Flights of the Mind*. Londres, Penguin, 2005.
Nielsen. "The total audience report". *Quarter*, n.4, 2015; disponível em: nielsen.com/us/en/insights/reports/2016/the-total-audience-report-q4-2015.html.
Niemiec, Ryan M. e Stefan E. Schulenberg. "Understanding death attitudes: the integration of movies, positive psychology, and meaning management". *Death Studies*, vol.5, n.5, 2011, p.387-407.
Notes from Nowhere (org.). *We Are Everywhere: The Irresistible Rise of Global Anticapitalism*. Londres, Verso, 2003.
Noyes, Russell. "Attitude Change Following Near-Death Experiences", *Psychiatry*, vol.43, ago 1980, p.234-42.
Orlowski, Alexander P. "Television consumption and civic engagement among 15 to 25 year olds". The Center for Information & Research on Civic Learning, Tufts University, Medford, 2007.

Orrell, David. *Economyths: How the Science of Complex Systems is Transforming Economic Thought*. Londres, Icon Books, 2012.

Ortiz, Isabel, Sara Burke, Mohamed Berrada e Hernán Cortés Saenz. "World protests 2006-2013". Initiative for Policy Dialogue, Columbia University e Friedrich-Ebert Stiftung New York, Working Paper, 2013.

Owen, Neville et al. "Too much sitting: the population-health science of sedentary behavior". *Exercise Sports Scientific Review*, vol.38, n.3, 2010, p.105-13.

Packard, Vance. *The Hidden Persuaders*. Harmondsworth, Penguin, 1960.

Paddock, Catharine. "Prolonged TV viewing linked to higher risk of death even in regular exercisers". *Medical News Today*, 12 jan 2010.

Pagnini, Francesco e Deborah Philips. "Being mindful about mindfulness". *The Lancet Psychiatry*, vol.2, n.4, abr 2015, p.288-9.

Papadimitropoulos, Panagiotis. "Psychedelic trance: ritual, belief and transcendental experience in modern raves". *Durham Anthropology Journal*, vol.16, n.2, 2009, p.67-74.

Partington, Sarah et al. "The dark side of flow: a qualitative study of dependence in big wave surfing". *The Sports Psychologist*, vol.23, 2009, p.170-85.

Pater, Walter. *The Renaissance: Studies in Art and Poetry*. Londres, Macmillan, 1924.

Paz, Octavio. *The Labyrinth of Solitude: Life and Thoughts in Mexico*. Londres, Allen Lane, 1967 (ed. bras.: *O labirinto da solidão*. São Paulo, Cosac Naify, 2014).

Penaloza, Lisa. "Just doing it: a visual ethnographic study of spectacular consumption behavior at Nike town". *Consumption, Markets and Culture*, vol.2, n.4, 1998, p.337-465.

Phillips, D.Z. "Bad faith and Sartre's waiter". *Philosophy*, vol.56, n.215, 1981, p.23-31.

Poynton, Robert. *Do Improvise: Less Push. More Pause. Better Results. A New Approach to Work (and Life)*. Londres, Do Book Company, 2013.

Prose, Francine. *Gluttony*. Oxford, Oxford University Press, 2003.

Przybylski, Andrew et al. "Motivational, emotional and behavioural correlates of fear of missing out". *Computers in Human Behaviour*, vol.29, jun 2013, p.1841-8.

Puett, Michael e Christine Gross-Loh. *The Path: A New Way of Thinking About Everything*. Londres, Viking, 2016.

Pugh, Martin. *The Making of Modern British Politics*. Oxford, Basil Blackwell, 1990.

Rifkin, Jeremy. *The Zero Marginal Cost Society: The Internet of Things, The Collaborative Commons, and the Eclipse of Capitalism*. Nova York, Palgrave Macmillan, 2014.

Ring, Kenneth. "Near-death experiences: implications for human evolution and planetary transformation". In Lea W. Bailey e Jerry Yates (orgs.). *The Near-Death Experience: A Reader*. Nova York, Routledge, 1996.

Robb, Peter. *A Death in Brazil: A Book of Omissions*. Londres, Bloomsbury, 2004.

Rosenthal, Edward. *The Era of Choice: The Ability to Choose and its Transformation of Everyday Life*. Cambridge, MIT Press, 2005.

Russell, Bertrand. *A History of Western Philosophy*. Londres, Unwin, 1984.

Salecl, Renata. *Choice*. Londres, Profile Books, 2010.

Sarotte, Mary Elise. *The Collapse: The Accidental Opening of the Berlin Wall*. Nova York, Basic Books, 2015.

Sartre, Jean-Paul. *Existentialism Is a Humanism*, 1946; disponível em: marxists.org/reference/archive/sartre/works/exist/sartre.htm.

_____. *Being and Nothingness*. Londres, Methuen, 1969 (ed. bras.: *O ser e o nada*. Petrópolis, Vozes, 2005).

_____. *Sartre By Himself*. Nova York, Urizen Books, 1978.

Schwartz, Barry. *The Paradox of Choice: Why More Is Less*. Nova York, Harper Perennial, 2005.

Scott, James. *Two Cheers for Anarchism: Six Easy Pieces on Autonomy, Dignity, and Meaningful Work and Play*. Princeton, Princeton University Press, 2012.

Sen, Amartya. *Development As Freedom*. Nova York, Alfred A. Knopf, 1999 (ed. bras.: *Desenvolvimento como liberdade*. São Paulo, Companhia das Letras, 2001).

Seneca, Lucius Annaeus. "On the shortness of life". Londres, William Heinemann, 1932, Loeb Classical Library.

Sennett, Richard. *The Fall of Public Man*. Londres, Faber & Faber, 1986 (ed. bras.: *O declínio do homem público: as tiranias da intimidade*. São Paulo, Companhia das Letras, 1988).

Shorto, Russell. *Amsterdam: A History of the World's Most Liberal City*. Nova York, Vintage, 2014.

Skocpol, Theda e Vanessa Williamson. *The Tea Party and the Remaking of Republican Conservatism*. Nova York, Oxford University Press, 2011.

Smiles, Samuel. *Self-Help: The Art of Achievement Illustrated by Accounts of the Lives of Great Men*. Londres, Sphere Books, 1968.

Smith, Roderick. "Carpe diem: the dangers of risk aversion". The 2007 Lloyd's Register Educational Trust Lecture. Londres, The Royal Academy of Engineering, 2007.

Smith-Laing, Tim et al. *Carpe Diem Database*. Arquivo eletrônico, inédito; consultado em 2015.

Solomon, Sheldon et al. *The Worm at the Core: On the Role of Death in Life*. Londres, Allen Lane, 2015.

Sorabji, Richard. *Emotion and Peace of Mind: from Stoic Agitation to Christian Temptation*. Oxford, Oxford University Press, 2000.

Spangenburg Ray e Kit Moser. *Carl Sagan: A Biography*. Westport, Greenwood Press, 2004.

Staller, Natasha. *A Sum of Destructions: Picasso's Cultures and the Creation of Cubism*. New Haven, Yale University Press, 2001.

Stanley, Steven. "Mindfulness: towards a critical relational perspective". *Social and Personality Psychology Compass*, vol.6, n.9, 2012, p.631-41.

Steel, Piers. "The nature of procrastination: a meta-analytic and theoretical review of quintessential self-regulatory failure". *Psychological Bulletin*, vol.133, n.1, 2007, p.65-94.

Stranger, Mark. "The aesthetics of risk: a study of surfing". *International Review for the Sociology of Sport*, vol.34, n.3, 1999, p.265-76.

Tedeschi, Richard G. e Lawrence G. Calhoun. "Posttraumatic growth: conceptual foundations and empirical evidence". *Psychological Inquiry*, vol.15, n.1, 2004, p.1-18.

Thomas, Keith. *The Ends of Life: Roads to Fulfilment in Early Modern England*. Oxford, Oxford University Press, 2009.

Thompson, E.P. *The Making of the English Working Class*. Harmondsworth, Penguin, 1968.

Thoreau, Henry David. *Walden and Civil Disobedience*. Nova York, Penguin Books, 1986.

Tolle, Eckhart. *The Power of Now: A Guide to Spiritual Enlightenment*. Londres, Hodder & Stoughton, 2005.

Tolstói, Lev. *The Death of Ivan Ilych and Other Stories*. Nova York, Signet, 1960 (ed. bras.: *A morte de Ivan Ilitch*. São Paulo, Editora 34, 2006).

Vaneigem, Raoul. *The Revolution of Everyday Life*. Oakland, PM Press, 2012.

Van Gelder, Sarah (org.). *This Changes Everything: Occupy Wall Street and the 99% Movement*. São Francisco, Berrett- Koehler, 2011.

Vasari, Giorgio. *The Lives of the Artists*. Oxford, Oxford University Press, 2008.

Veenhoven, Ruut. "Hedonism and happiness". *Journal of Happiness Studies*, vol.4, 2003, p.437-57.

Veerman, J. Lennert et al. "Television viewing time and reduced life expectancy: a life table analysis". *British Journal of Sports Medicine*, doi: 10.1136/bjsm.2011.085662, 2011.

Walton, Stuart. *Out of It: A Cultural History of Intoxication*. Londres, Penguin, 2002.

Ward, Colin. *Anarchism: A Very Short Introduction*. Oxford, Oxford University Press, 2004.

Weber, Max. *The Protestant Ethic and the Spirit of Capitalism*. Nova York, Charles Scribner's Sons, 1958.

Wilde, Oscar. *The Picture of Dorian Gray*. Londres, Penguin, 1985.

Wolfe, Tom. *The Electric Kool-Aid Acid Test*. Londres, Black Swan, 1989.

Woodcock, George e Ivan Avakumović. *The Anarchist Prince: Peter Kropotkin*. Nova York, Schocken Books, 1971.

Yalom, Irvin. *Existential Psychotherapy*. Nova York, Basic Books, 1980.

_____. *Love's Executioner: and Other Tales of Psychotherapy*. Londres, Penguin, 1991.

Young, Damon. *Distraction*. Durham, Acumen, 2008.

Zaretsky, Robert. *A Life Worth Living: Albert Camus and the Quest for Meaning*. Cambridge, Belknap Press, 2013.

Zeldin, Theodore. *A History of French Passions*, vol.1: *Ambition, Love and Politics*. Oxford, Oxford University Press, 1993.

Zinn, Howard. *A People's History of the United States, 1492-Present*. Nova York, Harper Perennial, 1995.

Créditos das imagens

Robin Williams, *Sociedade dos Poetas Mortos*, p.22, © AF archive/Alamy Stock Photo.
Morte e vida, Gustav Klimt, p.32, © FineArt/Alamy Stock Photo.
Viver, p.39, © Photos 12/Alamy Stock Photo.
David Bowie maquiando-se como Ziggy Stardust, p.46, © Roger Bamber/Alamy Stock Photo.
Dado da Morte, p.51, © Roman Krznaric.
Luta entre Carnaval e Quaresma, p.55, © Artepics/Alamy Stock Photo.
Tênis em exibição, p.65, © Nik Taylor Sport/Alamy Stock Photo.
Maya Angelou, p.79, © Everett Collection Historical/Alamy Stock Photo.
Don McCullin, p.85, © epa European pressphoto agency b.v./Alamy Stock Photo.
Ashley Madison, p.102, © Maurice Savage/Alamy Stock Photo.
O jardim das delícias terrenas, de Hieronymus Bosch, p.107, © World History Archive/Alamy Stock Photo.
Mabel Loomis Todd, p.115, © Todd-Bingham Picture Collection (MS 496E). Manuscripts and Archives, Yale University Library.
A ação de surfar, p.147, © Buzz Pictures/Alamy Stock Photo.
Picasso desenha um centauro, p.163, © Gjon Mili/Getty Images.
O velho pescador, Pablo Picasso, p.165, © 1997 Estate of Pablo Picasso/Artists Rights Society.
Ópera de Sydney e Harbor Bridge, p.173, © Curved Light Australia/Alamy Stock Photo.
Agenda de Roman, p.179, © Roman Krznaric.
Abelha-operária, p.182, © Roman Krznaric.
Malabarista sobre o Muro de Berlim, p.189, © Yann Forget/Wikimedia.
Gráfico de protestos, p.195, © Isabel Ortiz, Sara Burke, Mohamed Berrada e Hernán Cortés. "World Protests 2006-2013", *Initiative for Policy Dialogue and Friedrich-Ebert Stiftung New York Working Paper*, 2013.
A bailarina em cima do touro, p.199, © Adbusters #occupywallstreet poster.
Escola de Santa Catarina Palopo, Lago de Atitlán, Guatemala, p.217, © Globe Stock/Alamy Stock Photo.
Oficina na cozinha, p.229, © Roman Krznaric.
Alberto Giacometti, p.235, © René Burri/Magnum Photos.
Mandala Carpe Diem, p.239, © Roman Krznaric.

Agradecimentos

Este livro foi criado não apenas por seu autor, mas por seus leitores. Em vez de aceitar a oferta de um contrato regular de publicação, tomei uma decisão do tipo "aproveite o dia" e optei por editá-lo por *crowdfunding*. Devo um enorme agradecimento às mais de 480 pessoas que prestaram seu incrível apoio ao projeto, e sou especialmente grato àquelas que deram contribuições consideráveis, incluindo Berry Liberman, Danny Almagor e Richard Raworth. Houve também um grupo de leitores intrépidos que se inscreveram para ser conselheiros editoriais, fazendo comentários sobre rascunhos dos capítulos. Todos merecem um agradecimento especial por suas incisivas reflexões: Anne Fawcett, David Hare, Dom Emery, Jon Emmery, Kath Boddy e Teresa Elwes.

Nada disso poderia ter acontecido sem a fabulosa equipe da editora de *crowdfunding* Unbound: meu editor de texto, John Mitchinson, Dan Kieran, DeAndra Lupu, Phil Connor, Amy Winchester, Jimmy Leach, Isobel Frankish, Georgia Odd e Tamsin Shelton. Mark Bowsher fez um vídeo magnífico para a campanha de *crowdfunding* e Mark Ecob criou uma capa espetacular. Enormes agradecimentos à minha sábia e maravilhosa agente Maggie Hanbury e à minha fantástica editora nos Estados Unidos, Marian Lizzi, bem como ao meu agente americano, Robin Straus, a Harriet Poland, Ruth Killick e à equipe da ILA. Tive também a sorte de contar com o magistral e minucioso trabalho editorial de Sophia Blackwell sobre o texto.

Esta foi a primeira vez que trabalhei com pesquisadores no projeto de um livro: Tim Smith-Laing e Chris Whalen usaram seus cérebros aguçados e suas mentes eruditas com resultado brilhante. Outra experiência inédita foi realizar jantares com debates sobre o texto com vários amigos e especialistas; obrigado às críticas bem-humoradas de Adam Swift, Gina Cowen, Ita Mac Carthy, James Attlee, Martin Kalungu-Banda, Martin Stott, Rebecca Wrigley, Sophie Roell e Sue Gerhardt.

Conversas com Matthieu Ricard, Nigel Warburton e Sheldon Solomon foram inestimáveis, assim como os comentários de David Lewis, Lisa Gormley e Quentin Spender. Também recebi ajuda e conselho de Angelika Lueckert, Cecilia Macfarlane, Danielle Coombs, George Monbiot, Gijs van Hensbergen, John-Paul Flintoff, Peter Antonioni, Sophie Raworth, Ted Hunt e Uri Gordon.

Minha parceira, Kate Raworth, deu-me extraordinário apoio – lendo capítulos, contestando ideias, fornecendo inspiração, conforto e amparo –, tudo isso ao mesmo tempo que escrevia seu próprio livro. Obrigado por todas as variedades de amor que você traz para a minha vida. E para meus filhos, Casimir e Siri, chegou a hora de todos nós aproveitarmos o dia juntos.

Índice remissivo

Este livro foi composto por Mari Taboada em Dante Pro 11,5/16
e impresso em papel offwhite 80g/m² e cartão triplex 250g/m²
por Paym Gráfica e Editora em janeiro de 2019.